行動変容をうながす看護

患者の生きがいを支える EASE プログラム

編 岡 美智代
群馬大学大学院保健学研究科 教授

医学書院

行動変容をうながす看護		
―患者の生きがいを支える EASE プログラム		
発　行	2018年 8 月 1 日　第 1 版第 1 刷Ⓒ	
	2022年 4 月 1 日　第 1 版第 3 刷	
編　集	岡　　美智代	
発行者	株式会社　医学書院	
	代表取締役　金原　俊	
	〒113-8719　東京都文京区本郷 1-28-23	
	電話　03-3817-5600（社内案内）	
印刷・製本　三報社印刷		

本書の複製権・翻訳権・上映権・譲渡権・貸与権・公衆送信権（送信可能化権を含む）は株式会社医学書院が保有します．

ISBN978-4-260-00106-9

本書を無断で複製する行為（複写，スキャン，デジタルデータ化など）は，「私的使用のための複製」など著作権法上の限られた例外を除き禁じられています．大学，病院，診療所，企業などにおいて，業務上使用する目的（診療，研究活動を含む）で上記の行為を行うことは，その使用範囲が内部的であっても，私的使用には該当せず，違法です．また私的使用に該当する場合であっても，代行業者等の第三者に依頼して上記の行為を行うことは違法となります．

JCOPY　〈出版者著作権管理機構　委託出版物〉

本書の無断複製は著作権法上での例外を除き禁じられています．複製される場合は，そのつど事前に，出版者著作権管理機構（電話 03-5244-5088，FAX 03-5244-5089，info@jcopy.or.jp）の許諾を得てください．

執筆者一覧

■編集
岡　美智代　　群馬大学大学院保健学研究科　教授

■執筆（執筆順）
岡　美智代　　群馬大学大学院保健学研究科　教授
石田貞代　　　横浜創英大学看護学部　教授
佐川美枝子　　東京医科歯科大学大学院保健衛生学研究科5年一貫制博士課程
グライナー智恵子　神戸大学大学院保健学研究科　教授
神崎初美　　　兵庫医療大学看護学部　教授
田中尚子　　　前・横浜市立大学医学部附属病院
張替直美　　　山口県立大学看護栄養学部看護学科　教授
岩村貴美　　　北里大学病院看護部
上澤悦子　　　京都橘大学看護学部　教授

■執筆協力
坂野雄二　　　北海道医療大学　名誉教授

はじめに

　「○○さん，大丈夫ですかっ。今，透析中断しますからねっ。」
　体重増加量が多く，透析中に大量除水をしなければならないために，血圧が下がる患者。意識消失する患者の身体を揺さぶり，何度も名前を呼びながら意識を呼び戻す。生理食塩水での急速補液しながら透析中断の対処をする。程なく患者は意識を回復したものの，依然血圧が低く目標体重まで除水できないまま，そこで透析終了。しばらく休んだ後で，透析室から退室する憔悴しきった患者の背中を見ながら，なぜ体重が増えすぎるのだろうか，なぜ水を飲みすぎるのだろうか，なぜこのような行動を繰り返してしまうのかと心が痛み，何かよい方法はないものかと，こちらも疲労感にみまわれながら考えたものであった。
　そのころ，なにげなく図書館で手にした本に行動療法の話が載っていた。30年くらい前の話である。その後『ナースのための行動療法―問題行動への援助』（医学書院，1982年刊）という本を，たまたま本屋で手にとった。それはリハビリテーションを中心としたセルフマネジメントが必要な患者に，行動療法を活用した米国の翻訳書であった。その本をパラパラ読んだだけで「これは使える！」と直感した。即，購入して職場でも紹介したが，当時は具体的な方法がわからず，ほとんど実践しないままで終わってしまった。
　そのため，まず体重増加の原因を探るべく，体重増加のセルフマネジメントに影響のある要因を探る調査研究を行った。また，カウンセリングや認知行動療法の勉強も行い，実際に患者にも応用してきた。さらにセルフマネジメント支援の方法の検証を研究的に行ったり，健常者や患者への実践事例を通して試行錯誤を重ねてきた。その中で行動療法や認知行動療法を看護に応用することの限界を感じたり，またそこから新たな方法を見いだしたりした。

　本書は慢性疾患患者の行動変容を支援する知識と方法，ならびに具体的な事例について紹介する本である。行動変容の支援には，もちろん対象者に共感的に関わることが重要である。しかし，切れ味のよい包丁があると料理も楽しくなるように，行動変容のための効果的な方法を活用すれば，当事者のやる気や意欲などの精神性ばかりを問いつめることなく，看護者も対象者も気分的に楽に取り組むこともできる。

本書が，読者の皆さん，ならびに対象者の方にとって，切れ味のよい包丁のごとく，行動変容を支援するためのよい道具となることを願っている．

　ご執筆から書籍化まで長期間お待たせした各御執筆者にはお礼と共に深謝申し上げます．また，粘り強く支え下さった医学書院，宇津井大祐氏，溝口明子氏，北原拓也氏を始めみなさまにも本当に感謝申し上げます．

　2018 年 8 月

編者　岡　美智代

第1部
行動変容に関する基礎知識

I セルフケアとセルフマネジメント（岡美智代）……… 2
1. 研究論文からみたセルフケア（self-care）とセルフマネジメント（self-management）……… 2
2. ケア（care）とマネジメント（management）の辞書的意味 ……… 3
3. セルフケア（self-care）とセルフマネジメント（self-management）の相違 ……… 4
4. まとめ ……… 5

II セルフマネジメントを支援することとは
―Nature or Nurture（氏か育ちか）（岡美智代）……… 6
1. 看護者 vs. 遺伝子 ……… 6
2. 看護者とnurtureのルーツは同じ ……… 7
3. 患者の変化を信じること ……… 7
4. まとめ ……… 8

III 行動と行為（岡美智代）……… 9
1. 行動とは ……… 9
2. 行為とは ……… 10
3. 看護における行為とは ……… 10
4. まとめ ……… 13

IV セルフマネジメント行動を支援する意義（岡美智代）……… 14
1. 不健康なセルフマネジメント行動がもたらす影響 ……… 14
2. セルフマネジメント行動が必要とされる理由 ……… 15
3. 大規模研究や質の高い研究によるセルフマネジメント行動の実施率 ……… 17
4. 支援はマクロレベル，グローバルレベルで行われている ……… 20
5. 行動と心はどちらを重視するべきか？ ……… 21
6. まとめ ……… 24

V セルフマネジメント行動を支援するための保健行動モデル（岡美智代）……… 25
1. セルフマネジメント支援に関する患者教育の根拠 ……… 25
2. 患者教育の根拠を考えるときに役立つ保健行動モデル ……… 26
3. まとめ ……… 33

VI セルフマネジメント行動を支援する
自己効力感の概念（岡美智代）……… 34

1 自己効力感（セルフエフィカシー）とは ……… 34
2 自己効力感の3つの次元 ……… 36
3 自己効力感を高める4つの源 ……… 37
4 自己効力感が行動に及ぼす影響 ……… 40
5 自己効力感の変動と行動変容 ……… 41
6 自己効力感が高いとなぜセルフケア行動が向上するのか ……… 44
7 まとめ ……… 50

第2部
行動変容を支援するプログラムと技法

I 行動変容を支援するプログラム1：認知行動療法（岡美智代）……… 56

1 認知行動療法とは ……… 56
2 治療場面から ……… 58
3 認知行動療法の基本的枠組みと技法 ……… 59
4 認知行動療法の特徴と看護に活用する利点 ……… 60
5 認知行動療法を慢性疾患看護に応用する時の留意点 ……… 60

II 行動変容を支援するプログラム2：
EASE（イーズ）プログラム® ver.3.1（岡美智代）……… 63

1 EASE（イーズ）プログラム® ver.3.1とは ……… 63
2 EASE（イーズ）プログラム® ver.3.1の特長 ……… 64
3 アクションプランの前提 ……… 67
4 EASE（イーズ）プログラム® ver.3.1のアクションプラン ……… 69
 ステップ1　医療内容の妥当性を含めたアセスメント ……… 69
 ステップ2　困難事の明確化と解決意義の確認 ……… 72
 ステップ3　行動目標の設定と自己効力感の確認 ……… 77
 ステップ4　技法の選択 ……… 82
 ステップ5　実施 ……… 88
 ステップ6　評価・考察 ……… 92
5 EASE（イーズ）プログラム® ver.3.1成功の秘訣 ……… 96

Ⅲ 行動変容を支援するプログラムで活用する技法 (石田貞代／岡美智代) ……… 103

- 1 セルフモニタリング (self-monitoring) 法 ……… 103
- 2 ステップ・バイ・ステップ (step by step) 法 ……… 105
- 3 ピア・ラーニング (peer learning) 法 ……… 106
- 4 リフレーミング (reframing) ……… 107
- 5 行動強化法 ……… 109
- 6 生きがい連結法 ……… 110
- 7 習慣拮抗法 ……… 111
- 8 セルフコントラクト (self-contract) 法 (自己契約法) ……… 113
- 9 主張訓練 (assertion training) 法 ……… 114
- 10 リラクセーション (relaxation) ……… 117

第3部
行動変容を支える技法の活用事例

CASE 1 透析と透析の間の体重増加が多く水分管理がうまくいっていないA氏 (佐川美枝子) ……… 122
行動強化法, セルフコントラクト法, セルフモニタリング法

CASE 2 水分管理の必要性はわかっているが行動に移せないB氏 (グライナー智恵子) ……… 133
セルフモニタリング法, ステップ・バイ・ステップ法, 習慣拮抗法, 主張訓練法

CASE 3 がん患者C氏とD氏へのストレス緩和, 自己効力感支援 (神崎初美) ……… 146
セルフモニタリング法, リフレーミング

CASE 4 アトピー性皮膚炎患者E氏の掻破行動 (田中尚子) ……… 160
リラクセーション, 主張訓練法

CASE 5 糖尿病があり減量が必要であるが, なかなか実行できないF氏 (張替直美) ……… 175
生きがい連結法, セルフモニタリング法, リフレーミング, ステップ・バイ・ステップ法, 行動強化法, ピア・ラーニング法, 主張訓練法

Contents

CASE 6 食事のエネルギーと塩分の摂取量が多かった
心筋梗塞患者G氏（岩村貴美）……… 191
セルフモニタリング法，ステップ・バイ・ステップ法

CASE 7 長期間の生殖補助医療にもかかわらず，
子どもを得られないH氏（上澤悦子）……… 198
セルフモニタリング法

CASE 8 EASE（イーズ）プログラム® ver.3.1により
リハビリテーションを始めた糖尿病腎症のI氏（岡美智代）……… 211
生きがい連結法，セルフモニタリング法

索引……… 223

■ EASE（イーズ）プログラム®の便利なツール ……… 227

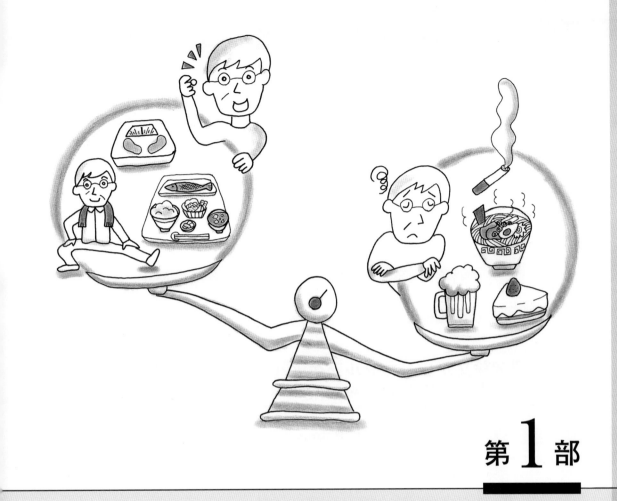

第1部

行動変容に関する基礎知識

　習慣化した行動を変えることは，生き方を変えることともいえる。つまり，行動変容をうながす看護者は，生き方を変えることを患者にうながしているということを自覚する必要がある。
　そのため第1部では，行動変容に関する言葉一つひとつを確認し，行動変容に関する知識を蓄積できるように構成した。そうすることで看護者自身が人の生に対する洞察力を深めることができ，自らも変化するための柔軟性が身につけられる。そして，その柔軟性が患者の行動変容を信じる原動力になっていくのである。

I セルフケアとセルフマネジメント

「〇〇さん，自己管理が難しいみたい。データがよくならないんですよ」「そうですか，自己管理って難しいからね」というような，会話はどこの医療施設でも耳にするのではないだろうか。ここで，注目したいのは「自己管理」という言葉である。普段，医療施設で使っている「自己管理」という言葉は，食事療法や運動療法など，必要な療法を指すことがほとんどである。ここには，患者本人の気持ちや意思は含まれていない。そこで，ここではもう少し丁寧に「自己管理」という言葉について考えてみたい。

1. 研究論文からみたセルフケア（self-care）とセルフマネジメント（self-management）

自己管理という言葉を，研究論文や文献を通してみてみると，「セルフケア」や「セルフマネジメント」という言葉がよく使われていることに気がつく。そこで，医療領域の研究論文で，「セルフケア」や「セルフマネジメント」という言葉がどのように使い分けられているか調べてみた。

まずは，医学中央雑誌（以下，医中誌）である。医中誌は，日本語の医療系の文献を集めたデータベースであり，文献検索時には何かとお世話になっている。その医中誌で「セルフケア」と「セルフマネジメント」をキーワードにすると，同一文献がヒットした。つまり，日本語では「セルフケア」と「セルフマネジメント」は，あまり明確に分けられていないのである。

確かに，我が国の臨床的でも会話の中で，「セルフケア」と「セルフマネジメント」を明確に使い分けている人はほとんどいない。また，医中誌で検索したところ，「セルフケア」と「セルフマネジメント」の相違について述べてある文献は執筆時点では見つからなかった。

では，Pubmedではどうだろうか。Pubmedは，英語の医療系の文献を集めたデータベースであり，誰でもインターネットを使って無料で使えるので，調べ物の際には大変助かっている。Pubmedで，同一論文中に，'self-care' という言葉と 'self-management' という言葉の両方を使用している論文を検索した。

まずは，Davisonら（2005）の研究である。この研究では，"reinforcing self-management", "achievement of self-care behaviors is problematic", "Discussed self-care strategies" などの記述がある。しかし，self-care と self-management の使い方の明確な定義は記されていないし，明確な相違も文中から読み取ることは難しい。

他には，Schreurs ら（2002）の文献がある。この論文名は，"Development, content, and process evaluation of a short self-management intervention in patients with chronic disease requiring self-care behaviors" であり，タイトルに self-management と self-care behaviors が使われている。そのため，この2つの言葉の違いを説明してくれているのではないかと期待した。

まず，文頭に「慢性患者の self-management は，モニタリングと症状マネジメント，治療的療養方法へのアドヒアランス，健康的な生活を持続すること，疾病に影響する日々の役目，感情，社会関係をマネージ（管理）することを含む」と書かれており，self-management についての定義は書かれていた。しかし，self-management については定義をしながらも self-care についての説明はなく，タイトルだけで文中でもこの言葉は出てこない。

つまり，英語の研究論文でも self-care と self-management の使い方は，明確にされていないこともあるようである。しかし，「最近は self-care とはいわず self-management と言われるようになった」と 1998 年の文献（American Diabetes Association 1998）で書かれていることから，やはり**セルフケア** self-care と**セルフマネジメント** self-management は，将来的には使い分ける方が適切ではないだろうか。また，これから患者主体の医療をますます推進することを考えると，今後はより一層使い分ける必要があると言えよう。

2. ケア（care）とマネジメント（management）の辞書的意味

では，今後，セルフケアとセルフマネジメントを使い分けるにあたり，辞書を使って意味を確認してみた。**ケア** care と**マネジメント** management について，『広辞苑第7版』（新村出編 2018）と『新英和中辞典第7版』（竹林滋ら編 2003）をひもといてみた。その結果，カタカナでの「ケア」も英語での「care」も，「介護，世話」という意味とされていた。「介護」や「世話」について，さらに追求すればいろいろな意味があるのだろうが，あまり言葉の意味ばかりを追求しても，臨床が見えなくなってしまうのでこの辺にしておく。いずれにしろ，「ケア（care）」が「介護，世話」という意味ということは，どちらかというと何らかの支援を必要とする者が他者からの支援を受ける時や，支援をする時に使う言葉と

考えてよいだろう。つまり、「セルフケア」は、自己主導的というよりも、他者依存的な意味合いとして使う言葉と言えよう。

「マネジメント」は、広辞苑では「マネージメント」と長音が使われており、意味は「管理、処理、経営」とされていた。また、英語の「management」は、広辞苑にあるような「経営」という意味もあるが、「統制、制御」という、主体による強い権限が含まれる言葉である。なお、management には医学用語として「(患者の)管理」や「医療技術」という意味が記されているが、これは医療者が行う患者の管理や医療技術ということであり、医療者が主体となっている。ただ、「患者のセルフマネジメント」というように「患者の」という目的語が入ると、もちろん患者が主体となる。そのため、「セルフマネジメント」は、当事者自身が、管理や統制を行うという自己主導的な意味合いと言えよう。

3. セルフケア (self-care) とセルフマネジメント (self-management) の相違

　前述の辞書的意味から解釈すると、セルフケアは「自分のことを保護したり、世話をすることであり、他者の協力を得ながら実施していく」となり、セルフマネジメントは「自分に対して権限を有し、自分自身で何らかの目的を達すること」と言えよう。

　このような意味から考えると、**セルフケア** self-care と**セルフマネジメント** self-management として以下のような具体例が挙げられるのではないだろうか。

　セルフケアは、身体機能が障害されたり認知・知識が不足している患者が、現在の自分にはそのケアを実施することが困難で、他者の協力を得ながら実施していくことである。そのため具体例としては、高齢者や脳梗塞後の患者で歩行が困難な人のリハビリテーション、知識のない慢性疾患患者が指導を受けながら食事管理を行うこと、全くインスリンを使ったことのない患者が看護師に指導を受けながら自分で実施できるようになることなどである。

　一方、セルフマネジメントは、知識も身体的能力も有しており、あとは自分が自分を統制しながら行うこととなる。具体例としては、知識もあり食事のパンフレットを読む視力もあり、調理をするための身体的機能も有している患者にとっての食事管理、運動機能は障害されていない患者の運動療法などである。

　しかし、セルフケアはセルフマネジメントを内包する場合もある。いくら能力は障害されていない患者でも、まずは、自己管理をどのようにしたらよいか、まずは医療者から知識を学ぶことが必要になるし、その方が実施しやすいことが多い。つまり、まずはセルフケアのような他者からの支援を経てから、自己主導的

なセルフマネジメントが行えるようになると言えよう。そのためには，医療者の関わり方が重要であることは言うまでもない。わたしたち医療者は，セルフケア，セルフマネジメントのよき支援者として，今後も慢性疾患を有していても自分らしく生活できるという人が一人でも増えることを目指していきたい。

　本書では，主に自己主導的な自己管理について説明するため，「セルフマネジメント」という言葉を使っていくことにする。

4. まとめ

- 日本語でセルフケアとセルフマネジメントについて共通点と相違点を明確に記述している研究論文は，確認できなかった。self-care と self-management を明確に区別している英語の研究論文も確認できなかった。
- しかし患者主体の医療を考えると，今後はセルフケアとセルフマネジメントを使い分ける必要があり，辞書的意味から解釈すると，セルフケアは「自分のことを保護したり，世話をすることであり，他者の協力を得ながら実施していく」となり，セルフマネジメントは「自分に対して権限を有し，自分自身で何らかの目的を達すること」と言えよう。
- 本書では，主に自己主導的な自己管理について説明するため，「セルフマネジメント」という言葉を使っていくことにする。

II セルフマネジメントを支援することとは—Nature or Nurture

　Nature or Nurture（氏か育ちか）という言葉がある．最近，遺伝子，ゲノム医療などの言葉を耳にしたり，特定の遺伝子タイプを有する人は2型糖尿病になりやすいなどの情報も入ってきたりする．他にも肥満，高血圧，脂質異常症なども，遺伝因子があることがわかっている．

　そのせいか，セルフマネジメントについて支援をしてもなかなか行動が変わらない患者と接するうち，もしかしたらこの人をこのように行動させるのは，誰にも変えることができない遺伝子が生まれつき（nature）組み込まれているのではないだろうか，nurture（育ち）に相応する環境や私たち医療者の支援は意味がないのだろうかなどという考えがわいてくる．もしもそうでれば，セルフマネジメントに関して，わたしたち医療者には超えられないものがあるのだろうかとも思えてくる．

1. 看護者 vs. 遺伝子

　リチャード・ドーキンスが1976年に提唱した『利己的な遺伝子』によれば，肥満になりやすい遺伝子はあるが，「甘いものを食べてしまう遺伝子」や「運動が嫌いな遺伝子」というものはないらしい（筆者はこれを読んで少しほっとした）．また，ある遺伝子を有しているから，必ずしもその状態になるのではなく，そのような内部要因を有しているということなのだそうだ．

　つまり，肥満などのある状態は遺伝子に組み込まれた「氏」としての決定論，宿命論によって支配されるのではなく，食事や家庭内でのしつけなどの「育ち」や生活習慣などの環境，ならびに本人の意思などからの影響を受けた上で，ある状態が決まっていくのである．そのため，太りやすい遺伝子（代謝効率の悪い遺伝子）をもっている人が，決定論によって必ずしも全員太るわけではなく，他の影響を受けながら太っていくのである．

　このような視座から見ると，看護者の役割が将来的にも存続することに対して少し安堵を覚えると共に，人は限りない可能性を有しているのだということに気づく．ただ，将来は患者教育や行動変容に関するプログラムにも，遺伝子タイプやDNAの塩基配列のタイプ別による活用法などもでてくるかもしれないな，な

どと思いを巡らしたりもする。アナムネーゼにも遺伝子タイプを記載するようになるかもしれない。

しかし，そのような時代になったとしても，人間は常に何かに気づき変化していく可能性があるわけで，当然患者も同様である。そのため看護者は遺伝子の決定論に完敗と言うことではなく，看護者は患者のセルフマネジメントにおいて重要な役割を果たすのである。これは，今後さらに遺伝子と疾患の関係が解明されても不変であろう。

2. 看護者と育ち（nurture）のルーツは同じ

「育ち」の方の nurture という英語は，9〜13世紀の古フランス語からきているそうだが，ほとんどの英語がそうであるように，nurture も元々はラテン語から派生している。その元となるラテン語からは3つの英語が生まれており1つは nurture，そして nurture 以外の1つは「〜を養う」という意味の nourish，そしてもうひとつは nurse なのである。つまり nurture と nurse のルーツは同じラテン語であり，nurture とわたしたち看護者は何世紀にもわたるつながりがあるのである。やはり看護者は，生まれつきである nature よりも，nurture が意味する環境や医療者の支援と縁があると言える。

3. 患者の変化を信じること

私たちに超えられない壁があるとすれば，それは，私たち看護者が患者の変化を信じなくなったときに生まれてくるのではないだろうか。なかなかセルフマネジメントに関する行動が変わらない対象者であればあるほど，まずは本人が何を考えているのかを聞くことから始めたい。医療者の中には，患者に対して「食事管理ができない理由を聞いても，答えにならないから聞いても無駄」「具合が悪くなるのは患者自身なのに何を言っても守らない」などと言う人がいる。しかし，このようにセルフマネジメント支援をあきらめたり，投げ出してしまっては何も始まらない。唯一始まるのは，看護職が自らつくってしまった「超えられない壁」の成長である。

患者によっては，「この看護師には話したくない」ということもあるかもしれないし，患者自身答えがまとまらないこともある。私自身も，緊張する面接や講演会の後では，「自分が本当に考えていたことは，さっきしゃべったこととは違うなぁ」とか「もっと，こう説明すればよかったのかもしれない」などと，後悔することが多々ある。誰もが自分が思っていることを，筋道立て話せるわけでもな

いし，考えがまとまっても看護者に話すとは限らない。

　人間は変化していくのだから，まずは，わたしたちが対象者の生活習慣やセルフマネジメントに関する考え方や価値観に目を向け，耳を傾け，患者の変化を信じることが大切である。

4. まとめ

- **氏か育ちか** Nature or Nurture という言葉があるが，人にはセルフマネジメントを決定する遺伝子が**生まれつき** nature 組み込まれている訳ではない。
- **養育，教育** nurture と**看護** nurse のオリジナルは同じラテン語であり，看護職は，生まれつきである nature よりも，nurture が意味する教育や医療者の支援と縁がある。
- セルフマネジメントを支援することとは，まずは本人の語りに耳を傾け，変化を信じることである。

III 行動と行為

　セルフマネジメントと言っても，データ改善に必要なセルフマネジメントの方法，セルフマネジメントに関する知識，セルフマネジメントに関する考え方など，いろいろな観点から語ることができる。しかし，本書では臨床的にわかりやすいものとしてセルフマネジメントの「行動」に焦点をあてていく。そのため，まずは「行動」について，こだわってみた。

1. 行動とは

　まず，**行動** behavior とは何か。『広辞苑第7版』（新村出編 2018）によると「行動」とは「①ある事を行うこと。しわざ。おこない。②〔心〕人間や動物が示す全体的で観察可能な動作や反応」とされている。
　『心理学事典』（中島義明ら編 1999）では「行動」は「そのときどきの環境条件において示される，有機体（生活体）の運動や反応，あるいは変化。心理学において，有機体とは人間をはじめとする動物のことである（後略）」と定義されている。
　心理学者のスキナーは，行動をレスポンデント行動とオペラント行動の2つに分けた。レスポンデント行動は不随意反応を主体とするが，オペラント行動は主に随意反応によって行われる。例えば，暖かい室内から寒い戸外に出ると寒くて身震いすることがあるがそれはレスポンデント行動であり，寒さを予測して外出時にコートを着るという行動はオペラント行動となる。
　しかし，看護ではレスポンデント行動やオペラント行動といった言葉は，あまりなじみがない。なじみがないというよりも，なじまないといった方が正しいだろう。心理学から看護の概念として，応用しているものは自己概念や共感など多々あるが，レスポンデント行動やオペラント行動などの動物実験による結果を人の行動に応用するのはなじまないからである。また，レスポンデント行動やオペラント行動という，いわばおおざっぱな2分類だけでは人の行動は説明できない。この2分類で人の行動を読み解こうとすると，人の行動はほとんどオペラント行動に該当する。

2. 行為とは

　一方，行動に類似した言葉として，**行為** act という言葉もある。こちらもやはり『広辞苑第7版』（新村出編 2018）によると，「①おこない。しわざ。広義では，人間のあらゆる動作を指し，狭義では，明らかな目的観念または動機を有し，思慮・選択・決心を経て意識的に行われる意志的動作で，善悪の判断の対象となるもの。②権利の得喪・変更など法律上の効果発生の原因となる意思活動。作為と不作為とに分けられる」となる。

　行為という言葉は，社会学や法学など他の学問領域でも特異的に使われている。特に，哲学では人の行為と行動とは厳しく区別しなければならないとされている。例えば「走行」という動作は，窃盗犯と刑事の組み合わせの場合，「逃走」と「追跡」という二つの行為に区別することができる。これは，行為がその行動者の自覚的な内的意図によるものだからだ，と言われているのだそうだ（今道 1980）。

　なるほど，確かに「逃走」と「追跡」は，正反対である。つまり，人が「走る」という動作は「行動」という観点から見ると，走っている人の意志にかかわらず，単に脚を交互に上げ前へ進むという単一の動作となる。しかし，「走る」という動作を「行為」としてとらえると，広辞苑の定義のように明らかな目的観念を有する意志的動作となる。「走る」という「行動」は一つでも「行為」は，窃盗犯の「逃走」という逃げたいという意志のもとに走る場合と，刑事の「追跡」という逃走する者を捕まえたいという意志のもとに走る場合の，相反する動作となる。このように，哲学的観点からみると，一つの動作でも「行動」と「行為」は全く異なる意味を有するのである。

3. 看護における行為とは

　看護において「行為」という言葉の代表的な使われ方として，近年注目されているのは「特定行為」という言葉であろう。これは在宅医療等の推進を図るために，医師又は歯科医師の判断を待たずに，手順書により，一定の診療の補助を行う行為である。特定行為は，「診療の補助であって，看護師が手順書により行う場合には，実践的な理解力，思考力及び判断力並びに高度かつ専門的な知識及び技能が特に必要とされるもの」として，動脈血液ガス分析関連や血糖コントロールに係る薬剤投与関連などの38行為が，2015年3月13日に，保健師助産師看護師法第37条の2第2項第1号に規定された。

　また，「医行為」という言葉もよく聞くが，これは医師法において「医師でなけ

れば，医業をなしてはならない」（1948年法律第201号の第17条）とされており，これを「医行為」と解釈するという見解がある（厚生労働省 2003）。

日本看護科学学会は『看護行為用語分類―看護行為の言語化と用語体系の構築』（日本看護科学学会　看護学学術用語検討委員会編 2005）という書籍を出しており，「行為」という言葉が使われている。まえがきでは，「看護行為とは，看護職者が健康という視点からアセスメントした対象の諸問題の解決を実現するために意識的にとる行動をいう」とされている。そこでの看護行為は，表1-1の6領域とされている。

これら，「特定行為」「医行為」「看護行為」という言葉を概観すると，哲学領域のように動作を行う者が意図的に行う動作を「行為」ととらえている。

しかし，「保健行動」や「自己管理行動」という言葉はあるが，保健行為や自己管理行為と言うことはない。食事をしたり，運動したりという動作は，ほとんどが意図的であるため「行為」と言ってもよいのだろうが，「行動」という言葉を使っている。これは英語で"health behavior"や"self-care behavior"など，"behavior"という単語を使っているからだと思われる。

つまり，看護では「保健行動」や「自己管理行動」のように意図的な動作であっても，「行為」とはいわず「行動」と称したり，「看護行為」のように「行為」を使っていることもある。そのため筆者の主観では，看護領域において，行為と行動は，厳密に使い分けられていないのではないかと考える。

この明確な理由はわからないが，「行動」も「行為」もほとんどの場合，完全に個人の意図だけから行われることは少ないのではないだろうか。特に看護の対象となる病気である人たちは，病気という専門知識が必要とされる事柄について，自分ですべて判断することは難しく，医療者からの意見や情報，また社会的環境や他者との相互作用から影響を受けて動作を行うことがほとんどである。看護が対象とする人の動作は，自分ひとりだけの自主的な行動と言い切るのは難しいこ

表1-1　「看護行為用語分類」における看護行為の領域

1. 観察・モニタリング
2. 基本的生活行動の援助
3. 身体機能への直接的働きかけ
4. 情動・認知・行動への働きかけ
5. 環境への働きかけ
6. 医療処置の実施・管理

日本看護科学学会　看護学学術用語検討委員会編（2005）看護行為用語分類―看護行為の言語化と用語体系の構築．日本看護協会出版会より引用

とが多い．これに関しては後述するが，看護の研究者たちが行動に影響する要因を提示してモデル化しており，そこにも行為や行動は個人の意図的な意志だけによるものではないことが示されている．

このようなことから，看護領域における現状では行為と行動を厳密に区別することはできないと言えよう．

しかし，今後の研究において，ある動作においてどの程度意図的かが測定できるような尺度が開発されれば，その程度によって行為と行動を便宜的に区別することができるようになるかもしれない．

以上を踏まえて，「行動」と「行為」についてまとめると表1-2のようになる．行動とは，人間や動物が示す全体的で観察可能な反応や行為や変化を指すが，心理学では不随意反応についても行動と言うこともある．一方，行為とは明らかな自覚的意図による，思慮・選択・決心を経て意識的に行われる意志的動作のことを指す．しかし，看護では保健行動や自己管理行動のように，意図的な動作であっても行為とは言わず行動と称していたり，看護行為のように行為を使っていることもある．

つまり，看護では，心理学のように不随意反応のことを「行動」とはいわないが，「行動」と「行為」はあまり区別していないのが現状である．しかし，哲学論からいうと，本来，行為は心の状況が身体の動作に変換されたものであり，心の状態が可視化されたものであり，行動は単なる動作を表す言葉である．そのため，対象者の自己決定を支えるのが看護の役割でもあるので，本来であれば看護学でも「行動」と「行為」は区別すべきであり，今後さらに検討することが必要であろう．

本書ではセルフマネジメントや自己管理について論じる．セルフマネジメントや自己管理は，食事や服薬など自分が意図的に行うことであるので「行為」である．しかし，本書ではセルフマネジメント行動や自己管理行動のように，意図的な意志的動作であっても，従来から「行動」という言葉を使っているものについては，それに準じて「行動」と呼ぶことにする．

表1-2 行動と行為について

行動 behavior	行為 act
・人間や動物が示す全体的で観察可能な反応や行為の変化 ・心理学では不随意反応によるレスポンデント行動も行動という ・看護での使われ方例：自己管理行動，運動行動など	・明らかな自覚的意図による，思慮・選択・決心を経て意識的に行われる意志的動作 ・社会学や法学などでも使われる．特に哲学では「行動」と「行為」は厳密に区別される ・看護での使われ方例：看護行為など

4. まとめ

・**行動** behavior とは，人間や動物が示す全体的で観察可能な反応や行為の変化であり，看護では自己管理行動，運動行動などにように使われている。

・**行為** act とは，哲学では明らかな自覚的意図による，思慮・選択・決心を経て意識的に行われる意志的動作において使われ，「行動」と「行為」は厳密に区別される。看護では看護行為などにように使われている。

・今後は，看護領域でも「行動」と「行為」は区別して使う方が望ましいが，本書ではセルフマネジメント行動や自己管理行動というように「行動」と呼ぶことにする。

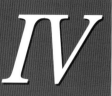

セルフマネジメント行動を支援する意義

「居酒屋の後のラーメンをやめるように言われても,なっかなか,先生や看護師さんから言われるようにはできないんだよね〜」「毎回診察のたびにやめろと言われると,正直,頭来るんだよ！」「わかってんだから,ほっといてくれよ」このように言う患者がいた場合,看護師であるあなたはどうするだろうか。

「そうですか。では,まずは患者の気持ちを理解するところから始めましょう」,「では,患者さんの好きなようにさせてあげましょう」などと,答えたとしても,それが真の本音だろうか。やはり心の中では,「セルフマネジメント行動が変わってくれればなぁ」と思っているのではないだろうか。

しかし,これは看護者として当然のことである。その理由について考えてみる。

1. 不健康なセルフマネジメント行動がもたらす影響

現代人の生活習慣を観察してみると,表1-3のような人が多いのではないだろうか。

このような事例では,喫煙,食生活,飲酒,休養,運動すべてに関して,不健康な生活パターンとなってしまい,長期間の繰り返しにより結果的に生活習慣病が引き起こされるのである。

表1-3　不健康なセルフマネジメント事例

山村氏：男性,48歳
　毎日たばこを吸いながら会社で残業し,それからつきあいで酒を飲みながら外食する。外食で出される食事は,ビールやお酒がすすむような塩分量が多いものが中心で,野菜の摂取量が少なくなってしまう。結局,深夜まで飲んでしまい,寝不足のまま会社へ出勤する。寝不足なので,身体がだるく運動をする気も起こらず,2階まであがるのにもエレベーターを使ってしまう。

本島氏：男性,35歳
　コンビニエンスストアのアルバイトで生計を立てている。何かと忙しく,食事はレトルトカレーや菓子パンなどで済ませることが多い。休みの日の楽しみは,インターネットで知り合った人同士の趣味の集まりに出かけて,帰りにお気に入りのラーメン屋で醤油ラーメンを食べること。そのラーメンを食べる時はさらに醤油をかけて,ニンニクを追加して食べるのが好き。

表1-4 セルフマネジメント行動が影響する主な疾患

食習慣	インスリン非依存糖尿病，肥満，高脂血症（家族性のものを除く），高尿酸血症，循環器病（先天性のものを除く），大腸がん（家族性のものを除く），歯周病等
運動習慣	インスリン非依存糖尿病，肥満，高脂血症（家族性のものを除く），高血圧症等
喫　煙	肺扁平上皮がん，循環器病（先天性のものを除く），慢性気管支炎，肺気腫，歯周病等
飲　酒	アルコール性肝疾患等

厚生労働省（n.d.）健康寿命をのばそう！スマート・ライフ・プロジェクト．http://www.smartlife.go.jp/disease/（検索日2018年7月6日）より引用

　表1-4にセルフマネジメント行動が影響する主な疾患を示す。喫煙と関連のある主な疾患として，呼吸器疾患があげられる。1日1〜9本の軽喫煙者でも非喫煙者と比べて，肺がんによる死亡率は2倍になるといわれており，さらに多く喫煙する人では7〜9倍に達する。肺気腫の原因は遺伝要因にもよるが，喫煙の程度を表す指数であるブリンクマン指数（1日の喫煙本数×喫煙年数）が400以上であることは，肺気腫の発症に関連があるといわれている。

　また，偏った食生活や運動不足は肥満を招き，さらに脂質異常症（家族性のものを除く），高血圧，高尿酸血症，虚血性心疾患につながる。特に肥満と関係が強いとされているのは，高血圧，2型糖尿病，脳血管障害，虚血性心疾患である。飲酒による肝障害は，日本酒にして1日あたり3合以上を5年以上継続的に続けて摂取している人に起こりやすい。

　このように，不健康なセルフマネジメント行動は，多くの疾患をもたらすため，看護者として「セルフマネジメント行動が変わってくれればなぁ」と思うのは，至極当然である。健康的なセルフマネジメント行動をとるメリットは大きく，身体的には楽に快適に過ごすことができる。人の健康を支援する職業である看護者としては，遠いゴールかもしれないが，患者自身が適切なセルフマネジメント行動をとることを望むのは当然であり，倫理的にも適切なことなのである。

2. セルフマネジメント行動が必要とされる理由

　入院した患者の退院までの平均在院日数が，年々短くなっていることは，看護者として実感していることであろう。「平成29年（2017）患者調査の概況」によると，2017年9月中に退院した全国の退院患者について，在院日数の平均である平均在院日数を施設の種類別にみると，「病院」30.6日，「一般診療所」12.9日と

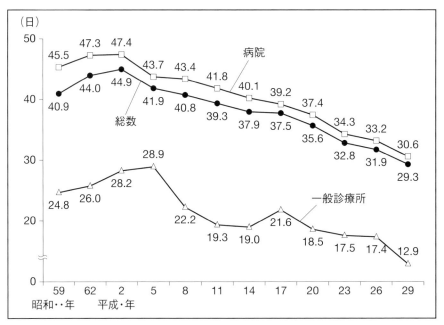

図 1-1　施設の種類別にみた退院患者の平均在院日数の年次推移
注：1）各年 9 月 1〜30 日に退院した者を対象とした。
　　2）平成 23 年は，宮城県の石巻医療圏，気仙沼医療圏及び福島県を除いた数値である。
厚生労働省（2019）平成 29 年（2017）患者調査の概況．http://www.mhlw.go.jp/toukei/saikin/hw/kanja/17/dl/03.pdf（検索日 2020 年 10 月 19 日）より引用

なっている（図 1-1）。ほぼ 10 年前の 2008 年と比べると 2017 年は病院で 6.8 日短く，一般診療所は 5.6 日短くなっている。

　これは，患者が早く完治するようになったので平均在院日数が短くなったのであろうか。答えは否である。完治しないまま，自宅や他の施設に移っているのである。

　実際，2005 年の患者調査では退院患者の状況のうち，退院の事由（転帰）は「治癒」7.1％（8 万 9,000 人），「軽快」69.1％（86 万 1,000 人），「不変」が 7.3％（9 万 1,000 人），「悪化」が 0.7％（9,000 人）である（図 1-2）。つまり，治癒はわずか 7％程度であり，死亡（4.9％）と治癒以外の 88％の人は，疾患に対して自分で何らかの対処をしなければならないのである。つまり，退院後も 88％の人はセルフマネジメントが必要ということなのである。厚生労働省は，この退院の事由の調査を 2005 年以降は行っていないので，現在の明確な数字はわからないが，退院してもセルフマネジメントが必要な人は 90％前後いるのではないだろうか。

　治癒しないまま退院する人が多い中で，退院後に必要とされるセルフマネジメントの例（表 1-5）のように全員がセルフマネジメント行動をできているとは限らないのである。

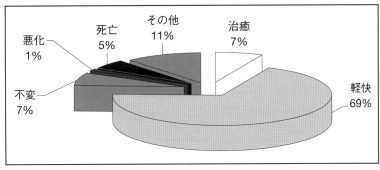

図 1-2　退院の事由別　推計退院患者数の構成割合
厚生労働省（n.d.）平成 17 年（2005）患者調査の概況．http://www.mhlw.go.jp/toukei/saikin/hw/kanja/05/（検索日 2018 年 7 月 6 日）より筆者作成

表 1-5　退院後に必要とされるセルフマネジメントの例

福田氏：男性，25 歳，小腸型クローン病 　退院後も毎日，エレンタール飲用による栄養療法が必要。腸の調子によって，食事とエレンタールを調整する。外来受診時に，「唐揚げやカレーが無性に食べたくなることがあるので，我慢するのが大変。夏になると，カレーの宣伝がやたら多くなるので，余計につらいです。しかも，エレンタールの味が自分には合わない。でも，がんばって，エレンタールを減らして少しでも食事が食べられるようにするために，休息をしっかり取ってよく寝るようにしています」と語る。
野崎氏：女性，73 歳，狭心症 　狭心症による心不全のため，薬剤による治療を行い退院。身長 156 cm，体重 55 kg のため，退院後はダイエットと運動が必要となる。退院時に「ダイエットといわれてもね。今までの生活習慣を変えるのは難しいわね。おまんじゅうには目がないし，ご近所のみんながお菓子を持ってきてくれるのに，食べないのは悪いしねぇ」と話す。運動の方法も指導するが「身体が重いから，動くのが面倒だわね」と。

3. 大規模研究や質の高い研究によるセルフマネジメント行動の実施率

　いったいどのくらいの人が，必要なセルフマネジメント行動を実施しているのだろうか。講義や講演会などで，禁煙などの実施率について看護職の人に推測してもらい挙手を求めると，だいたい 30～50％の実施率のところで手が上がる。実際はどうだろうか。いくつかの大規模研究や研究的に質の高い文献をまとめてみたので紹介する（表 1-6）。
　我が国の大規模調査である 2018 年の「国民健康・栄養調査」（平成 30 年「国民健康・栄養調査」，厚生労働省）の結果では，20 歳以上で運動習慣のある者の割合は，男性で 31.8％，女性で 25.5％であった。ここでの運動習慣とは，1 回 30 分

表1-6 セルフマネジメント行動に関連する研究

著者	セルフマネジメント行動に関連する結果
平成28年「国民健康・栄養調査」厚生労働省	20歳以上の成人のうち運動習慣のある者は，男性で35.1%，女性で27.4%
平成25年「国民健康・栄養調査」厚生労働省	20歳以上の成人のうち日常生活で身体を動かすことを，「実行していて，十分に習慣化している」者は，男性で35.3%，女性で36.3%
Melzer et al.(2015)	慢性閉塞性肺疾患（COPD）によって退院した喫煙患者のうち，6〜12カ月の間禁煙したのは19.8%
Middleton et al.(2014)	妊娠糖尿病（GDM）の既往歴をもつ女性に対して，出産後に糖尿病の検査実施を促すお知らせを郵送で通知した群としなかった群を比較したところ，最も低いセルフマネジメント行動の実施率は通知を受けなかった場合の14%，最も高いセルフマネジメント行動の実施率は通知を受けた場合の71%
Schmid et al.(2009)	維持血液透析中の成人患者における経口薬剤治療のアドヒアランスに関する19の文献のシステマティックレビューの結果，平均アドヒアランス率は33%

以上の運動を週2回以上実施し，1年以上継続しているという条件である。この数字は過去10年間でみると，男女とも有意な変化はみられていない。最も低い年齢階級は男性では20歳代で17.6%，女性では20歳代でわずか7.8%，30歳代でも8.9%である。

また，2013年の「国民健康・栄養調査」（平成25年「国民健康・栄養調査」の結果の概要，厚生労働省）では，犬の散歩や自転車に乗るなどの日常生活で身体を動かすことを，「実行していて，十分に習慣化している」者の割合は，2006年に比べて増加しているものの，男性で35.3%，女性で36.3%と，共に40%に満たない数字である。最も高い年齢階級は，男性では70歳以上で44.9%，女性では60歳代で43.1%とやはり50%以下である。この質問は，「『健康維持・増進のためには，日常生活で，毎日60分間くらい身体を動かすような生活をすること』が推奨されています。あなたは，これを実行していますか」という問いかけであり，望ましい指標が示されている。望ましい指標が示されていると，人はそれに従おうとする心理が働くため，実際の実行率はここに示された結果よりも，もう少し低いことが予測される。

これらの結果を同じように比較することはできないが，運動や活動に関連するセルフマネジメント行動は，最も低い場合で20歳代・30歳代女性の10%程度から，最も高い場合で70歳以上男性の45%程度の実施率と言えよう。

また，慢性閉塞性肺疾患（COPD）によって入院後，退院した患者の喫煙につ

いて調べた調査がある（Melzer et al. 2015）。この調査は，2005年から2012年の間に退院したCOPD患者のうちの喫煙者1,334人に行った調査である。この調査の結果，6～12か月の間禁煙したのは，全体の中でわずか19.8％であった。COPD患者で入院を経験した人でさえ，禁煙というセルフマネジメント行動は20％に満たないのである。

　コクラン・ライブラリーからセルフマネジメント行動に対する介入研究の結果を検索してみる。コクラン・ライブラリーとは，ヘルスケアの介入の有効性に関する研究を集めたデータベースであり，一定の基準を満たした論文を使ってシステマティックレビューを行っている。

　そのコクラン・ライブラリーで妊娠糖尿病（GDM）の既往歴をもつ女性に対して，出産後に2型糖尿病の検査実施を促すお知らせを通知（メールや郵送など）した人と，何も通知しない人をランダム化比較試験により比べた研究がある（Middleton et al. 2014）。この研究では当初409件の文献を分析対象にしていたが，エビデンスの検証方法の質が低いなどの理由により除外され，最終的には1件の文献（Clark at al. 2009）に絞られている。この対象文献の結果では，郵便を使って通知していたが，その通知を受けた人でさえ空腹時血糖検査の実施率は女性のみに郵送した場合で71％であり，医師のみに郵送した場合で68％，女性と医師に郵送した場合で63％であった。しかし，郵送されなかった群の検査実施率は40％であった。さらに経口的耐糖能試験の実施回数の増加に関しては，女性と医師の両方に郵送した場合で検査実施率は60％，女性のみに郵送55％，医師のみに郵送した場合で52％であり，郵送されなかった群の検査実施率は14％であった。

　つまり，GDMの既往歴をもつ女性において，最も低いセルフマネジメント行動の実施率は介入を受けなかった場合の14％，最も高いセルフマネジメント行動の実施率は介入を受けた場合の71％ということになる。ちなみに，この研究の主目的の結果は，エビデンスの質が低いながらも，GDMの既往のある女性において，検査の通知を郵送しなかった場合に比べて，通知を郵送した方が，出産から3か月後に血糖検査を受ける可能性が約2～4倍増大することが示されていた。

　維持血液透析中の成人患者における経口薬物治療のアドヒアランスに関する文献研究（Schmid at al. 2009）では，維持透析患者の二次的副甲状腺機能亢進症の治療薬または降圧剤の服用中止に至るノンアドヒアランス率について，服薬に関する387文献中，選択基準に適合した19件の文献を使ってシステマティックレビューを行っている。その結果，経口薬剤治療ノンアドヒアランス率は，各文献でかなり異なったが3～80％であった。また，19件中11件（58％）の文献は，ノンアドヒアランス率は50％以上であり平均67％と報告していた。これは，処方通り服薬するというセルフマネジメント行動をとっている人は33％だけというこ

とを意味している。

　これらの研究は目的，母集団，調査方法，さらに分析方法も異なるため，単純に合計して平均を出すわけにはいかないが，望ましいセルフマネジメント行動の実施率は50％にも満たないことが多いと言えよう。これらの研究は，大規模研究であったり，研究の質をスクリーニングされた上で選抜された研究論文であり，複数の研究結果で，望ましいセルフマネジメント行動の実施率は50％にも満たないという結果が出ており，この数字はかなり信頼性があると言えよう。

　このようにセルフマネジメント行動の実施率は高いとはいえないのだから，医学的な治療もさることながら生活習慣改善のためのセルフマネジメント行動支援のための看護ケアの比重は高くなると言えよう。

4. 支援はマクロレベル，グローバルレベルで行われている

　生活習慣病という呼び名はすっかり定着しているようで，大学の新入学生に「生活習慣病って，昔は成人病って呼ばれていたの知ってますか？」と尋ねても，キョトンとしている人もいる。

　生活習慣病と呼ばれる前，糖尿病，虚血性心疾患などに対して成人病という言葉が使われていた。成人病とは厚生省（当時）が1955年ごろ（昭和30年代初頭）より用い始めた言葉である。しかし，成人病という呼び名は，年齢に左右されるような響きがあり，従来成人病と呼ばれていた疾患と生活習慣との関係も明らかになったため，生活習慣病という概念の導入が提案された。生活習慣に着目した疾病対策の基本的方向性についての意見具申が，公衆衛生審議会より1996年（平成8年）末に提示され，成人病から生活習慣病への転換が図られた。つまり，生活習慣というセルフマネジメント行動がもたらす影響が，国家というマクロレベルでの疾患概念の転換までもたらしたということは，周知の事実であろう。

　さらに2008年度（平成20年度）よりメタボリックシンドロームの人には，特定健診・特定保健指導が行われるようになった。これも，セルフマネジメント行動を改善するための，国を挙げての取り組みである。

　また，厚生労働省では「健康日本21（第二次）」や「スマート・ライフ・プロジェクト」に取り組んでいる。スマート・ライフ・プロジェクトとは，「健康寿命をのばそう！」をスローガンにかかげた国民運動であり，「運動」「食生活」「禁煙」「健診・検診」を推進していくものである。これも，セルフマネジメント行動の改善を目標にしている。

　特に喫煙に関しては「たばこの規制に関する世界保健機関枠組条約（WHO Framework Convention on Tobacco Control）」が，2005年（平成17年）に世界的に

公衆衛生分野における初めての多数国間条約として発効されている。つまり，喫煙はグローバルレベルで規制されているのである。

成人病から生活習慣病という名称変更が行われて，すでに20年近くなるが，セルフマネジメント行動を改善・向上させるための取り組みは，前述のように国家というマクロレベルで行われていることを改めて認識したい。

5. 行動と心はどちらを重視するべきか？

ここまでセルフマネジメント行動という「行動」に焦点を当ててきたが，これに対して違和感を抱いている人もいるのではないだろうか。「行動，行動と言っても，心が伴わなければ行動も起こらないのでは？」「行動よりも心の方が大切では？」「イヤイヤながらやらせても，結局はドロップアウトしてしまうのでは？」などの声が聞こえてくる。もちろん，この意見は間違っていないし，心よりも行動の方が大切というつもりもない。

しかし，行動よりも心を重視する方が常に正しいかといわれるとそうでもないし，行動よりも心の方が常に大切か，というとそうでもない。

「We don't laugh because we're happy—we're happy because we laugh（楽しいから笑うのではない。笑うから楽しいのだ）」と言ったのは，アメリカの心理学者・哲学者であるウィリアム・ジェームズ（1842〜1910）である。これは，笑うという行動をとることで，楽しいという気持ちになるのであり，必ずしも楽しいから笑うわけではないということである。案外，はじめは抵抗があっても，やってみると楽しかったり，できるようになったりする。始めは心が伴っていなくても，行動することもできるし行動することで心がついてくることもある。

インド発祥のラフターヨーガ laughter yoga や笑いヨーガというものが日本でも各地で行われており，エクササイズとして人気が高まっている。このラフターヨーガなどは，エクササイズとしての効果もさることながら，おかしかったり楽しかったりするから笑うのではなく笑う動作をすることでおかしくなり，みんなで行うとその笑いが伝染して，他の人も笑い出すという効果もあるという。筆者も体験したことがあるが，はじめは「おもしろくもないのに笑うことなんてできるのだろうか」と思っていたが，やってみると意味もなく楽しく笑えるようになり，そんな自分をまたおもしろいと思えるようにもなった。

まずは行動から入っていったのだが，心もついてくるようになったという訳である。気持ちが伴わないと行動に至らないという論理もあるが，いつもそうとは限らない。イヤイヤながらも行動した結果，このようにやってみるといいなあと思うこともある。「食わず嫌い」という言葉もあるが，やってみないままいやだと

思ってばかりいると，その心が全く動かなくなることもある。

　芥川賞作家で臨済宗の僧侶である玄侑宗久も「『笑う門には福きたる』とはよくいったもので，人間の気分というのは行動によって左右されるところが大きい。案外単純にできているものなのです」と言っているが（玄侑2005），確かに行動によって人の心が左右されることもある。あまり，好きでない人であっても，とりあえず挨拶くらいと思い行動に移すことによって，その人との関係性が好転することもある。これも心がついていっていなくても，行動することで心も変わる例であろう。

　もちろん，「心を無視して行動第一にしよう！」というつもりはない。ただ，看護者は往々にして心を重視するあまり，「楽しいから笑うのではない。笑うから楽しいのだ」ということもあるのを忘れてしまっているのではないだろうか。時に，そのことで看護者自身，そして患者を苦しめることもある。

　筆者は以前担当した患者にセルフマネジメント行動を改善してもらおうとして，患者の心ばかりに働きかけてしまい失敗したことがある。その患者は50歳代の女性の維持透析患者，根本氏（仮名）であった。根本氏はおしゃれをして外出し，素敵なレストランに行くのが大好きということで，カツラをつけてお出かけするということであった。その外食のせいか体重増加量が多く，透析のたびに最終的に血圧低下が起こり，終了後もなかなかベッドから起き上がれずにいた。

　まずは根本氏の思いを聴こうと考え，透析のたびに「どうしたいのか？」「なぜ外食するのか？」「自己管理のことをどう思っているのか？」「これからどのように過ごしたいのか？」など，なるべく根本氏の気持ちを引き出そうといろいろ質問をした。自分が根本氏の受け持ちでない日でも根本氏の所に行って話をしたり，自分の勤務時間が終わっても残って話をしたりすることもあった。多くの患者には自宅での飲水量を記録する用紙を渡して，自分の行動を記録してもらうこともよくあるのだが，根本氏には，記録用紙は渡さなかった。あまりにも体重管理が悪かったため，まずは根本氏の気持ちや心を理解してから，行動の記録を渡そうと思ったのである。「行動よりも心が大切」と強く信じていたのである。

　根本氏はそれなりに自分の思いを語ってくれてはいたが，体重増加が変わることはなかった。根本氏が変わらなかった原因はいまでもわからないが，話をする中で根本氏は，たびたび「心が弱くてごめんなさい」と言っていた。わたしは，そのたびに「謝ることはないんですよ。根本さんの気持ちを知りたいだけなんですよ」と答えていた。

　しかし，いま考えると「まずはやってみましょうか」と行動についての目標を提示してみればよかったのかもしれない。根本氏の心に比重を置くばかりで，かえって苦しい思いをさせていたのかもしれない。心の尊重ばかりに比重を置く

と，対峙された本人が苦しくなることがある。なぜなら，「やる気になったのでがんばります！」という言葉を発するということは，患者にとっては「看護者が無理矢理やらせているのではなく，自分がやる気になったのだから自分が責任を取らなければいけない」ということでもあるからだ。これは，患者本人の「やる気」にすべての責任が課せられることになり，患者にとっては大変負担を感じることである。看護者としては，患者がセルフマネジメントに失敗した場合，「あなたがやる！と決めたはずなのに，あなたはできなかった」となってしまう。そして，「やる！と決めておきながら，できないのは意志が弱いからだ」となってしまい，ますます本人を追い詰めることになる。

　社会心理学の研究家である山岸の著書に『心でっかちな日本人』という書がある（山岸2002）。筆者はこの本のタイトルを見た時に，どきっとした。「根本氏に対してわたしが陥っていたのは，これだったのか」と思い，穴があったら入りたい気持ちになった。「心でっかち」とは，「頭でっかち」という言葉をもじって，山岸がつくった言葉であるが，理屈ばかりで行動が伴わない「頭でっかち」に対して，心の持ち方さえ変えればすべての問題が改善できると考えることを「心でっかち」と呼んでいる。この書籍では，解決できないいじめなどの問題について「若者の心の荒廃」という心の問題や日本文化の問題で説明をしようとしていることを批判している。

　これは，セルフマネジメントに置き換えても同じように考えられる。セルフマネジメント行動ができないのは，やる気や意欲の問題であり，動機づけをすることがすべての解決の糸口になると考えていては「心でっかち」なのである。

　先の根本氏の担当をしていた時の筆者は，根本氏がやる気になってくれれば，きっと行動も変わるだろうと思い，「心でっかち」になっていたのである。そして，根本氏は自分のやる気ばかりに期待されては責任が重すぎると思い，「心が弱くてごめんなさい」と言っていたのかもしれない。あまり心の理解にばかりに比重を置かずに，まずは一緒に本書で紹介するセルフマネジメントを支えるプログラムを使っても良かったのかもしれない。「わたしも根本さんとセルフマネジメントをお手伝いする方法を勉強したいから，まずはやってみませんか」とか，「まあ，いやならやめてもよいからとりあえずやってみませんか」くらいの関わり方もあっただろう。そうすれば，セルフマネジメントが上手くいかなかった時に，心ではなく方法に原因があると考えることができて，根本さんの心の負担を軽くすることができたかもしれない。

　「行動と心はどちらを重視するべきか」という質問は，当然，「両方」が正解であるが，セルフマネジメントを支援する際に忘れてはいけないのが，「心でっかち」になってもいけないということである。また，セルフマネジメント支援には，

行動と心以外にも，環境や社会的要因なども考慮しなければいけないことも忘れてはいけないのである。

6. まとめ

- 不健康なセルフマネジメント行動は，多くの疾患を引き起こすため，看護者として患者が適切なセルフマネジメント行動をとることを望むのは当然のことである。
- 入院患者が退院する日数は年々短くなっているにもかかわらず，治癒して退院している人は10％にも満たないため，退院後はセルフマネジメント行動が必要とされている。
- 大規模研究などによるとセルフマネジメント行動の実施率は50％未満であり，セルフマネジメント行動の支援はマクロレベル，グローバルレベルで行われている。
- セルフマネジメントを支援するときには，対象者の行動，心，環境などを考える必要があるが，「心でっかち」になり，対象者のやる気に責任を課してはいけない。そのためにはセルフマネジメントを支援するプログラムを活用するのも一考である。

V セルフマネジメント行動を支援するための保健行動モデル

　セルフマネジメント支援を行っている施設では，何らかの患者教育を行っているのではないだろうか。本稿では，セルフマネジメント支援に関する患者教育の指針や根拠を考える時に活用できる保健行動モデルの概要や使い方について紹介する。

1. セルフマネジメント支援に関する患者教育の根拠

　あなたの医療施設で，患者教育を行っているとしたら，どのような支援を行っているだろうか。例えば，糖尿病の患者教育であれば，まず「糖尿病とは」「糖尿病の食事療法」「糖尿病の合併症を防ぐには」などの，パンフレットによる説明。その後，自宅での食事内容を書いてきてもらい，それに対してアドバイスを行ったり，血糖値の変化と比較して叱咤激励する。さらには，調理実習や入院指導を行うなど，みなさん工夫を凝らし，いろいろな方法を組み合わせながら支援を行っている。
　では，なぜその支援を行っているのだろうか。そして，複数の方法を組み合わせているとしたら，その組み合わせの根拠は何なのだろうか。
　「なぜその支援を行っているのですか」という質問に関しては，「患者さんに，まずは糖尿病についての知識をもってもらうため」とか「患者さんの意欲を引き出すため」などと答える人は多いかもしれない。では，「なぜそれらを組み合わせた支援を行っているのでしょうか」という質問に，明確な答えができる人は少ないのではないだろうか。一生懸命支援しても患者の行動が変わらないとき，どのような観点からアセスメントを進めているのだろうか。患者のやる気はどうなのか，家族の支援はあるのかなど，「患者に関する事柄」についてはアセスメントしているかもしれない。
　では，看護者自身が行っている支援についてのアセスメントはどうだろうか。看護者が行っている指導が適切かどうか，どのように振り返っているのだろうか。「患者さんの反応で…」という人もいるかもしれないが，患者の反応が返ってくる前に，先に自分が行っている支援の根拠について考えたい。看護者の支援も，患者の行動に影響を与えているはずである。このようにセルフマネジメント行動

を支援するためのアセスメントや方法について，多くの要因があるが，なぜそのような観点からアセスメントを行うのか，見落としている点はないのか，なぜその方法を行うのか，などの根拠を考える際に交通整理をするのに便利なものが，保健行動モデルである。

2. 患者教育の根拠を考えるときに役立つ保健行動モデル

■**保健行動モデルとは**

患者の行動に関するアセスメントはどのような観点から行えばよいのか，という質問の答えは，保健行動モデルを参考にすると見つけやすい。これは，患者教育の際に講義と調理実習などの複数の教育方法の組み合わせを考えるとき，どのような方法を組み合わせればよいのか，また，すでに行っている患者教育に対して，自分たちが行っている教育の根拠を問われたときに，どのように説明すればよいのかという迷いにも答えを導いてくれる。自分たちが，経験の中で見つけてきたものに対して，「実はあなたたちがやっていることは，こんなかっこいい名前がついているんだよ」と教えてくれる。

では，その保健行動モデルとはどのようなものであろうか。保健行動モデルとは，健康の維持促進のための保健行動とその影響要因についての関係命題をモデル化したものである。もうすこし柔らかく説明すると，患者の行動とそれに影響する事柄についての関係性を図で表したものである。

例えば，患者にとって必要な行動をYとして，ここでは塩分制限行動とする。その塩分制限を行うために，必要な要因を，Xとする。必要な要因Xとしては，塩分制限の必要性に関する知識，塩分が多い食品に関する知識，家族の協力などいろいろな事柄があるが，それらにX1，X2と記号をつけていく。このXとYの関係性を図で示したものが**保健行動モデル**になるのである（図1-3）。

保健行動モデルにはさまざまなモデルがあるが，本書では保健信念モデル（Becker 1974），クライアントの保健行動相互作用モデル The Interaction Model of Client Health Behavior（Cox 1982），ヘルス・プロモーション・モデル Pender's Health Promotion Model（Pender 1987）の3つのモデルについて説明する。

■**保健信念モデル**

保健信念モデルは，ローゼンストック Rosenstock が提唱したものをベッカー Becker ら（1974）が修正した有名なモデルである。我が国では宗像（1987）が紹介している（図1-4）。**保健信念モデルは予防的保健行動のために開発されたモデル**で，病気に罹患するかもしれないという脆弱さと，病気に罹患することによって起こる結果の重大さが，疾病予防への保健行動をとる動機づけ要因になるとさ

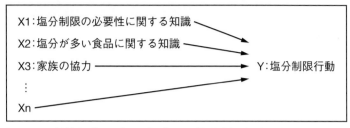

図1-3　保健行動モデルの概念図—塩分制限行動を例にして

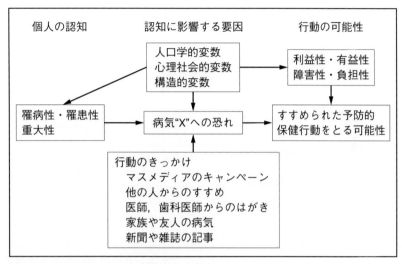

図1-4　ベッカーらの保健信念モデル
宗像恒次（1996）行動科学からみた健康と病気．p.97，メヂカルフレンド社より一部改変

れているのが特徴である（図1-5）。そして，動機づけられた人は，予防行動のもつ病気予防への効果性や困難性に関する信念によって，予防的保健行動を実行する可能性が変化するとしている。しかし，このモデルのように疾病への罹患性や重大性を強調することは，恐怖を喚起させて行動を変えようという恐怖喚起コミュニケーション fear arousing communication であるという意見もある。また，このモデルのいくつかの要因は有効ではないともいわれており（Janz 1984），まだ病気になっていない人の疾病予防行動の説明には適しているが，保健信念モデルだけで慢性疾患患者の行動変容を説明することは難しいと言えるだろう。

■コックスのクライアントの保健行動相互作用モデル（IMCHB）

ここでは，コックス Cox が提唱したクライアントの保健行動相互作用モデル The Interaction Model of Client Health Behavior（以下，IMCHB）を紹介する。

コックスは，患者の保健行動の成因には，医療者との相互作用も関連があると考え，1982年に IMCHB を発表した（Cox 1982）。我が国では筆者（岡1997；2009）

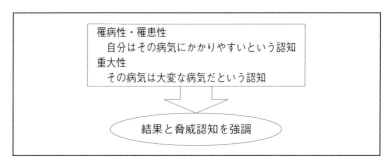

図1-5 ベッカーらの保健信念モデルの特徴

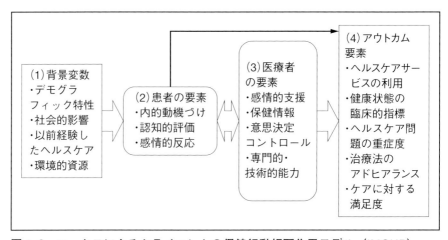

図1-6 コックスによるクライエントの保健行動相互作用モデル（IMCHB）
Cox, C. L.(1982) An interaction model of client health behavior : theoretical prescription for nursing. Advanced in Nursing Science, 5, 47 より一部改変

表1-7 IMCHBの（1）背景変数

背景変数	変数の例
デモグラフィック特性	年齢，性別など
社会的影響	職場環境などの患者の属する社会的集団の影響
以前経験したヘルスケア	過去に受けた指導内容，以前教育入院をしたときの経験の良否
環境的資源	利用できる医療施設や社会資源など

が紹介しているので，邦訳したそのモデルを**図1-6**に示す。

　このモデルの目的は，患者の特異性，患者と医療者の相互作用，そしてその後に続いて起こる患者のヘルスケア行動の関係を明らかにすることである。患者特異性とは，4つの「(1) 背景変数」（**表1-7**）と3つの「(2) 患者の要素」（内的動機づけ，認知的評価，感情的反応）（**表1-8**）を合わせたものを指す。患者と医療者の相互作用の中の「(3) 医療者の要素」（**表1-9**）は感情的支援，保健情報，

表1-8 IMCHBの（2）患者の要素

患者の要素	説明
内的動機づけ	他者からいわれてやる気になる外的動機づけではなく，自分から「やろう」と思う気持ちのこと．欲求や自己決定の行動における原因因子とされている．
認知的評価	現在の健康状態に関する患者の判断，自分の行動に対する患者自身の評価のことで，自己効力感もこれに属す．
感情的反応	健康問題に対する反応を指すが，感情は理性的な考えを混乱させたり妨げたりするために，行動に影響を及ぼすものとして位置づけられている．

表1-9 IMCHBの（3）医療者の要素

医療者の要素	説明
感情的支援	患者の喜びや悲しみなどへの医療者が行う感情的支援．
保健情報	医療者が提供する疾患や合併症などに関する情報．
意思決定コントロール	患者が意志決定をする際にどのような選択を行うべきか相談にのったり，方向性のアドバイスをすること．
専門的・技術的能力	医療者が行う技術の上手下手を指す．ここでは手技的な技術だけではなく，医療者が行う食事療法についての説明などの口頭で行う会話の技術も含めて考えるとわかりやすい．

表1-10 IMCHBの（4）アウトカム要素

アウトカム要素	説明
ヘルスケアサービスの利用	糖尿病教室への参加/非参加などの，医療サービスを活用するかどうかのこと．
健康状態の臨床的指標	血液検査データや画像診断などの結果に代表される検査結果の良否．
ヘルスケア問題の重症度	糖尿病の進行状況，合併症の有無など．
推薦された治療法のアドヒアランス	食事や運動療法の遵守など．
ケアに対する満足度	医療者のケアに対する満足や信頼など．

意思決定コントロール，専門的・技術的能力という医療者が行う支援の4つを指し，患者のヘルスケア行動とはモデルの右枠の5つの「（4）アウトカム要素（**表1-10**）」を指す．IMCHBは，多くの研究を通してその理論的妥当性が確認されている．

　このモデルは，「（1）背景変数」が基になり「（2）患者の要素」や「（3）医療者の要素」が影響し合い，患者のアドヒアランスなどの「（4）アウトカム要素」という結果をもたらす，ということを示している．このモデルは，アウトカム要素を高めるためには，どのような要素を高めればよいかという看護計画を立てる時

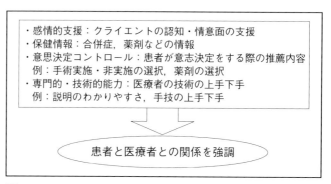

図1-7 コックスのクライエントの保健行動相互作用モデル（IMCHB）の特徴

や，アウトカム要素が低い患者の原因を考える時に役に立つモデルである。

　このモデルの大きな特徴は，保健信念モデルでは取り上げられていない，医療者の要素を取り上げていることである（図1-7）。患者の行動変容の影響要因として，感情的支援，保健情報，意思決定コントロール，専門的・技術的能力という，4つの「医療者の要素」を保健行動に対する主要な影響要因として扱っているが，この要素は，私たちのどのような支援が，患者のアウトカムに影響しているかを理解したり，振り返ったりするのに非常に役に立つ。このモデルを参考にすると，私たちがどのような看護支援を行えばよいのかの道筋を示してくれる点でも，IMCHBは看護実践に有用なモデルと言えよう。

　また，筆者が臨床において感じることは，「(3) 医療者の要素」の感情的支援の影響力の大きさである。行動変容においては，特にほんの小さな改善でもそれを見逃さず，やや大げさと言えるほど対象者と共に喜ぶようにする。すると，対象者も自分の変化に価値があることを認識することができる。対象者の変化が医療者の支援の善し悪しにより，その後の対象者のアウトカムが変わってくるという現実を，このモデルでは先んじて教えてくれている。

■ペンダーのヘルス・プロモーション・モデル（HPM）

　ペンダー（Pender 1987）は，ヘルス・プロモーション・モデル Pender's Health Promotion Model（以下，HPM）を開発している。このモデルでは，認知的知覚要因 cognitive factors と変換要因 modifying factors がヘルス・プロモーション行動への関与 participation in health-promotion behavior に影響するとしている。認知的知覚要因を構成する因子としては，健康の重要性，健康管理，自己効力感，健康の定義，健康状態，ヘルス・プロモーション行動の効果，ヘルス・プロモーション行動の障害の7つを挙げている。変換要因として，年齢・性別などの一般属性，生物学的特性，対人関係要因，状況的要因，行動要因の5つを挙げている。

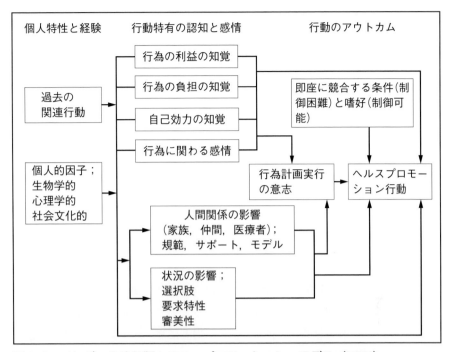

図 1-8　ペンダーの改訂版ヘルス・プロモーション・モデル（HPM）
Pender, N.J., Murdaugh, C.L., Parsons, M.A.（2011）：Health Promotion in Nursing Practice, 6th ed. p.45, Pearson.

　さらに，ペンダーは 1996 年，2011 年に HPM の改訂版を出している（図 1-8）。この改訂版は**個人特性と経験** individual characteristics and experiences，**行動特有の認知と感情** behavioral-specific cognitions and affect，**行動のアウトカム** behavioral outcome の 3 つの枠組みから構成されている。

　このモデルの特徴的なところは，「状況の影響」のところである。状況の影響とは，「選択肢」「要求特性」「審美性」を合わせた要素である。「選択肢」は，選択肢の多さを知覚することである。例えば，禁煙のためにはニコチンパッチやガムがあるなど，行動変容のためには「根性で頑張る！」だけでなく，図 1-9 に示すような，安心感や楽しさも強化するのである。笑いながら行うヨーガや運動が注目されているが，楽しく運動したり身体を動かしたりすることが好まれている所以であろう。楽しさや安心感を担保することにより，行動変容が促進されるということは，このペンダーのモデルでも明示されているのである。

■保健行動モデルの臨床での活用法

　本稿の冒頭でいくつか疑問を提示したが，IMCHB を使ってこれらの疑問を解決してみよう。

　患者教育の根拠や支援内容の組み合わせに迷ったとき，IMCHB は教育の指針

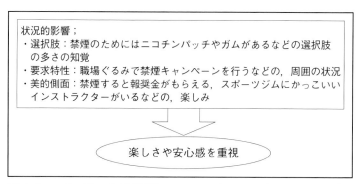

図1-9 ペンダーの改訂版ヘルス・プロモーション・モデル（HPM）の特徴

を示してくれる。例えば，患者の食事指導にパンフレットを使った説明（これは「保健情報」の提供になる）をしようと思ったときに，IMCHBを眺めてみると，一番左に「以前経験したヘルスケア」の要素があることに気づくだろう。つまり保健情報を提供する前に，過去にどのような説明を受けてきたか「以前経験したヘルスケア」を確認すると，より効果的な患者教育が行えるのである。

他の活用方法をみてみる。例えば，患者教育内容の優先順位を決めるときにも使える。毎日の臨床は忙しく，患者教育をしたくてもなかなか時間がとれないのが現状である。そのような時，IMCHBに挙がっている要素を優先して支援するとよいだろう。

次に，患者の行動について，どのような観点からアセスメントしていくかという疑問について解決してみよう。看護診断やいろいろな尺度など，患者のことをアセスメントする指標は多数ある。しかし，これらはあくまでも患者がどのような状態かをアセスメントするものである。医療者が行っている支援も，患者の行動に影響を与えているのではないだろうか。医療者の説明が不十分であれば，患者は理解できないし，行動も変わらない。このようなときに，IMCHBを使って「患者─医療者相互作用の要素」について振り返ってみよう。もしかしたら，患者が理解しやすいような説明を行っていないこと，つまり「専門的・技術的能力」が不十分だったのかもしれない。

IMCHBを使うと，いままで行動変容ができない原因を患者のせいにしていたのを，考え直すよい機会になる。ただ，IMCHBは要素が多く，用語も理解しにくいところがあるので，実際にみなさんの施設でIMCHBを使うときは，各施設にあった要素に改変しながら使っていってもよいだろう。

3. まとめ

- セルフマネジメント行動を支援するためのアセスメントや方法について、根拠の指標を検討する際に便利なものが、保健行動モデルである。
- 保健信念モデルは病気に対する罹患性や重大性を強調することで、疾病予防への保健行動をとる動機づけ要因になるとされているのが特徴であり、予防的な保健行動支援について検討するときに有用である。
- コックスのクライアントの保健行動相互作用モデル（IMCHB）は、患者の保健行動の成因に、医療者との相互作用を強調しているため、看護者自身の支援を直接振り返るときに有用である。
- ペンダーの改訂版ヘルス・プロモーション・モデルは、楽しさや安心感を重視しながら行動変容の支援をしようとしているところが特徴的である。

VI セルフマネジメント行動を支援する自己効力感の概念

セルフマネジメント行動を支援する概念は多くあるが，本稿ではその代表的なものである自己効力感について紹介する。

1. 自己効力感（セルフエフィカシー）とは

自己効力感の概念は，バンデューラによって体系化された社会的学習理論のなかで初めて登場した（Bandura 1977）。社会的学習理論によれば，人間の行動を決定する要因には，先行要因，結果要因，認知要因の3つがあり，これらの要因が絡み合って，人と行動，環境という三者間の相互作用が形成されていると考える。つまり，人は単に先行する刺激に反応しているのではなく，個人が刺激を認知し，その認知の仕方によって後の行動が影響を受け，さらに行動によって環境が変化し，その変化は再び個人に認知されることになる。バンデューラは，認知的な出来事が人間の行動にどのように影響を及ぼしているかという認知的機能主義に立ち，行動と認知と環境の機能的関連性を明らかにしようと試みた。

バンデューラは認知要因のなかでもとりわけ**予期機能**を重要視し，それが行動変容にどのような機能を果たしているかを明らかにしようとした。予期機能は2つのタイプに分けられる（**図1-10**）。第1のタイプは，ある行動がどのような結

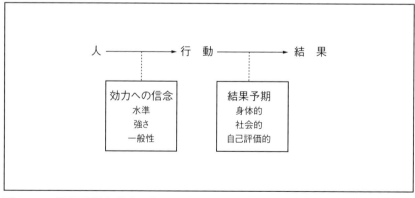

図1-10 結果予期と効力予期の関係
Bandura, A.（1997）Self-efficacy：The exercise of control. p.22, W. H. Freeman & Company より筆者訳

果を生み出すかという予期であり，これを**結果予期**と呼ぶ。第2は，ある結果を生み出すために必要な行動を，どの程度うまく行うことができるかという予期，すなわち**効力予期**（効力への信念）である。そして，自分がどの程度の効力予期をもっているかを認知したときに，その個人には**自己効力感** self-efficacy があるという。言い換えるならば，ある行動を起こす前にその個人が感じる**遂行可能感**，自分自身がやりたいと思っていることの実現可能性に関する知識，あるいは，自分にはこのようなことがここまでできるという考えが自己効力感であると言える。

こうした2つの予期は，人がそれらをどのように身につけているかによって，一般的に，**図1-11**に示されたようにわれわれの行動や気分，情緒的な状態に影響を及ぼすといわれており，それには4つのパターンがある。

①結果予期と効力予期の両者が高い

「行動をすれば望ましい結果が得られるし，そのために必要な行動を自分は成し遂げることができる」と判断し，人は積極的で自信に満ちた適切な行動をとる。

②効力予期が高く，結果予期が低い

「自分は行動を成し遂げることができるが，行動しても望ましい結果は得られない」と判断し，その個人は行動をやめないものの，周りに対して抗議や挑戦をすることによって，自己に不利な状況を変えようとするか，もしくは，そのような不利な状況を捨て，自分の努力に応じてくれるような状況を選択する。

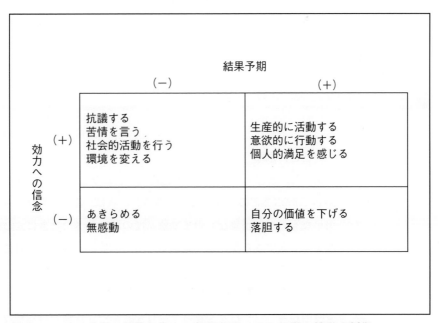

図1-11　効力予期と結果予期との相互作用による行動や情動の制御
Bandura, A.（1997）Self-efficacy：The exercise of control. p.20, W. H. Freeman & Company より筆者訳

③**結果予期と効力予期の両者が低い**

「自分は行動を成し遂げることができないし，行動しても望ましい結果は得られない」と判断し，人は無気力，無感動，無関心となる。

④**結果予期が高く，効力予期が低い**

「行動をすれば望ましい結果が得られるが，そのために必要な行動を自分は成し遂げることができない」と判断し，自分自身が無能な人間であると思い込んだり，劣等感を抱いたり，失望したり，落胆するようになり，抑うつ状態に陥ってしまう。

このように，個人の自己効力に関する判断（効力予期）と，その個人の行動の成果を他者（社会的環境）がどのように受けとめ，認めてくれるかに関するその個人の予期的な判断（結果予期）は，それぞれ異なった心理的効果をもたらしている。図 1-11 に示された 4 つのパターンからわかるように，結果予期が十分に高められたとしても，それは必ずしも行動に結びつくとはかぎらない。ある行動をすれば自分にとって望ましい結果がもたらされることは十分にわかったとしても，当該の行動を行う「自信がない」と感じたり，「そのような行動は自分にはできない」と思いこめば，その行動は選択されない。したがって，人が効果的に行動を起こすことができるようになるためには，十分に高められた結果予期に加え，当該の行動を自分はどの程度遂行することができるかという効力予期を高く認知させること，すなわち自己効力感を高くもたせることが重要である（Bandura 1977；東條・坂野 1987）。

2. 自己効力感の 3 つの次元

自己効力感は，次のような 3 つの次元から理解することができる。

①**大きさ，水準**

第 1 に，自己効力感には，**大きさ（マグニチュード）**magnitude，あるいは**水準** level と呼ぶことのできる次元がある。これは，必要とされるさまざまな行動を，簡単なものから困難なものまで難易度の順に並べたときに，どのくらい難しい行動までならできるかという見通し，あるいは個人の感じる対処や解決可能性のレベルである。例えば，表 1-11 に示された例では，項目番号が大きくなるに従って，その遂行の難易度が大きくなるように配列されている。「インスリンを注射する時間になったら自分で処置室に行く」という行動の自己効力感はマグニチュードの低いものであり，遂行することがやさしい項目である。一方，「看護師の立ち会いなしで，自分でインスリンを注射する」という行動の自己効力感はマグニ

表1-11 インスリンの自己注射の指導における自己効力感測定項目の例

マグニチュード	項　目
1	インスリンを注射する時間になったら自分で処置室に行く
2	看護師が注射器を準備するところを観察し，準備の仕方を覚える
3	注射器に針を付けたり，インスリンの単位を合わせるなどの準備は自分で行い，注射は看護師にしてもらう
4	看護師がインスリンを打つところを観察し，注射の仕方を覚える
5	看護師の立ち会いのもとで，自分でインスリンを注射する
6	看護師の立ち会いなしで，自分でインスリンを注射する

チュードの高いものであり，最も困難に感じられている項目である。

②強さ

　第2に，**強さ** strength の次元がある。それぞれの大きさをもった行動，あるいは各水準にある行動に対して，それがどのくらい確実に遂行できるかという確信の強さ（主観的確率）である。たとえば，表1-11の例では，ある個人が「インスリンを注射する時間になったら自分で処置室に行く」という目標であれば100％に近い確率でできると予期し，「注射器に針を付けたり，インスリンの単位を合わせるなどの準備は自分で行い，注射は看護師にしてもらう」という目標であれば50％くらいの確率でしか遂行できないと判断したとする。このときの100％，および50％という評価が，異なったマグニチュードをもつ行動に対して評価された自己効力感の強度となる。こうした強度の評価の多くは，通常，100件法や10件法で評価される。

③一般性

　自己効力感の第3の次元は，**一般性** generality と呼ばれるものである。これは，ある状況における特定の行動に対して形成された自己効力感が，場面や状況，行動を超えてどの程度まで般化するかという次元である。般化とは，特定の場面において形成された反応が，類似した場面でも生じることである。また自己効力感の一般性は，個人に一貫してみられる自己効力感の傾向につながるものである。

3. 自己効力感を高める4つの源

　さて，こうした自己効力感は，自然発生的に生じてくるのではなく，
①自分で実際に行い，成功体験をもつこと（遂行行動の達成），
②うまくやっている他人の行動を観察すること（代理的経験），
③自己強化や他者からの説得的な暗示を受けること（言語的説得），
④生理的な反応の変化や情動の変化を体験してみること（情動的喚起），

表 1-12 自己効力感修正の情報源と主要な誘導方法

情報源	誘導方法
遂行行動の達成	参加モデリング 現実的脱感作 エクスポージャー 自己教示による遂行
代理的経験	ライブモデリング 象徴的モデリング
言語的説得	示唆 勧告 自己教示による遂行 説明的な介入
情動的喚起	帰属の修正 リラクセーション バイオフィードバック 象徴的脱感作 イメージエクスポージャー

Bandura, A. (1977) Self-efficacy : Toward a unifying theory of behavioral change. Psychological Review, 84 (2) : 191-215 より筆者訳

といった情報源（表 1-12）を通じて，個人が自らつくりだしていくものであると考えられている（Bandura 1977）。

①遂行行動の達成

　われわれは一般に，ある行動をうまく行って成功感を感じたあとでは，同じ行動に対する遂行可能感は上昇し，「またできるだろう」という見通しが上昇する。逆に，失敗感を感じた行動に対しては，後の遂行可能感は下降する。**遂行行動の達成**とは成功経験を体験することであり，達成感をもつことである。このように，自分で実際に行動を行い，成功体験をもつことに基づいて獲得された自己効力感が最も強く，かつ安定していることが今までの研究によって報告されている（Bandura 1977）。特に臨床場面では，治療を通して導かれる達成感は，当該の行動の遂行に対する自己効力感を上昇させる機能をもっている。

　達成感を獲得するためには，目標や計画，遂行する課題をどのようなものにするかがきわめて重要になる（岡 2002）。たとえば，ふだんほとんど運動をしていない人が毎日スポーツクラブに通ったりジョギングを何時間も行うという目標を立てても，そのような活動が長期にわたって継続されることはまれである。筋肉痛やけがの原因となり，目標が達成されず，「やっぱり自分にはできない」という

無力感を感じてしまう。したがって指導者は，現実的でない計画や目標，適切でない強度や頻度の課題を患者が選択した場合には，成功体験が得られるような達成可能な内容に変更するよう助言することが重要である（岡 2002）。すなわち，患者が「これならできる」というような目標設定の方法を教える。また，特に注意する点として，一度に高い目標を設定するのではなく，段階を踏んで達成することができる無理のない目標を患者自身が設定できるように援助することが大切である。

②代理的経験

他人の行っている様子を観察することによって，「これなら自分にもできそうだ」と感じたり，逆に，人が失敗している場面を見ることによって，急激に自信が弱まっていくという経験をする人は少なくない。自分に似た他人（モデル）が持続的な努力で成功するのを見れば，自分自身の可能性について確信を強めることになる。**代理的経験**は，直接経験である遂行行動の達成と比較して自己効力感の情報源としてはいくらか弱いと考えられるが，人間の経験の多くが代理的経験を通して得られるものであることを考えると，この情報源の影響はきわめて重要である。

坂野（1987）は，高度飛行経験のないハングライダーの初心者を対象として，ハングライダーの練習のなかでも危険性が高く心的緊張の程度が高いとされている着陸場面に含まれている技術の遂行を課題として，着陸場面でグライダーの正しい操作を行い安全に着地するという成功経験をしているモデルをイメージのなかで観察する（内潜モデリング），というトレーニングセッションを，延べ3時間にわたって行った。その結果，イメージのなかでモデルを観察することによって，不安を感じることなくできるであろうという自己効力感が上昇し，それに伴って実際の不安のコントロールと遂行行動（飛行技術）の改善が可能であることを確かめている。

岡（2002）は，代理的経験によって自己効力感を獲得するためには，特に，モデルが自分と似た状況にいる場合や同じような目標をもっている場合に，その効果が顕著にみられることを指摘している。すなわち，「あの人にできるなら私にだってできるだろう」と患者が思えるような適切なモデルを選択することが重要である。リハビリテーションにおける運動療法でも，あまりにも自分とかけはなれている他者(たとえば，オリンピック選手)がうまくやっている場面を見ても，あの人はもともと自分とは違うからという解釈に終わってしまい，患者の自己効力感の向上にはつながらない。同じような疾患を患った人が，一所懸命リハビリテーションに取り組んでいる姿を見たり，その人から話を聞いたりすることによって，患者が「このやり方ならわたしにもできるかもしれない」と感じ，自己

効力感が高まることは多い。したがって指導者はセルフマネジメント行動を適切に行うことができている人を身の回りで探し，意識的にその人の行動に注意を払うように促すことが重要である。

③言語的説得

自己効力感が変動する第3の情報源は，**言語的説得**である。言語的説得は最も用いられやすい手段であるが，この情報源のみに基づいて築かれた自己効力感は現実の困難に直面すると消失しやすい特徴があるため，個人の現状に基づいた説得が必要であるといわれている（Bandura 1997；Gonzalez et al. 1990）。例えば，遂行行動の達成や代理的経験に加えて，暗示や自己教示を補助的に行うことによって，自己効力感を高めることができる。

④情動的喚起

自己効力感変動の第4の情報源が，**情動的喚起**と呼ばれるものである。自分ではうまくできるだろうと思っていたことがらが，それを行う直前になって胸がどきどきするのを感じることで，急に「できないのではないか」といった考えが頭のなかに浮かぶことも，日常生活ではめずらしいことではない。逆に，自分の情動状態が落ち着いていることを知覚することによって，「これならばできる」という気持ちが高まってくることも経験できる。このように，自己の生理状態を知覚し，情動的な喚起状態を知覚することが，自己効力感の変動の源となっている。

4. 自己効力感が行動に及ぼす影響

上に述べたような情報源を通して獲得された自己効力感を個人がどの程度身につけているか，とりわけ，どのようなマグニチュードの行動に対してどの程度の強度の自己効力感を身につけているかを認知することが，その個人の行動の変容を予測する，ということが今までに数多くの研究において示されている。

バンデューラ（Bandura 1977）によれば，自己効力感は2つのレベルで人間の行動に影響を及ぼす。

自己効力感が行動遂行に影響を及ぼす第1のレベルは，ある特定の場面で遂行される特定の行動に対するもので，**場面特異的自己効力感**と呼ばれている。場面特異的自己効力感は，当面の行動選択に直接的にかかわってくるため，具体的な個々の課題や状況における行動に影響を与える重要な要因であることがこれまでの研究によって明らかにされている。表1-11（37ページ）で示した例では，「看護師の立ち会いなしで，自分でインスリンを注射する」という行動を不安を感じることなく遂行できるかどうかという自己効力感は，「インスリンを自分で注射する」という行動ができるかどうかに直接的な影響を及ぼしている。

一方，第2のレベルでは，自己効力感は具体的な個々の課題や状況に依存せずに，より長期的に，より一般化した日常場面における行動に影響を及ぼす。このような自己効力感は場面特異的自己効力感の般化した結果であるといわれ（Bandura 1977），**一般性自己効力感**と呼ばれる。また，特性的に自己効力感を高く，あるいは低く認知するといった個人の傾向は，その個人の行動を一般的に規定する要因となっていることも指摘されている（坂野・東條 1986）。シェア（Shere et al. 1982）によれば，一般性自己効力感は過去の成功や失敗体験によって形成されたものであり，そこには個人差が存在しているという。同時に，一般性自己効力感は特定の状況だけでなく，経験されていない新たな状況においても対処できるという期待に影響を与えることが示唆されている。このように，一般性自己効力感が高く認知されたり低く認知されたりする傾向は個人によって異なり，この違いは個人の行動全般にわたって影響する可能性があり，一般性自己効力感の個人差は個人の行動を予測し制御するうえで非常に重要な変数であると考えられる。

5. 自己効力感の変動と行動変容

　自己効力感の変動が行動の変容に影響を及ぼすことが，これまで多くの研究によって示されている。例えば，前田ら（1987）は，強い視線恐怖反応を示す14歳男子中学生の症状改善と，恐怖を感じることなく適応行動がとれるかどうかという自己効力感の間には密接な関係があることを見出している。**図1-12**は，系統的脱感作を適用した治療過程における自己効力感，行動遂行，SUD（subjective units of disturbance：主観的な不安の強さ）の変動を示したものである。

　各治療セッションの後，次のセッションまでの1週間を見通して，不安を感じることなく当該の行動をどのくらい確実に行うことができるかという自己効力感の強さの評定が行われ（**図1-12**中の●---●），その1週間後には，その行動を実際に行うことができたかの評定（**図1-12**中の○---○）が行われた。たとえば第19セッションでは，自己効力感と行動遂行のいずれもが20という評定値になっているが，これは，第18セッション終了時に第19セッションまでの1週間を予測しての自己効力感が20であり，1週間後の第19セッションにおける行動遂行の評定値が20であったことを意味している。**図1-12**をみると，自己効力感が増大すれば実際の行動遂行が可能である（その逆も認められる）というように，自己効力感と適応行動の遂行の間には密接な関連性が認められることがわかる。また，治療のターゲットとなった行動すべてに関して，自己効力感と行動遂行の間には，$r=0.90$程度の非常に高い相関がみられていることも明らかにされている。これらの結果から，患者が不安を感じないで適応行動を行うことができるという

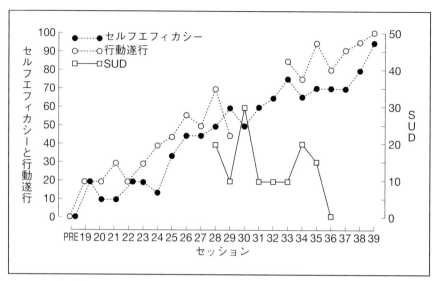

図1-12 視線恐怖患者における自己効力感(セルフエフィカシー),行動遂行およびSUDの推移

前田基成・坂野雄二・東條光彦(1987)系統的脱感作法による視線恐怖反応の消去に及ぼすSELF-EFFICACYの役割.行動療法研究(日本行動療法学会誌),12(2):165より引用

　自己効力感が強くなればなるほど,視線恐怖の不安反応は弱くなり,知覚された自己効力感が行動変容の先行要因として機能していると指摘している(前田・坂野1987)。

　また,教育場面では,学業行動(Schunk 1991)や対人不安傾向(松尾・新井1998),チック反応の制御(東條・前田1988)あるいは不登校(前田・坂野1987),対人行動(Chaplain 2000),さらには学校生活全般にわたる適応水準との関連(Heyne et al. 1998)などの研究から,表出される行動と自己効力感の強い対応関係が指摘されている。例えば,教育的課題の遂行が困難であったとき,高い自己効力感をもつ生徒はそうでない生徒に比べ,より多く努力し,より持続的に課題に取り組むことを指摘している。シャンク(Schunk 1983)は算数が苦手な児童を対象に,児童の努力を評価するようなフィードバックによって,児童の学業課題への興味が育てられると同時に,算数のスキルが改善され,課題解決の正答率,すなわち課題の達成水準が向上することを見出している。そのほか,大学生において必修科目の履修に関する自己効力感と1年後の単位取得数の間には強い相関関係がみられ,授業を最後まで受講するという持続性にも関連があることが報告されている(Lent et al 1984)。さらに,嶋田(1998)は,自己効力感を高くもっている生徒はストレス事態におかれてもあきらめない傾向にあり,積極的対処を多く行っていることを明らかにしている。

職場における自己効力感の役割に関する研究をみると、たとえばテイラーら（Taylor & Betz 1983）は、意思決定に関する自己効力感が低い場合、職業探査の行動と決定能力の発達が阻害され、このために職業決定の際、不決断やその他の問題をもたらす可能性があることを指摘している。また、マクドナルドら（McDonald & Siegall 1992）によれば、自己効力感は仕事の満足度、仕事の質・量に正の相関、欠勤や遅刻といった行動と負の相関があることが示され、高い自己効力感をもつ個人は仕事の遂行もうまくでき、回避行動やひっこみ思案などの消極的な行動を行わないことが示されている。さらに、自己効力感を高くもつことは問題解決的な対処を行うことと関連しており、その結果、職場におけるストレス反応が低減されることが示されている（陳・他 1999）。

同様に、これまでの研究で、自己効力感が変化すると、それに伴ってさまざまな行動の変容が生じることが示唆されている。恐怖反応の消去（e.g., Bandura et al. 1982）や不安反応の制御（e.g., Craske & Craig 1984）、主張反応や社会的スキルの獲得（e.g., Gresham 1984）、喫煙行動のコントロール（e.g., Nicki et al. 1984）、体重コントロール（e.g., Chambiss & Murray 1979）、職業カウンセリング（e.g., Bestz & Hackett 1981）、児童生徒の学業達成に及ぼす効果（e.g., Schunk 1983）、運動スキルの習得に及ぼす効果（Weinberg et al. 1980）など、検討された行動の領域は実に多岐にわたっている（Bandura 1995）。

このように、自己効力感によって行動の変容が生じることがわかるが、その仕組みについては、バンデューラによって以下の4点に整理されている。

①認知的側面：自分の能力がどれだけあるかを評価することによって、自分の目標設定が決定される。

②動機づけ的側面：行動の結果を予測することによって、目標設定および動機づけが決定される。

③情動的側面：自己効力感によって、個人的な情動経験の性質や強度、自己統制のあり方が決定される。

④選択的側面：自己効力感のもてる手法や領域が選択される。

また、自己効力感が変化することによって、実際に行動変容が可能であるということは、自己効力感の操作がさまざまな問題改善に向けた臨床的技法として有効であることを示すものである。したがって、自己効力感の概念は、次のような臨床的意義をもっていると言えるだろう。

（1）たんなる構成概念としてではなく、刺激と反応の間にある個人の認知的変数として導入することによって、多様な行動変容のプロセスを合理的に説明することができる。

（2）また、精神分析にみられるような構成概念とは異なり、言語報告その他を

通して，目に見える反応として理解可能である。
(3) 大きさ（マグニチュード），強さ，一般性といった次元から測定可能である。
(4) 個人の自己効力感をみることによって，その人の抑うつ感情の強さや不安の強さを予測することができる。
(5) 操作可能，すなわち，変化させることが可能であり，それによって行動変容を促進することができる。
(6) 自己効力感を向上させることによって，人を望ましい行動変容へと導くことができる。

6. 自己効力感が高いとなぜセルフマネジメント行動が向上するのか

　ところで，自己効力感はさまざまな方法で保健行動にも影響を及ぼしていることが報告されている。例えば，自己効力感が高い患者が，自己効力感が低い患者よりも薬物療法や化学療法を受けるときに，より落ち着いており，治療を継続して受けることができているということが示されている（O'Leary 1985）。また，自己効力感を高くもつことは，ウエイトコントロールや痛みのコントロール，そして喫煙行動の修正や再発の予防などに大きく関連していることが報告されている（Mitchell et al. 1984；Altmaier et al. 1993；Cinciripini et al. 1995）。また，自己効力感を高くもつことが，健康のために自分のライフスタイルを改善する動機づけを高め，そして健康増進行動へ費やす努力を増進させるということも指摘されている（Kelly et al. 1991）。これらの研究から，自己効力感は臨床場面においても，患者の態度の理解や症状の改善にあたって大きな役割を果たしていることがわかる。そこで，自己効力感が高いとなぜセルフマネジメント行動が向上するかについて考えてみよう。

①自己効力感とストレス管理

　同じような出来事を経験した場合でも，そのときに生じる心理的・生理的な変化には個人差がある。ストレスフルな出来事に遭遇したときに，個人がその出来事をどのようにとらえ（認知的評価），どのように対処し（対処行動），そしてどのような心身の変化（ストレス反応）が生じるかというストレス対処過程の個人差には，予期や判断，価値観や信念といったその人のさまざまな認知的特徴が影響を及ぼしている（坂野 1995）。嶋田（1998）は，そのなかでも特に，自己効力感がストレスと密接に関連しているとして，自己効力感がストレス対処過程に及ぼす影響について報告している。図1-13をみると，自己効力感が増大した人は，ストレスに対するコントロール感が増大し，あきらめる行動が減少し，抑うつ感

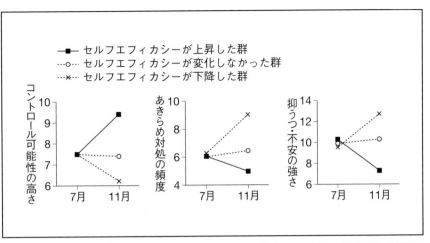

図1-13 自己効力感（セルフエフィカシー）の変化による認知的評価，対処行動，心理的ストレス反応の変化

嶋田洋徳（1998）小中学生の心理的ストレスと学校不適応に関する研究. pp.276-277 風間書房に基づき筆者作成

や不安感が減少している。このことから，自己効力感を高めることは，ストレスへの統制感を高め，不適切な振る舞いを抑制し，心理的なストレスを改善するのに有効であるということができる。バンデューラ（Bandura 1977）によれば，自己効力感が高いときには，積極的で効果的な行動が実行され，情緒的に安定した状態を保つことができると言われている。

　鈴木（2002）によれば，生活習慣病や重度の心疾患，あるいは悪性腫瘍などの慢性疾患は，身体的苦痛や症状悪化への不安，あるいは生活技能の低下といったさまざまな心理社会的な問題を引き起こす。また，これらの身体症状や心理社会的問題は，患者の日常生活を大きく制限し，クオリティ・オブ・ライフ quality of life（QOL）の低下をもたらす（笠貫1997）。たとえば，鈴木ら（1997）によれば，予期せぬ発作にたびたび襲われるような不整脈を有する患者は，発作への不安などのストレスが心臓活動を不安定にし，さらに発作が生じやすい状態になるという悪循環を形成しているのだという。したがって，慢性疾患患者の予後改善や日常生活への適応を考える際には，日常生活に対する自信を高め，ストレスを軽減していく必要があると言える。

　それでは，自己効力感は，慢性疾患患者のストレスにどのような影響を及ぼしているのだろうか。鈴木ら（1999）によれば，心不全患者のストレス状態と自己効力感の関連を検討すると，心不全の病態（重度/軽度）の違いから比較した場合には，両者に大きな違いは認められないが，心理的ストレス状態を患者の自己効力感の違い（高群/低群）から比較すると，両者に差異が認められ，自己効力感が

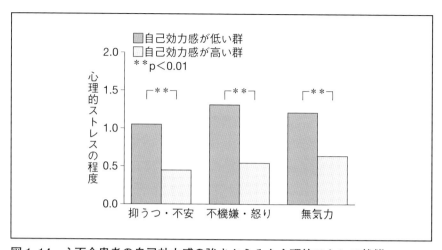

図 1-14　心不全患者の自己効力感の強さからみた心理的ストレス状態
鈴木伸一・笠貫宏・坂野雄二（1999）心不全患者の QOL および心理的ストレスに及ぼすセルフエフィカシーの効果．心身医学，39：264 より一部改変

高い患者のストレス状態は，低い患者に比べて，顕著に低いことが報告されている（図1-14）。また，平井ら（2001）によれば，悪性腫瘍患者において，病気の進行に伴う心理的変化（不安や絶望感，怒りや悲しみなど）と自己効力感の関連を検討すると，気分調整への自己効力感が高い人は，そうでない人に比べて，実際のうつ状態や不安症状が低いことが報告されている。これらの結果は，慢性疾患患者の心理的ストレス状態は，生活行動への統制感や気持ちのコントロールへの自信の強さ，あるいは，前向きに取り組もうとする姿勢などといった自己効力感の程度によって大きく緩和されることを示している。

②自己効力感とセルフマネジメント

保健行動やセルフマネジメントを続けることが困難なときには，それを続けることに対してよい見通しをもつことができず，自信がなくなり，無力感をもち，自己効力感が低下していることが多い（宗像1996）。人は，避けることのできない不快な体験や解決不可能な事態を経験すると，後に解決可能な場面に出くわしても積極的な活動がみられず，自らが無力であり，環境をコントロールできないということを学習する。このような状態を学習性無力感状態という（Seligman 1975）。学習性無力感の状態では，無気力・抑うつ傾向になりやすく，解決可能な場面においても，積極的・効果的な対処行動をとらずに逃避的になるために，ますます「自分ではどうすることもできない」という気持ちを強めていくので，慢性的にストレスを感じやすい。そうした自己効力感の低下は，保健行動への意欲を失い，拒否的になってしまう傾向さえもたらす（宗像，1996）。慢性疾患患者の場合，それまで適切なセルフマネジメントを行うことができなかった人や，病気

の再発・再燃が繰り返し生じていた人は，学習性無力感状態に陥り，自己効力感が低下しやすい。

　セルマネジメント行動が適切に行われるためには，自分で自分をコントロールできなくてはならない。そのためには，自分が保健行動の主体であると認識していること，自分の保健行動を自分できちんとコントロールするという信念，自分が外部からの要請にきちんと対応しているという確信をもつことが重要であり，これらは自己効力感があるということと同義である。したがって，自己効力感はセルフマネジメントを行う際の重要な前提のひとつである。

　ところで，自己効力感が変化する4つの情報源は，セルフマネジメント行動の向上に応用するとさまざまな指導法を見つけ出すことができる。

　金（2002）によれば，たとえば，「自分にはできそうもない」と思われることを，他の患者が実践するところを見るという代理的経験をモデリングすることによって，「自分にもできそうだ」という見通しが立ち，自己効力感の向上につながる。また，患者自身がセルフマネジメントに必要な行動が達成できたという成功体験や遂行行動の達成によって，「やればできる」という自己効力感が強くはたらくきっかけとなる。さらに，患者の遂行行動の達成や代理的経験に対して，計画的な指導とフィードバックを繰り返すことによって治療に対する動機づけをさらに高めることができる。

　つまり，患者自身がいかに多くの努力をセルフマネジメントに払おうとするか，あるいはセルフマネジメントが困難な場面にいかに長く耐えることができるかということに直接影響を及ぼすのが自己効力感，すなわちその人の認知のはたらきである。慢性疾患患者におけるセルフマネジメントと自己効力感に関連があることが多くの先行研究によって示されている。たとえば，グロスマンら（Grossman et al. 1987）や金ら（1996）は，自己効力感を高くもっている患者が，治療に対するセルフケアをより効果的に行い，糖尿病コントロール（HbA1c，血糖値など）も良好であることを報告している。同じような結果を示す報告は透析患者についてもみられている。前田ら（前田 1997；前田・原 1997）は，節水行動に対する自己効力感が高い患者ほど，飲水量をコントロールし，次の透析日までの水分による体重増加を抑えることができていることを示している。さらに，レブとオーウェン（Lev & Owen 1998）は，セルフケアに対する自己効力感が高いほど，健康状態，気分，身体症状などが良好で透析生活全般に適応していることを報告している。さらに抑うつなどの精神症状についても，シュナイダーら（Schneider et al. 1991）は自己効力感が高い患者ほど抑うつ，怒り，不安といった透析患者特有の精神症状がみられないことを見出している。

　これらの研究から，慢性疾患の治療に必要なセルフマネジメントに対する個人

の自己効力感を高めることは，医学的治療に対するコンプライアンスを良好なものにするうえで，重要な意義があると言える．前田（2002）は，患者が自己コントロールに対して自己効力感を高く認知することは，自ら不快な合併症を最小限に抑え，ストレスの多い透析生活に適応することになると指摘し，自己コントロールに対する課題特異的な自己効力感を高く認知させることが治療上有効であると述べている．また，金ら（1996）によれば，健康を維持・増進するための自己効力感は，第1に自分が疾患に対してどの程度対処できるかという見通しと，第2に自分の病気についてくよくよせずに感情をコントロールできるかなどの見通しという，2つの側面から成り立っている．そして，健康を維持・増進することの自己効力感が高い人ほど，この2つの見通しを強くもっているという結果が得られている．

　以上のことから，自己効力感を高めるために，自己効力感の情報源に影響する要因をどのように慢性疾患患者から引き出し，自分の努力でコントロールできるように援助するかが重要な課題となる．

　金（2002）によれば，慢性疾患患者の多くに以下のようなタイプがみられる．まず，治療しようとする意欲は高いがセルフマネジメントがうまくできない患者である．次は，疾患に対する知識は十分にあると考えられるが，実際のセルフマネジメントの実践場面に直面した際，「自分にはうまくできそうもない」と考えてしまい，初期の段階からやる気をなくしてしまうタイプである．また，治療に対する動機づけが高まっても，期待するような結果が得られなかった場合，治療に対する動機づけが下がり，やる気をなくしてすぐに元にもどってしまうタイプの患者もいる．一般的にこれらの患者は，ある一定の状況を克服しようとするより，「やってもできない」「自分には能力がない」と決めつけてしまう傾向がみられる．これらは，いずれも自己効力感が低い状態である．また，自分なりに努力しても期待するような結果が得られずに治療に対する意欲を失ってしまう患者も多くみられ，これらの患者の共通点は，「あきらめが早い」ということである．これらの行動は問題に対する認知のゆがみが障害にあり，正確に状況を把握することが困難であることから生じると考えられる．このように，治療に対する意欲を失ってしまう理由は患者によってさまざまであるが，いずれのタイプもやる気をなくしてセルフマネジメントに失敗する傾向が強いことがあげられる．

　ホフステッターら（Hofstetter et al. 1990）は，治療過程で認知の問題を積極的に取り入れ，患者がもっている考え方に注目することが，結果的には治療効果を高めることにつながると報告している．また，個人の自己効力感の強さをみきわめることによって，その人の感情の強さや不安の強さ，行動の活発さなどを予測することができると言われている（坂野 1995）．

このように，ある場面で患者自身の努力によって，行動目標の達成による成功体験が得られた場合には，動機づけはさらに向上する。また，同じ疾患をもっていても，個人の考え方によっては，その病型や現れる症状とその治療効果は異なるため，患者がもっている能力を引き出し，患者の考え方や信念という認知的な側面へのはたらきかけを通じて，治療への動機づけを高めることができる。

③自己効力感を高める方法

自己効力感は，患者個人に与えられた課題の選択に大きく影響される（金 2002）。特に，得られた達成感が自分の努力によるものであると評価されたとき自己効力感はいっそう高くなる（金・他 1996）。また，一定期間中，繰り返しフィードバックされる場合には，与えられた課題を達成するための意欲がさらに増進する。つまり，患者の問題解決能力を引き出し，それに合わせて指導することによって，持続的に自己効力感を向上させることができる。

また，疾患の治療過程において，自己効力感を高めることによって，不適切な行動の変容を促進し，それに対処する能力を向上させることが可能である（Kok et al. 1991；Altmaier et al. 1993）。しかし，提供する援助のしかたや治療法がうまくいかなかったりすると，必ずしも期待するような結果は得られない。臨床場面でこれらを実践するためには，治療者と患者がお互いに自己効力感を高める意義やその方法を理解し，バランスよく実践することが必要である。正しい医学的治療法の選択と共に，不適切な行動の変容を行うことにより，症状の改善がより促進されると考えられる。

さて，自己効力感を向上させるためには，患者の行動や考え方がどの段階にあるのか，その変化を知る必要がある。それぞれの段階によって，患者が必要としている援助が異なるからである。たとえば，**表 1-13** で示したように，石井（1995）は，行動変化の開始から獲得までを 5 段階に分類し，準備期までは認知的手段にはたらきかけることが有効であると報告している。つまり，それぞれの段階による行動変化の特徴を把握することによって，どのように指導すればよいかがわか

表 1-13 行動変化への準備段階

段階	定義
1) precontemplation（前熟考期）	病識がない　問題を否認している
2) contemplation（熟考期）	変化の必要性を考え出している
3) preparation（準備期）	患者なりに行動変化を起こしている
4) action（行動期）	適切な行動を始めているが 6 か月以内
5) maintenance（維持期）	6 か月以上適切な行動を続けている

石井均（1995）糖尿病患者の行動アセスメント：ノンアドヒアランスの評価. Diabates Frontier, 6（1）：42 より引用

ると同時に，その時々に患者にとって必要で適切な援助ができると考えられる。また，治療に対する動機づけを高めるタイミングをみきわめ，学習指導を行うことが，その後の健康行動の持続に大きく影響を及ぼすと考えられる。

　ハウスら（House et al. 1986）は，食事療法がうまくコントロールできない要因のひとつとして，治療者と患者の間に考え方のずれがあることを指摘している。例えば，患者は失敗した原因が家族や仕事などの生活環境からくると考える一方，治療者は治療に対する意欲が乏しい患者自身が原因であると考える。治療者と患者の間の考え方のずれによって，治療に混乱が生じ，セルフマネジメントがうまくできなくなる可能性が高い。

　また，鈴木（2002）は慢性疾患患者の身体的苦痛や症状悪化への不安を緩和していくには，ポイントを以下のように示している。

①生活のなかで実行可能な行動を整理し，できることから実行していくこと。
②患者同士のネットワークなどによる情報交換などを行いながら，生活のなかでの工夫点を話し合い，励まし合うこと。
③医師や看護師が，患者の病態の許す範囲内で積極的な行動を推奨し，心身の活性化を促すようなかかわり方をすること。
④患者自身がその日の体調や気分と活動状態を記録しながら，自分の体調や気分に合わせた活動スケジュールを立てていくこと。

　このように，生活を過剰に制限するのではなく，実行可能な行動を自分の心身の状態をうまく調整しながら行っていくことを通して，その行動に対する自己効力感を高めることが，慢性疾患患者への介入において大切である。

7. まとめ

- 自己効力感を高めることは，ストレスコントロールがしやすくなり，不適切な振る舞いを制御し，心理的なストレスを改善するのに有効である。
- 自己効力感を高める主な源は，遂行行動の達成，代理体験，言語的説得，情動的喚起の4つである。
- 生活を過剰に制限するのではなく実行可能な行動に対する自己効力感を高めるようにする。

第 1 部 引用・参考文献

- Altmaier, E. M., Russell, D. W., Kao, C. F., Lehman, T. R. & Weinstein, J. W.(1993) Role of self-efficacy in rehabilitation outcome among chronic low back pain patients. Journal of Counseling Psychology, 40(3): 335-339.
- American Diabetes Association (1998) American Diabetes Association national standards for diabetes self-management education programs and American Diabetes Association review criteria, Diabetes Care 21 (suppl 1): 95.
- Bandura, A.(1977) Self-efficacy: Toward a unifying theory of behavioral change. Psychological Review, 84(2): 191-215.
- Bandura, A.(1995) Self-efficacy in changing societies. Cambridge University Press.
- Bandura, A.(1997) SELF-EFFICACY—The Exercise of control. W. H. Freeman and Company.
- Bandura, A., Reese, A. & Adams, N. E.(1982) Microanalysis of action and fear arousal as a function of differential levels of perceived self-efficacy. Journal of Personality and Scial Psychology, 43(1): 5-21.
- Betz, N. E. & Hackett, G.(1981) The relationship of carreer-related self efficacy expectations to perceived carreer options in college women and men. Journal of Counseling Psychology, 28(5): 399-410.
- Becker, M. H., Drachman, R. H. & Kirscht, J. P. (1974): A new approach to explaining sick-role behavior in low-income populations. American Journal of Public Health, 64(3): 205-216.
- Chambliss, C. A. & Murray, E. J.(1979) Efficacy attribution, locus of control, and weight loss. Cognitive therapy and Research, 3(4): 349-353.
- Chaplain, R. P.(2000) Beyond exam results? Differences in the social and psychological perceptions of young males and females at school. Educational Studenties, 26(2): 177-190.
- 陳峻文・鈴木伸一・奈良元寿・坂野雄二 (1999) 職場の無力感に関する研究—職場の無力感に及ぼすセルフ・エフィカシーの影響—．産業精神保健，7: 45-60.
- Cinciripini, P. M., Lapitsky, L., Seay, S. & Wallfisch, A.(1995) The effects of smoking schedules on cessation outcome: Can we improve on common methods of gradual and adrupt nicotine withdrawal? Journal of Consultion and Clinical Psychology, 63(3): 388-399.
- Clark, H. D., Graham, I. D., Karovitch, A., & Keely, E. J.(2009) Do postal reminders increase postpartum screening of diabetes mellitus in women with gestational diabetes mellitus? A randomized controlled trial. American Journal of Obstetrics and Gynecology, 200(6): 634. el-7. https://doi.org/10.1016/j.ajog.2009.01.003
- Cox, C. L.(1982) An interaction model of client health behavior: theoretical prescription for nursing. ANS. Advances in Nursing Science, 5(1), 41-56.
- Craske, M. G. & Craig, K. D.(1984) Musical performance anxiety: The three-system model and self-efficacy theory. Behaviour Research and Therapy, 22: 267-280.
- Davison, P., et al.(2005) Activities of home-based heart failure nurse specialists: A modified narrative analysis, American Journal of Critical Care, 14(5), 426-433.
- Dawkins, R.(2006) The Selfish Gene (30th anniversary ed.). Oxford University Press.（日高敏隆・岸由二・羽田節子・垂水雄二訳：利己的な遺伝子（増補新装版）．紀伊国屋書店，2006.）
- 玄侑宗久（2005）わたしの幸福論—思い通りにならない人生だからこそ．PHP，682，48-56.
- Gonzalez, V. M., Goeppinger, J. & Lonrig, K.(1990) Four psychosocial theories and their application to patient education and clinical practice. Arthritis Care and Research, 3(3): 132-143.
- Gresham, F. M.(1984) Social skill and self efficacy for exceptional childlen. Exceptional Children, 51(3): 253-261.
- Grossman, Y. H., Brink, S. & Hauser, T. S.(1987) Self-efficacy in adolescent girls and boys with insulin dependent diabetes mellitus. Diabetes Care, 10(3): 324-329.

- Heyne, D., King, N., Tonge, B., Rollings, S., Pritchard, M., Young, D. & Myerson, N.(1998) The self-efficacy questionnaire for school situations：Development and psychometric evaluation. Behavior Change, 15(1)：31-40.
- Hofstetter, C. R., Salis, J. F. & Hovell, M. F.(1990) Some health dimensions of self-efficacy：Analysis of theoretical specificity. Social Sciences Medicine, 31(9)：1051-1056.
- House, W. C., Pendletion, L. & Parker, L.(1986)Patients' versus physicians'attribution of reasons for diabetic oatient's noncompliance with diet. Diabetes Care, 9：1051-1056.
- 平井啓・鈴木要子・常藤暁・池本昌之・茅根義和・川辺圭一・柏木哲夫（2001）末期癌患者のセルフエフィカシー尺度開発の試み．心身医学, 41(1)：19-27.
- 今道友信（1980）行為［林達夫編（1980）哲学辞典．平凡社．］
- 石井均(1995)糖尿病患者の行動アセスメント：ノンアドヒアランスの評価. Diabetes Frontier, 6：40-45.
- Janz, N. K., Becker, & M. H.(1984) The Health Belief Model：A Decade Later. Health Education Quarterly, 11(1), 1-47.
- 笠貫宏（1997）心不全と「こころ」の問題［平盛勝彦監（1997）心不全を考えてみよう．pp.36-42．日本アクセル・シュプリンガー出版．］
- 金外淑（2002）糖尿病患者の自己管理［坂野雄一・前田基成（2002）セルフエフィカシーの臨床心理学．pp.119-130，北大路書房．］
- 金外淑・嶋田洋徳・坂野雄二（1996）慢性疾患患者の健康行動に対するセルフエフィカシーとストレス反応との関連．心身医学, 36（6）：499-505.
- Kelly, R. B., Zyzanski, S. J. & Alemagro, S. A.(1991) Prediction of motivation and behavior change following health promotion：Role of health beliefs, social support and self-efficacy. Social Science and Medicine, 32(3)：311-320.
- Kok, G., de Vries, H., Mudde, A. N. & Strecher, L. J.(1991) Planned health education and the role of self-efficacy：Dutch research. Health Education Research, 6(2)：231-238.
- 厚生労働省（2003）看護師等によるALS患者の在宅療養支援に関する分科会（第1回）資料1「医行為について」．http://www.mhlw.go.jp/shingi/2003/02/s0203-2 g.html（検索日2018年7月6日）
- 厚生労働省（2005）平成17年（2005）患者調査の概況—結果の概要4 退院患者の状況（5）退院の事由別(転帰)．http://www.mhlw.go.jp/toukei/saikin/hw/kanja/05/04-05.html(検索日2018年7月6日)．
- 厚生労働省（2014）平成26年（2014）患者調査の概況—結果の概要3 退院患者の平均在院日数等．http://www.mhlw.go.jp/toukei/saikin/hw/kanja/14/（検索日2018年7月6日）．
- 厚生労働省（2013）平成25年「国民健康・栄養調査」の結果—結果の概要．http://www.mhlw.go.jp/file/04-Houdouhappyou-10904750-Kenkoukyoku-Gantaisakukenkouzoushinka/0000106403.pdf（検索日：2018年7月6日）．
- 厚生労働省（2016）平成28年「国民健康・栄養調査」の結果—結果の概要．http://www.mhlw.go.jp/file/04-Houdouhappyou-10904750-Kenkoukyoku-Gantaisakukenkouzoushinka/kekkagaiyou-7.pdf（検索日：2018年7月6日）．
- Lent, R. W., Brown, S. D. & Larkin, K. C.(1984) Relation of self-efficacy expectations to academic achievement and performance. Journal of Couseling Psychology, 31(3)：356-362.
- Lev, E. L. & Owen, S. V.(1998) A prospective study of adjustment to hemo-daialysis. Anna Journal, 25(5)：495-504.
- Levin, L. S.(1976) The Layperson as Primary Care Practitioner. Public Health Reports, 91(3)：206-210.
- 前田基成（1997）維持透析患者の飲水行動とセルフエフィカシー．日本心理学会第61回大会発表論文集，p.977.
- 前田基成（2002）人工透析患者の自己管理［坂野雄二・前田基成（2002）セルフエフィカシーの臨床心理学．pp.119-130，北大路書房．］

- 前田基成・原信一郎（1997）人工透析患者の摂水行動とセルフエフィカシーの認知．日本行動療法学会第23回大会発表論文集，pp.133-134.
- 前田基成・坂野雄二（1987）登校拒否の治療過程における SELF-EFFICACY の役割の検討．筑波大学臨床心理学論集，3：45-58.
- 前田基成・坂野雄二・東條光彦（1987）系統的脱感作法による視線恐怖反応の消去に及ぼす SELF-EFFICACY の役割．行動療法研究（日本行動療法学会誌），12(2)：158-170.
- 松尾直博・新井邦二郎（1998）児童の対人不安傾向と公的自己意識，対人的自己効力感との関係．教育心理学研究，46(1)：21-30.
- McDonald, T. & Siegall, M.(1992) The effects of thchnologycal self-efficacy and job performance, attitudes and withdrawal behaviours. The Journal of Psychology, 126：465-475.
- Melzer, A. C., Feemster, L. C., Collins, M. P., Au, D. H.(2016) Utilization and effectiveness of pharmacotherapy for Tobacco use following admission for exacerbation of COPD. Journal of Hospital Medicine, 11(4), 257-263.
- Middleton, P., & Crowther, C. A.(2014) Reminder systems for women with previous gestational diabetes mellitus to increase uptake of testing for type 2 diabetes or impaired glucose tolerance. In P. Middleton (Ed.) Cochrane Database of Systematic Reviews. Chichester, UK：John Wiley & Sons, Ltd. https://doi.org/10.1002/14651858.CD009578.pub2
- Mitchell, C. & Stuart, R. B.(1984) Effect of self-efficacy on dropout from obesity treatment. Journal of Consulting and Psychology, 52：1100-1101.
- 宗像恒次（1987）行動科学からみた健康と病気―現代日本人のこころとからだ．メヂカルフレンド社．
- 宗像恒次（1996）最新行動科学からみた健康と病気．メヂカルフレンド社．
- Nicki, R. M., Remington, R. E. & MacDonald, G. A.(1984) Self efficacy, nicotine-fading/self-monitoring and cigarette-smoking behaviour. Behaviour Research and Therapy, 22(5)：477-485.
- 中島義明・子安増生・繁桝算男・箱田裕司・安藤清志・坂野雄二・立花政夫編（1999）心理学辞典．有斐閣．
- 日本看護科学学会　看護学学術用語検討委員会編（2005）看護行為用語分類―看護行為の言語化と用語体系の構築．日本看護協会出版会．
- 岡浩一朗（2002）運動アドヒレンス―身体活動・運動の増進―［坂野雄二・前田基成（2002）セルフエフィカシーの臨床心理学．pp.218-234，北大路書房．］
- O'Leary, A.(1985) Self-efficacy and health. Behaviour Research and Therapy, 23(4)：437-451.
- 岡美智代（1997）患者の保健行動の相互作用モデル．看護学雑誌，61(1)，80-82.
- 岡美智代（2009）患者教育に使える保健行動モデル―支援内容の振り返りに役立つクライアントの保健行動相互作用モデル（IMCHB）を中心に．糖尿病ケア，6(12)，1106-1111.
- Pender, N. K.(1987) Health promotion in nursing practice. Connecticut：Applenton-Century-Crofts.
- Pender, N. J., Murdaugh, C. L. & Parsons, M. A. (2011)：Health Promotion in Nursing Practice, 6th ed. p.45, Pearson.
- 坂野雄二（1987）内潜モデリングによる SELF-EFFICACY の変動と行動変容．千葉大学教育相談センター年報，5：79-88.
- 坂野雄二・前田基成編著（2002）セルフエフィカシーの臨床心理学．北大路書房．
- 坂野雄二・前田基成・東條光彦（1987）系統的脱感作法による視線恐怖反応の消去に及ぼす SELF-EFFICACY の役割．行動療法研究，12：73-82.
- 坂野雄二・東條光彦（1986）一般性セルフエフィカシー尺度作成の試み．行動療法研究，12：73-82.
- Schmid et al.(2009)Adherence to Prescribed Oral Medication in Adult Patients Undergoing Chronic Haemodialysis. European Journal of Medical Research, 14(5), 185-190. https://doi.org/10.1186/2047-783X-14-5-185

- Schneider, M. S., Fried, R., Whitaker, P. & Wadhwa, N. K.(1991) Fluid non-compliance and symptomatology in endstage renal disease：Cognitive and emotional variables. Health Psychology, 10(3)：209-215.
- Schreurs, K. M. G., et al.(2002) Development, content, and process evaluation of a short self-management intervention in patients with chronic diseases requiring self-care behaviours. Patient Education and Counseling, 51(2), 133-141.
- Schunk, D. H.(1983) Ability versus effort attribution feedback：Differential effects of self-efficacy and achievement. Journal of Educational Psychology, 75(6)：848-856.
- Schunk, D. H.(1991) Self efficacy and academic motivation. Educational Psycholosist, 26(3-4)：207-231.
- Seligman, M. E. P.(1975) Helplessness：On depression, development and death. Freeman.［平井久・木村駿監訳（1985）うつ病の行動学―学習性絶望感とは何か．誠信書房.］
- Sherer, M., Maddux, J. E., Mercandante, B., Prentice-Dunn, S., Jacobs, B. & Rogers, R. W.(1982) The self-efficacy scale：Construction and validation. Psychological Reports, 51(2)：663-671.
- 嶋田洋徳（1998）小中学生の心理的ストレスと学校不適応に関する研究．風間書房.
- 新村出編（2018）広辞苑．第七版．岩波書店.
- 鈴木伸一（2002）ストレス管理［坂野雄二・前田基成（2002）セルフエフィカシーの臨床心理学．pp.94-105．北大路書房.］
- 鈴木伸一・笠貫宏・大西哲（1997）発作性および慢性心房細動患者における基礎疾患の有無から見たQOLおよび発作不安の検討．第15回循環器心身医学研究会会合記録，p.9-11.
- 鈴木伸一・笠貫宏・坂野雄二（1999）心不全患者のQOLおよび心理的ストレスに及ぼすセルフエフィカシーの効果．心身医学，39(3)：259-265.
- Takata, C. & Takata, T.(1976) The influence of models in the evaluation of ability：Two functions of social comparison processes. Japanese Journal of Psychology, 47(2)：74-84.
- 竹林滋・東信行・市川泰男・諏訪部仁（2003）新英和中辞典．第7版．研究社.
- Taylor, K. M., Betz, N. E.(1983) Applications of self-efficacy theory to the understanding and treatment of career indecision. Journal of Vocational Behavior, 22(1)：63-81.
- 東條光彦・坂野雄二（1987）Self-efficacyと結果予期が課題遂行に及ぼす影響．千葉大学教育学部研究紀要，35：13-21.
- 東條光彦・前田基成（1988）チックに対する認知的変容と症状改善―Self-efficacyを指標とした治療過程の検討．カウンセリング研究，21(1)：46-53.
- Weinberg, R. S., Gould, D. & Jackson, A.(1979) Expectations and Performance：An empirical test of Bandura's self-efficacy theory. Journal of Sport Psychology, 1(4)：320-331.
- 山岸俊男（2002）心でっかちな日本人―集団主義文化という幻想．日本経済新聞社.

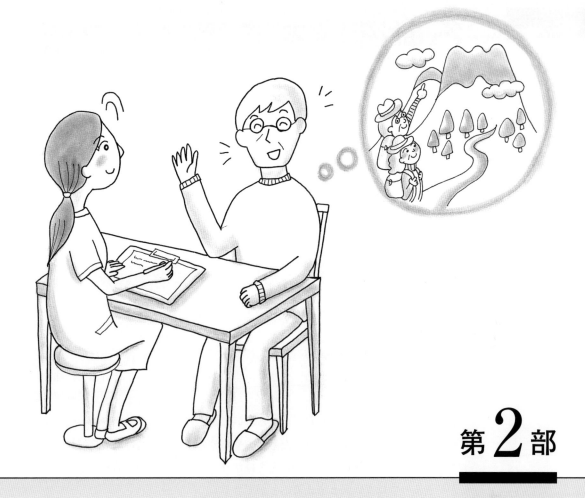

第2部

行動変容を支援する プログラムと技法

　行動変容を促すためには，患者の生きがいを支え，患者の意欲を高めることが重要である。その際に，患者の生きがいを支えるプログラムを活用することで，心にばかり焦点を当てるアプローチによる閉塞感から患者を開放することもある。第2部ではそのような患者の生きがいを支えるプログラムについて紹介する。

I 行動変容を支援するプログラム1：認知行動療法

1. 認知行動療法とは

　嫌な出来事を経験しても，そこで「この問題はなんとか対処できる」と考える人にとっては，たとえ再び同じような経験をしても，それは大きな問題とはならない。一方，嫌な経験をしたときに「私にはどうすることもできない」という対処不可能感をもっていたり，「このような出来事は，自分は不得意である」という「信念」をもっている人にとっては，同じような経験が非常に大きな脅威となる（図2-1）。

　このように，個人の考え方（認知）によって，嫌な経験が再び嫌な経験となるかそうでないかが決定される。つまり，嫌悪的な体験をもつこと自体に意味があるのではなく，それをどのように理解しているかに意味があると考えられる。そして，その時々の考え方や自分の振る舞いに対する見通しが，感情や行動に影響を及ぼしているならば，そうした考え方や自分の振る舞いに対する見通しを変えることによって，感情や行動の安定をはかり，なんらかの治療的介入を行うことができるのではないかと考えることができる。

　認知行動療法 cognitive behavior therapy（以下，CBT）では，自己効力感や原因帰属（結果の原因をどこに求めるかという判断），不合理な信念（出来事に対する不合理な考え方や信念），対処可能性（結果を自分がどの程度コントロールできるかという判断）といったさまざまな認知的活動が行動の変容や症状の改善にどの

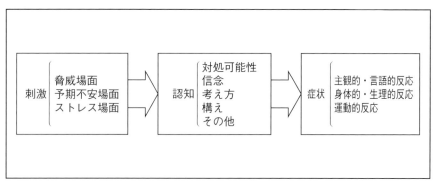

図2-1　症状形成における認知の役割
坂野雄二（1995）認知行動療法．p.8，日本評論社より引用

ような機能を果たしているかということを明らかにし，そうした認知的活動の操作によって効果的な治療的介入を行おうとする試みがなされる。

　CBTは，外傷体験と呼ばれるような強いストレスとなる出来事から，日常生活でのささいな出来事に至るまで，さまざまな出来事に対してわれわれがそれをどのように理解し，そこで何を考え，どのように振る舞っているかを問題とする。また，出来事そのものが個人にどのような意味をもっているかを考えるのではなく，そうした体験をもったときに，その人の考えていることがどのような意味をもっているのかを考え，同時に，その人が日常生活を送るなかで，そのような出来事への対処の方法を学ぶことができるよう援助を行うという発想をもとうとする。したがって，問題への対処方法やセルフコントロールの方法を習得するということが，治療目標のひとつとしてあげられることになる。それゆえ，CBTはしばしば，治療法であると同時に，「教授法」であるとも"teaching therapy"であるともいわれている。

　CBTでとりあげられる認知の問題は，以下のようにまとめることができる（坂野 1995）。

(1) 行動を，単に刺激（行動の基礎となる情報）と反応の接近や連合だけで説明するのではなく，予期や判断，思考や信念体系といった認知的活動が行動の変容に及ぼす影響を重視し（認知的機能主義），認知が行動に影響を及ぼすと考える。

(2) 認知は，ある特定の状況で個人のなかに一時的に引き起こされた反応パターンとして理解することのできるもの（今回起きた出来事はこのような意味をもっている，という認知）と，時間や場面を超えてかなり一貫した反応スタイル（今までこのような出来事はこのような意味をもっていたし，今後も同様の出来事は同じ意味をもつ，という認知）として存在する。認知的反応スタイルは，基本的に過去の経験を体制化した，かなり持続的で，しかも将来の経験や行為に影響を及ぼす「認知的な構え」であり，個人差を生じさせるある種の人格変数であると考えることができる。

(3) 患者の問題は，認知的反応パターンと認知的反応スタイルの問題として理解することができる。

(4) したがって，認知の変容を治療の標的として積極的に設定し，個人をとりまく環境いかんにかかわらず，それを何らかの臨床的介入によって操作し，その結果として，症状や問題行動の改善が可能であると考える。

(5) 行動をコントロールする自己の役割を重視し，セルフコントロールという観点から行動や問題の解決，あるいは行動変容をとらえる。

2. 治療場面から

図2-2は，広場恐怖を伴うパニック障害患者のCBTを用いた治療経過を示している（坂野2002）。治療が進むなかで，患者は，かつて地下鉄の中でパニック発作を起こしてから8年間にわたって乗ることのできなかった地下鉄に，久しぶりに乗ることができるようになった。図2-2は，「私鉄と地下鉄を乗り継いで都心のデパートに買い物に出かける」ということが不安を感じることなくできるかという見通しを，治療の経過に沿って示したものである。

治療が開始された段階で，「私鉄と地下鉄を乗り継いで都心のデパートに買い物に出かける」という行動を一人でどの程度行うことができるという見通しはゼロであった。患者の全般的な不安を軽減し，不安への拮抗反応を獲得するために，治療はリラクセーショントレーニングを行うところから開始された。次いで，不安や回避行動，治療の進め方などに関する心理教育が行われたあと，治療者が付き添ったエクスポージャー（不安や恐怖を引き起こしている状況や脅威刺激に患者をさらすことによって，不安や恐怖，あるいは回避行動といった不適応的な反応を消去する治療法）が実施された。そして，「地下鉄に乗るとパニックを起こしてしまうにちがいない」，あるいは「どうせうまくいくはずがない」といった認知の修正が行われた。

ここで興味深いのは，心理教育セッションによって，不安状態がどのようなも

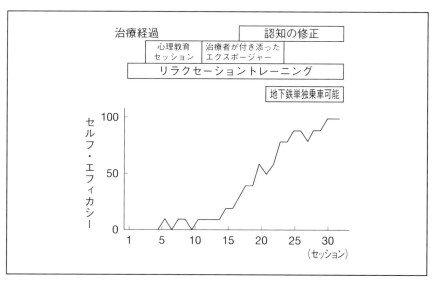

図2-2　パニック障害患者における自己効力感（セルフ・エフィカシー）の変化
坂野雄二（2002）人間行動とセルフ・エフィカシー［坂野雄二・前田基成（2002）セルフ・エフィカシーの臨床心理学．p.2, 北大路書房］より引用

のであるかといった症状に関する客観的な理解が進んでくると，「私鉄と地下鉄を乗り継いで都心のデパートに買い物に出かける」という見通しがゼロではなくなった点，治療者が付き添ったエクスポージャーを行い地下鉄に乗る練習を開始すると，その見通しは急速に大きくなった点，そして，そうした見通しが大きくなると，実際に一人で地下鉄に乗ることができるようになった点である。

このように，患者がもつ「○○ができる」という見通しは，実際の治療経過と大きく関連していることがわかる。

図2-2に示された，「私鉄と地下鉄を乗り継いで都心のデパートに買い物に出かける」という見通しは，**自己効力感** self-efficacy と呼ばれている反応である。

3. 認知行動療法の基本的枠組みと技法

CBTでは問題行動を維持させている悪循環を見いだし，その流れを変えることで問題の改善や解決を図る（図2-3）。例えば，環境・引き金としては「職場の上司から仕事が遅いと言われた」ということがあるとする。すると，個人の認知としては「なんであんなことを言われなければいけないんだ。俺は上司から敵対視されているみたいだ」，感情は「イライラ」，身体は「頭が重くなったり，かっかしたりする」，行動は「たばこを吸って気分を落ち着かせようとする」。すると反応として「禁煙できない」となり，出来事として「看護師に怒られる」となるのである。

CBTの基本的枠組みでは，この悪循環は，環境から個人への刺激があり，その刺激を受けて個人の内部の構成要素（認知，感情，身体，行動）がお互いに影響し合い反応が決定され，それが反応結果として環境に戻っていくと考えられてい

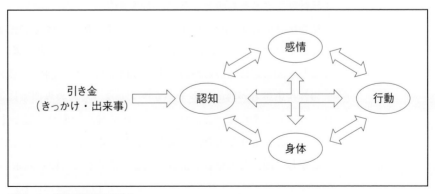

図2-3　認知行動モデル
樫村正美・野村俊明（2016）認知行動療法の紹介．日本医科大学医学会雑誌．12(2), 57-60 より引用

る。CBTでは，個人の内部の構成要素の中での，「認知」と「行動」は自分で工夫したり，変えようと思えば変えることができるため，「認知」と「行動」の対処（コーピング）によって，問題解決を図ろうとするのである（下山ら2014）。

そこで，この悪循環を断ち切るためにどうしたらよいかのアセスメントを十分行い，介入技法を検討する。例えば，よく検討した結果，「イライラするときでも，たばこではなくニコチンガムをかむ」ことが適切だと，患者と共に見いだせれば，その「行動」を変えるための技法を活用する。この場合，「イライラ度」と「喫煙本数」を記録していく「セルフモニタリング法」が適切であるということになり，夕食前に体重測定をしたかどうかの記録をつけることが考えられる。

技法としては，他にも達成できそうな目標を段階的に決めていくステップ・バイ・ステップ法など，多くのものがある（詳細は103ページ，[Ⅲ 行動変容を支援するプログラムで活用する技法]を参照]）。

4. 認知行動療法の特徴と看護に活用する利点

France & Robson（1997）や坂野（2000）の説などを参考にしたCBTの特徴と，そのCBTの特徴を看護に活用すると表2-1に示すような利点があると言える。

5. 認知行動療法を慢性疾患看護に応用する時の留意点

CBTは行動変容に効果的な方法であるため，看護実践において技法として活用することには前述のような利点はあるが，看護者が慢性疾患患者に活用する場合，対象者が行動変容やCBTに対する心の準備が整っていない可能性があることに留意する必要がある。

①精神疾患患者を対象とする場合の留意点

精神疾患患者がCBTを受ける場合，条件が整えば健康保険の適応となる。その条件の1つに，「一連の治療に関する計画を作成し，患者に説明を行った上で」行うことが決められているため，患者は納得してからCBTを受けることになる。

慢性疾患患者が臨床心理士やカウンセラーなどの専門家によるCBTを受ける機会があるとすれば，会社などの企業内の健康管理の一環で受けるような場合であろう。このような場合，対象者は会社の指示に一応納得して面接を受ける。

しかし，慢性疾患患者が精神的疾患の併発がない限り臨床心理士などの専門家の面接を受けて，セルフマネジメント行動向上のためのCBTを受けることは少ない。慢性疾患患者がCBTを受ける場合は，看護者や他の医療者が今までのケアの流れからその一環として受けることになる。また，その際のCBTは認知の偏りの

表2-1 認知行動療法(CBT)の特徴と看護に活用する利点

	CBTの特徴	CBTを看護に活用する利点
1	一つの理論に縛られず,臨床的な研究や実践例を基礎にした方法である。	いまの看護実践で,CBTの技法を活用していることもあり活用しやすい(例:食事日誌は,CBTのセルフモニタリング法の一種である)。
2	目標が明確で流動的に対応する。	CBTの目標設定は,具体的な行動を設定することが多い。そのため,看護でも参考にすることにより,具体的な看護目標設定につながりやすい。
3	他の心理療法のように生育歴など,過去の歴史を必要以上に扱わない。現在存在している問題を最も重要視する。	看護では,対象者の生活や病みの軌跡も理解する必要がある。ただ,それにとらわれすぎると,問題改善に取り組めず,看護師が燃え尽きることもある。そのため,CBTを参考にして,まずは現存する問題への視点の転換をするとよい。
4	認知的・行動的活動はモニター可能であり,変化が確認できる。	いままでの看護は,気持ちや行動を定量化しないこともある。しかし,CBTを参考にすることにより,指標化することが習慣となる。
5	治療プランは,不適切行動を抑制するよりも適切行動の増加を重視する。	看護では食事制限など不適切行動の抑制ばかりを対象者に求めることがある。CBTを参考にすることで,適切行動の増加という新たな視点が加わる。
6	目標決定は対象者と行うため,内発的動機づけの促進につながる。	対象者と看護目標を共同で立案することが習慣化される。
7	治療目標は全体的適応を高め,生活場面内で適応行動が維持されることにあるため,症状が改善するだけでなく,日常生活の質が向上する。	対象者の生活の質を向上させることは看護にとっても大切な目標である。水分摂取行動が改善するだけで,血圧低下がなくなり,生活の質が向上することがあるが,これは看護の目標でもある。
8	対象者が抱えている問題を解決するための,セルフコントロール能力を学ぶことができる。	医療者依存ではなく,対象者がセルフコントロール能力を身につけることは,看護の目標でもある。
9	対象者は不適応な行動パターンを獲得してしまっただけであり,それは適切行動を学習することにより解除できると考える。	不適応行動を繰り返す対象者の援助に対し,無力感を感じることもあるが,適切行動の学習による解除という発想をもつことは,看護師の福音となる。
10	メタ分析などでCBTの効果は実証されている。	CBTを応用することで,エビデンスのある看護実践につながる。

岡美智代・生方由美(2016)認知行動療法[日本腎不全看護学会編集(2016)腎不全看護,第5版. p.305, 医学書院]より一部改変

修正というよりも，行動変容のための CBT 活用という意味合いが大きい。

②慢性疾患患者を対象とする場合の留意点

　慢性疾患患者が今までのケアの一環としてCBTを受けることになる場合，対象者が納得してCBTを受けるとは限らない。中にはセルフマネジメントを変えることに無関心の人もいる。心理の専門家が行うCBTのように，面接室のドアを自分でノックするような人が対象であれば，対象者は多少なりとも受けるための心の準備ができているだろう。

　しかし，慢性疾患患者の場合，糖尿病患者がインスリン自己注射の指導を受ける流れで自己血糖測定と食事記録をつけるという，CBT 的な介入を受けたり，慢性心不全の患者が塩分管理の指導を受ける一環でセルフモニタリング法的な介入を受けることもある。さらに，入院している慢性疾患患者においては，看護師はセルフマネジメントへの意欲が高まってない患者のベッドサイドに「おしかける」のである。「おしかける」という言葉は語弊があるかもしれないが，面接室のドアを自分でノックする人と異なり，入院患者は逃げられない状況にある中で，看護者が CBT 的介入を行ってくるのである。

　このような理由から，慢性疾患看護における CBT 活用時は，対象者の行動変容や CBT を受ける心の準備を確認して関わる必要がある。例えば，後で紹介する EASE（イーズ）プログラム® ver.3.1 では，対象者の心の準備を確認するために，「ステップ1：医療内容の妥当性を含めたアセスメント」で，「ステップ 1-1：医療的対処内容の確認」「ステップ 1-2：エンゲージメント（関わり・契約）の準備の確認」「ステップ 1-3：疾患やセルフマネジメントについての知識や考え方の確認」「ステップ 1-4：身体的能力の確認」を行うようにしているため，このような方法を参考にするとやりやすいのである。

　セルフマネジメントを行うということは，自分自身を大切にしようという気持ちの現れでもある。セルフマネジメントに積極的に取り組めない人は，1年後や半年後の自己像すら描けていない人が多い。そのため，慢性疾患看護においてCBT を活用するときは，まずは対象者がセルフマネジメントのことをどのようにとらえているか，そして自分のことをどのように思っているのかを丁寧に聞いて，対象者が自分自身を大切にする気持ちをはぐくむ必要がある。

II 行動変容を支援するプログラム2：EASE（イーズ）プログラム® ver. 3.1

1. EASE（イーズ）プログラム® ver. 3.1 とは

EASE（イーズ）プログラム®の正式名は Encourage Autonomous Self-Enrichment program である。各単語の頭文字をとって EASE プログラム®とし，日本語名は「自主的な自己涵養促進プログラム」とした。self-enrichment とは，自分を豊かにするという意味であり，日本語の熟語で表すのは難しいのだが，「自然に水がしみこむように徐々に養い育てる」という意味のある「涵養」をあてはめた。つまり，患者が自主的に自分を豊かにすることを促進するプログラムのことである。

また，ease とは，日本語では「気軽・安楽」という意味があり，患者が気軽にセルフマネジメントができるように手助けするプログラムという意味もある。

EASE プログラムは現在 ver. 3.1 であるが，その経緯は次の通りである。まず，1997 年に行動変容を促進するプログラムを行動変容プログラムという名前で，論文発表を行った（岡 1997a, 1997b）。それが ver. 1 である。その後，行動変容プログラムの具体的な進め方を知りたいという声が多数上がったため，2005 年に行動変容プログラムの実施手順を示したアクションプランを提示し，ver. 2 とした（岡 2005）。すでに，行動変容プログラムは各地で活用されていたが，行動変容プログラムという呼び名では特徴がなく，他のものと区別がつかないため EASE（イーズ）プログラム®と命名して，ver. 3.0 として 2007 年に正式に紹介した（岡 2007）。なお，99 ページの説明書のステップ 2 などを修正して，生きがいと困難事をより結びつけやすくしたため，2020 年に EASE プログラムは ver. 3.1 となった。

EASE（イーズ）プログラム® ver. 3.1 の定義は，次に示すとおりである。

対象者の健康や病気，生活についての考えである生活重要事を前景化 fore-grounding させたうえで，保健行動モデルなどを活用しながら，対象者に対するアセスメントと理解を行い，行動や認知の修正の基本的原理と方法論を認知行動療法を活用して構成されたもの。

なお，EASE（イーズ）プログラム®は，2013 年 1 月 18 日に商標登録を行っている。

2. EASE（イーズ）プログラム® ver. 3.1 の特長

①構造化されたプログラム

　EASE（イーズ）プログラム® ver. 3.1（以下，EASE プログラム）はステップ 1～6 の構造化された患者教育である。ここでいう構造化とは，プログラムの中身を階層化してアクションプランとして具体的に示していることを指す。アクションプランでは，介入手順を具体的に提示しているため，どのように進めればよいかがわかるようになっている。

　EASE プログラムは，セルフモニタリング法やステップ・バイ・ステップ法など従前から行われている患者教育を含んでいる段階もあるが，理論的根拠を示したり，研究結果を活用しながら経験的に行われていることを整理して明文化したところに特長がある。

　なお，EASE プログラムでは，セルフモニタリング法やステップ・バイ・ステップ法などの「技法」を使っているが，EASE プログラムではこれらの「技法」を一連のパッケージの中の 1 つとして用いており，「技法」とは，ステップ 4 で実施することを指す。つまり，EASE プログラムでは，セルフモニタリング法やステップ・バイ・ステップ法などは，あくまでも一連のパッケージの中の一部として用いるのである。

　EASE プログラムでは，技法選択の段階であるステップ 4 に至るまでの間で，患者のセルフマネジメントに対する思いや，生活重要事の前景化（生きがいの確認）をしていく。技法よりも，ここまでの関わりが，患者の内発的動機づけを高めていくことにつながるため，EASE プログラムにとって重要なプロセスと言える。

②生活重要事を前景化する

　EASE プログラムでは，検査データなど医学的客観的データだけに焦点を当てるのではなく，対象者にとって大切なことである生活重要事に焦点を当てることを重視している。

　EASE プログラムを活用する際には，対象者の問題を焦点化するのではなく，対象者の健康や病気，生き方についての考え方をまず知ることから始める。医療者からみた問題について取り組むのではなく，まずは対象者の語りに耳を傾けるのである。医療者が関心のある検査データなどの医学的データに焦点を当てるのではなく，それはむしろ対象者の背景 background になるようにする。EASE プログラムでは，対象者が生活上大切にしていることである生活重要事が前景 foreground にくるように心がける。

　例えば，「HbA1c が 6 か月以上 8％台の○○さん」というように，医学的データ

を通して対象者を呼ぶのではなく，「4人のお子さんのお父さんで，とにかく定年まできちんと仕事をしたいと思っている○○さん」というように，対象者自身が大切にしていることに焦点を当てて対象者をとらえるのである。

医学的データを通して対象者を見るのではなく，対象者の生活重要事を前景化することにより，対象者がその人らしく生活するには何が大切で何が必要かわかってくる。

具体的には，アクションプラン「ステップ2：困難事の明確化と解決意義の確認」の「ステップ2-1：生きがいの明確化」でそれを行う。EASEプログラムでは，まず対象者が大切にしている生活重要事である生きがいや大切にしていることを前景化し，対象者の生活を尊重することから支援を始めていくようにする。これは信頼関係を良好にするために重要なことである（EASEプログラムの各ステップの詳細については69ページ以降を参照）。

③保健行動モデルなどの理論的根拠に基づいている

患者教育プログラムの多くは，理論的根拠がないことが指摘されている（Mason et al. 2008）。その点，EASEプログラムでは主に3つの理論を活用しており，それは，バンデューラの自己効力感理論（Bandura 1977），ペンダーのヘルスプロモーションモデル（HPM）（Pender 1996），コックスのクライエントの保健行動相互作用モデル（IMCHB）である（Cox 1982）。

例えば，EASEプログラムのアクションプランの「ステップ1：医療内容の妥当性を含めたアセスメント」では，「ステップ1-1：医療的対処内容の確認」として，医療者が行った教育が専門用語が多すぎないかなどの医療者側の関わりが適切かどうかを確認する。これは，IMCHBの「(3) 医療者の要素」の「専門的・技術的能力」を活用した関わりと言える。

また，「ステップ3：行動目標の設定と自己効力感の確認」では，行動目標を設定した後に，その目標に対する自己効力感の確認を行うが，これは自己効力感理論，HPMの自己効力感，IMCHBの認知的評価を活用しているのである。

④研究結果に基づいている

EASEプログラムは，さまざまな研究結果に基づいた方法である。例えば，患者の生活満足には自己決定が最も影響しているということが研究で明らかになっている（Oka, et al 1999）。そこで，EASEプログラムでは行動目標や各技法は患者に決めてもらうようにしている。これは「ステップ2：困難事の明確化と解決意義の確認」の「ステップ2-1：生きがいの明確化」を行う根拠となっている。また，行動変容には自己効力感が最も影響していることは，多くの研究でも確認されているため（e.g., 岡2001），「ステップ3：行動目標の設定と自己効力感の確認」での介入中の看護師の声かけとして，保健行動モデルの活用と共に，行動目

標を設定した後に自己効力感の確認をしたり，「ステップ5-3：自己効力感低下の確認」でも目標が厳しくないか確認を行うようにしている。

　また，EASEプログラムを実際に行った各地の事例報告から，「生きがいについては，『普段大切にしていることは何ですか？』と聞いた方が確認しやすい」などの声が聞かれたこともあった。そこでこのような事例研究の結果を元に，EASE活用の際の看護者の話の仕方を修正しており，これは，「ステップ2-3：生きがいと困難事の連結」で活用されている。

　以上のように，EASEプログラムでは量的研究でエビデンスが示されたことを演繹的に活用したり，逆に実際にEASEプログラムを活用した事例研究の結果から帰納的に修正したりを繰り返したりと，研究結果を演繹的・帰納的に活用しながら構成されている。

　また，EASEプログラムに関する研究や解説は，2008年の時点ですでに100件以上，口頭発表や雑誌掲載が行われており（恩幣ら2008），全国各地の医療施設で活用されている。

　さらに，慢性腎臓病患者に対して，従来の患者教育群とEASEプログラム活用群の2群に分けて介入を行ったランダム化比較試験（RCT）も行われている（Joboshiら2017）。その結果，従来の患者教育群よりもEASEプログラム活用群の方が群間比較において，自己効力感とセルフマネジメント行動が共に有意に向上した。なお，この研究は，ランダム化比較試験に関する研究報告の際の質的向上を目指した標準化・基準化の規則であるCONSORT（Consolidated Standards of Reporting Trials）声明に基づいて論述されており，看護系の雑誌の中でも2016年のインパクトファクターが最も高い雑誌に掲載された質の高い研究報告であり，信頼のおける内容である。

⑤認知行動療法を再構成

　認知行動療法は認知のあり方や問題解決に効果がある方法として，欧米や我が国でも認められている。2016年度（平成28年度）の診療報酬改定からは，精神科領域で一定の要件を満たした場合，看護師が認知行動療法を行っても算定されるようになった。このように，認知行動療法は認知や行動変容を支援するのに効果のある方法であり，看護師も習得・実施できる方法である。

　EASEプログラムでは，その認知行動療法を活用しているため，行動変容への有効性が高い。認知行動療法では技法を活用することがあるが，EASEプログラムでは「ステップ4：技法の選択」から，方法論として認知行動療法を活用する。主な技法は，生きがい連結法，セルフモニタリング法，行動強化法，ステップ・バイ・ステップ法，ピア・ラーニング法の5つである。

3. アクションプランの前提

　EASEプログラムのアクションプランは，進め方をわかりやすくするために簡略化したものであり，ステップ1～6からなるものである．現実には必ずしもこの手順で進むとは限らないし，もちろんこのように進めなければいけないわけでもない．しかし，行動変容を支援するエッセンスを凝縮させると，このアクションプランに示す手順がコアとして残るのである．本アクションプランは，一つひとつのステップが独立しているわけではなく統合的なシステムとして存在している．そのため，本アクションプランは次のことを前提としている．

状況により変化する

　アクションプランは，対象者の状況に合わせて，各ステップ，小項目，チェックリスト，ならびに話し方の順序や内容は変化していく．

　例えば，対象者が自分の行動を変えることに積極的であれば，「ステップ2：困難事の明確化と解決意義の確認」の段階で，対象者の生きがいや大切にしていることなどを聞くことは不要である．医療者が確認しなくても，対象者の中では意欲が高まっているからである．このような場合は，「解決意義の確認」は省略してもよい．

　もちろん，話し方も表記の通りに話せばそれでよいということではなく，対象者の状況に合わせて変化させることが望ましい．例えば，対象者の生きがいを明確にするためには，「あなたにとって大切なことやものは何ですか」と聞くばかりではなく，「〇〇さんにとって楽しい生活って，どんな感じですか」など，対象者に合わせて話す内容も変えていく．

目的的に進める

　各ステップは単に実施事項が記述されたものではなく，目的を有したものを例で説明したものである．そのため，小項目，チェックリストや話し方は変更しても良いが，できるだけ各ステップの目的に沿ったものになるように進める．

　例えば，「ステップ2：困難事の明確化と解決意義の確認」では，対象者が認識している療養上の問題を明らかにし，それを解決する意義を明確にすることを目的としている．そのため，話し方や小目標は変更可能であるが，あくまでも対象者の問題を医療者が指摘するような進め方は避けるべきであり，対象者自身が認識していることを対象者に確認しながら明らかにしていく．

有機的関係を有する

　このアクションプランでは，複数のステップや小項目が有機的に関係しあっている．ステップ1で集めた情報は，ステップ4での技法の選択に関係する．また，ステップ2における生きがいは，ステップ5の実施やステップ6の評価など複数

のステップの成否に関係する。

　各ステップや小項目は，単独で意味をもつのではなく，いくつかのステップなどが緊密に関係性を有している。

集合体として機能を発揮する

　前述の「有機的関係を有する」とも関係するが，本アクションプランでは各ステップや小項目が独立して機能を発揮するのではなく，集合体としてまとまったシステムとして機能を発揮している。ステップ1で十分に情報収集ができたからといって対象者の行動がすぐに修正されるわけではなく，他のステップとの総合効果により認知や行動の変容がみられるのである。

スパイラルな経過を経て機能する

　各ステップや小項目は，ステップ1の次はステップ2というように，必ずしも順番に進まなければならないわけではなく，スパイラルに進むことにより，プログラムの機能が発揮されることもある。対象者の状況に応じて，先にステップ3の行動目標を相談した方がよい場合もあれば，ステップ5の実施に入ってからも，目標を修正するために，ステップ3に戻った方がよい場合もある。螺旋状に行きつ戻りつを繰り返すことによって，対象者のペースにあったプログラムの進行が可能となる。

効果は PLC によって変化する

　PLC（プロフェッショナル・ラーニング・クライメイト）とは，「専門的な知識と経験に裏付けられ，効果的な患者教育の成果を導く，専門家に身に付いている態度あるいは雰囲気である」と定義されている（安酸ら 2003）。具体的には，対象者のことを信じ，尊重し，リラックスできる空間を創造したり，心配したりすることである。

　本プログラムでは，話し方の例を示しているが，ただこの通り言葉を発すれば効果があるとは限らず，対象者が安心して接することができるような PLC を有していることが重要である。自己効力感を高める源の一つに，言語的説得があるが，話し方の効果は，看護者の口調，間の取り方，表情，誠意，熱意などによっても変化する。

　例えばステップ2では，「どのような行動ができるとよいと思っていますか？」と話すとよいが，話し手の口調や表情，話すタイミングによっては対象者が詰問されているように感じることもあるかもしれない。そのため，このアクションプランで示している話し方の基盤として，効果的な PLC が保たれていることが重要である。

4. EASE（イーズ）プログラム® ver. 3.1 のアクションプラン

アクションプランとは，EASE プログラムを活用する手順のことであり，6つのステップに分かれている（表2-2）。各ステップの中には小項目が設定されており，各ステップを進めるときの留意点をチェックリスト方式で示した。また，それに沿った話し方の例も合わせて記した。

ステップ1　医療内容の妥当性を含めたアセスメント

■ステップ1の目的

ステップ1の目的は，プログラムを進めるにあたり，まずは対象者に行われている医療的対処の内容が妥当かどうかを確認し，そして対象者の心理・身体的な準備状態を情報収集しアセスメントすることである。アセスメント内容で，特に確認すべきことは，対象者に行われている医療的対処の内容，エンゲージメント（関わり・契約）の準備，知識，身体的能力の4点である。

■ステップ1のアクションプラン

ステップ1-1：医療的対処内容の確認

表2-2　EASE（イーズ）プログラム® ver. 3.1 のアクションプラン

ステップ	小項目
1：医療内容の妥当性を含めたアセスメント	1-1：医療的対処内容の確認 1-2：エンゲージメント（関わり・契約）への準備の確認 1-3：疾患やセルフマネジメントについての知識や考え方の確認 1-4：身体的能力の確認
2：困難事の明確化と解決意義の確認	2-1：生きがいの明確化 2-2：困難事とキュー cue（きっかけ）の明確化 2-3：生きがいと困難事の連結
3：行動目標の設定と自己効力感の確認	3-1：行動目標の決定 3-2：自己効力感の確認 3-3：影響要因の調整
4：技法の選択	4-1：各技法の説明 4-2：技法の選択 4-3：各技法に合わせた項目の設定
5：実施	5-1：実施状況の確認 5-2：技法の特徴と行動を関連づけたフィードバックを行う 5-3：自己効力感低下の確認
6：評価・考察	6-1：結果を正しく評価する 6-2：対象者と共に EASE プログラム活用の評価を行う 6-3：今後の方針を決める

ステップ1-2：エンゲージメント（関わり・契約）の準備の確認
ステップ1-3：疾患やセルフマネジメントについての知識や考え方の確認
ステップ1-4：身体的能力の確認

■ステップ1-1：医療的対処内容の確認

　筆者が本プログラムを実践して感じることは，治療や看護の内容が適切でないにもかかわらず，検査データが悪いのを患者のせいにしていることが多いということである。まず，セルフマネジメントできないことを対象者だけのせいにしていないか，私たちが行っている医療的対処の内容を確認する。

　例えば，患者の血圧が高い理由は塩分摂取が多いことだけなのか，降圧剤の処方内容は本当に適切なのかということである。これには，看護の知識のみならず医学やその周辺知識が必要であり，かつそれを他の医療者に提言する勇気も必要である。これらが不足しているために，検査データの悪化や合併症の出現理由を，患者だけのせいにするのは，医療者としての義務を怠っていると言える。対象者の問題を指摘する前に，自分達にも問題がないか確認する。また，肥満の場合など遺伝素因の影響も考慮し，必要以上に対象者を追いつめないようにする。

> チェックリスト
> □ 検査データが悪いのを患者さんだけのせいにしていませんか？
> □ 患者さんに行われている医療的対処は適切か確認しましたか？
> 　　例：食事制限の内容，看護活動の内容，看護目標，治療内容，薬剤処方内容など

■ステップ1-2：エンゲージメント（関わり・契約）への準備の確認

　これは，対象者が医療者と話をしたり，関わったりする心の準備ができているかの確認である。例えば，医療者の話を聞く気になっているか，セルフマネジメントの話をする心のゆとりがあるかどうかということである。

　心理カウンセラーが対象とする人は，自分から面接を受けようという気持ちになっている人が一般的に多いが，看護者の場合は，必ずしも自分から話がしたいと思っている人だけが対象となるわけではない。看護が対象とする人は，自分から面接室のドアをノックしてくれる人だけではなく，医療者との話を拒否してベッドにしがみついている人も対象としている。「また食べ過ぎだ，飲み過ぎだと看護師に批判されるので，話をしたくない」と思っている人も，健康上問題があれば，看護の対象者となる。このような対象者からみれば，看護者が自分のベッドサイドに乗り込んできたという気持ちになる。

　そのため，対象者が話を聞ける状態にあるかを確認してから次のステップに進

むことが重要である。まずは看護者が対象者の心のドアをノックしてから話を始めるようにしたい。

Cox（1982）が提唱するクライアントの保健行動相互作用モデルでも，医療者との関係性はアウトカムに関係する重要要素に位置づけられている。

チェックリスト
- □ 始めて会う患者には自己紹介をしましたか？
- □ 話を始める前にあいさつはしましたか？
- □ 対象者は心にゆとりがありましたか？
- □ 対象者に確認してから面接を始めましたか？

こんな風に話してみよう
* 「こんにちは。わたしは○○さんの受け持ち看護師の△△です。これからちょっと○○さんの病気（食事，運動など）のことについてお話ししたいのですが，いいですか？」
* 「今，話をさせていただいてもよろしいですか？」
* 「EASE プログラムという，自己管理をしやすくする方法があるんですが，一緒にやってみませんか？」

■ステップ1-3：疾患やセルフマネジメントについての知識や考え方の確認

EASE プログラムはセルフマネジメントに関する認知と行動の変容を促すプログラムであるが，対象者がそのセルフマネジメントについての必要性や内容についての知識がないまま，「行動を変えましょう」と言っても意味はない。そのため，疾病や必要なセルフマネジメントについての知識を有しているかどうかを確認し，知識が不十分であれば指導をすることが重要である。

チェックリスト
- □ 認知機能に問題はありませんか？
    例：Mini-Mental State Examination や，改訂長谷川式簡易知能評価スケール（HDS-R）による評価など
- □ 疾患や治療に対する知識は確認しましたか？
- □ セルフマネジメントについての理解や考え方の確認をしましたか？
- □ セルフマネジメント不良の場合の予後への知識は確認しましたか？

☐ 知識だけでなく，対象者がセルフマネジメントについてどう思っているか確認しましたか？

こんな風に話してみよう
* 「○○さんご自身の病気について知っていることをお話しください。」
* 「○○さんご自身が必要なセルフマネジメントについて知っていることをお話しください。」
* 「ご自身の病気についてどう思われますか？」
* 「セルフマネジメントを行うことについてどう思われますか？」

■ステップ1-4：身体的能力の確認

　健常人より身体能力が不足している場合，意欲はあってもセルフマネジメント行動ができないことがある。例えば，しばらく臥床生活を余儀なくされていた片麻痺のある患者が，急に歩行訓練をしようと思っても，危険なことがある。たとえ患者に意欲があっても，転倒などの危険性がないか，身体的能力について情報を得てから，EASEプログラムを進めるべきである。対象者の能力が適切かどうかのアセスメントによって，自己効力感は異なってくるといわれており，正しく情報を集めアセスメントを行うことが重要である。

チェックリスト
☐ セルフマネジメントに必要な技術を確認しましたか？
　　例：包丁を使う，重い鍋を持つ，計算能力など
☐ 対象者に上記の技術を行う能力はありますか？
☐ ADL（日常生活動作）やIADL（手段的日常生活動作）のアセスメントは行いましたか？
　　例：FIM（Functional Independence Measure）やBarthel Indexによる評価など

ステップ2　困難事の明確化と解決意義の確認

■ステップ2の目的

　ステップ2の目的は，対象者が認識している療養上の問題と生きがいを確認し

て，困難事を解決する意義を明確にする。ここでは，あくまでも医療者が認識している問題ではなく，対象者が認識している問題を明らかにすることを目的としている。

ただし，未経験のセルフマネジメントに取り組む場合，自分が何をすればよいかわからない人は，医療者から取り組むべきセルフマネジメントについて提案することもある。しかし，その場合は「ステップ1-3：疾患やセルフマネジメントについての知識や考え方の確認」などを行い，まずは対象者にその問題やセルフマネジメントに取り組む理由を説明する。

■ステップ2のアクションプラン
　　ステップ2-1：生きがいの明確化
　　ステップ2-2：困難事とキュー cue（きっかけ）の明確化
　　ステップ2-3：生きがいと困難事の連結

■**ステップ2-1：生きがいの明確化**
ステップ2では，まず対象者の生きがいや大切にしていることを明らかにする。EASEプログラムでは，対象者の問題を医療者が指摘するのではなく，まず対象者が大切にしている生活重要事を前景化し，対象者の生活を尊重することから支援を始める。これは対象者との信頼関係を良好にするためにも重要である。対象者によって「子ども（孫）の成長」「定年までしっかり仕事をやる」「趣味の社交ダンスの会で賞を取る」など，生きがいは多岐にわたるが，対象者が大切にしていることが明らかになればよい。

いきなり「生きがいは？」と聞かれても困る人も多いだろう。そのため，「普段大切にしていることは？」など，違った角度から聞いてみるのもよい。また，「生きがい」は個人的なことであるため，簡単には他人には話さない人もいるだろう。そのため，まずは生きがいについて尋ねる理由を必ず説明しよう。看護者の単なる好奇心からではなく，行動変容支援のために，生きがいについて伺いたいということを説明しよう。具体的には次のページの「こんな風に話してみよう」の説明の仕方を参照してほしい。

しかし，「生きがいや大切なことなんかない」という人もいる。そのような場合，対象者の「つらい」「苦しい」などの感情を表現する言葉をとらえ，繰り返したりうなずいたりして共感的に話を聞くようにする。他にも，生きがいとは自分の内に大切に抱いているものであるため，簡単には人に話したくないこともある。このような場合は，話すことは強要せず，自分の中で確認してもらえばよい。また，なかなか話が進まない場合は，5分以内で話を切り上げ一端中止して，また改めて伺うようにする。人は話をする気分ではないこともあるし，尋ねられてもすぐに生きがいが思い浮かばない場合もあるからである。

しかし、対象者が大切にしていることを共有したいという看護者側の意思表示をすることにより、たとえ生きがいを明らかにすることができなくても、対象者は、「何かの時にこの看護師だったら話を聞いてくれるかもしれない」と思うようになるのである。また、227ページの「EASE（イーズ）プログラム®の便利なツール」の『1.「Step 2 生きがいと困難事の連結」と「生きがい連結法」をインターネットでサポート！』も、是非参照してほしい。

 チェックリスト
- □ 患者さんは何を大切にしていきたいのか確認しましたか？
  例）子どもの成長を見守りたい、仕事を充実して行う
- □ 患者さんの感情に焦点をあて、共感的に話を聞きましたか？
- □ 生きがいについて話すことを強要しませんでしたか？
- □ 生きがいについて尋ねる理由を説明しましたか？

 こんな風に話してみよう
* 「あなたにとって大切なことやものは何ですか？」
* 「○○さんにとって楽しい生活って、どんな感じですか？」
* 「人に話したくない場合は、無理に話さなくてもよいですよ。ご自分の中で確認して頂くだけで結構です。」
* 「〜についてどういう思い（考え、感情）をもっていますか？」
* 「生きがいや大切にしていることとやらなければいけない行動を結びつけると、行動を変えやすくなるんですよ。○○さんの行動変容のお手伝いのために、生きがいについてお話しいただいてもよいですか？」

■ステップ 2-2：困難事とキュー cue（きっかけ）の明確化

ここでは対象者の問題を明らかにすると共に、その問題行動や気持ちが起こるキュー cue（きっかけ）について対象者と共に話し合う。

問題という言葉は、医療者からみたときに使う言葉であって、対象者からみれば「困っていること」なのである。そのため、ここでは問題といわず、困難なことという意味の困難事という言葉を使う。やらなくてはいけないのだが、できなくて困っている生活上の事であるため、ここでは生活困難事と呼ぶ。本人からみれば、やらなくてはいけないとわかっているのだができなくて「困っていること」「つらいこと」なのである。そのため、「どのような行動ができるとよいと思っていますか」「いま、困っていることや、一番つらいことはなんですか」という聞き

方で，自分にはどのようなセルフマネジメントが必要なのか対象者の考えを尋ねるようにする。「塩分控えめの食事にする」「十分な休養をとる」「水を飲まないようにする」「人工肛門の管理が上手くできるようになる」など，まずは抽象的なことでもよいので考えを話してもらう。

　さらに今後，具体的な目標を立てるために，困難事を生活に関連づけて明らかにする必要がある。そのため，ベースラインとなる普段の行動や気持ちを記録してもらうとよい。例えば，1週間程度，食事内容と量を記載する食事日誌や写真撮影による食事記録，あるいは万歩計をつけて歩数を計ってもよい。この記録を基に，どのような食行動や献立が塩分の摂りすぎにつながっているのかや，普段の歩数を知り，問題の明確化と今後の目標設定の資料とする。

　次に，なるべく対象者の生活に合った根本的な解決策を考えるために，できなくて困っている行動や認知が起こるきっかけや理由について対象者と共に話し合う。塩分を摂りすぎてしまうことが問題であれば，さらにそのきっかけや原因について明らかにする。例えば，その原因が外食の多さであったり，漬け物を食べてしまうことであったりする場合，これらの行動をとってしまうきっかけや状況をさらに確認して，対象者がコントロールしやすい生活に則した目標につなげるための参考情報とする。

　漬け物を食べてしまう場合であれば，食卓にはどのように漬け物が出されるのか（家族全員分の漬け物がまとめて大皿で出される，常に食卓に漬け物が置いてあるなど），どのようなときに食べるのか（他におかずがないとき）などのきっかけを明らかにする。外食の場合は，外食をするきっかけは何なのか（職場の同僚から誘われるから，料理をするのが面倒だからなど）を聞く。

　ここで，「お漬け物が好きだから食べる」という「好きだから」という回答がよくある。その場合，漬け物をすべてやめるのではなく，甘酢漬けなど，塩分控え目なものに変更可能かなどを提案し，対象者の「好きだから」を尊重するように努める。

チェックリスト

- ☐ 困っていることについて尋ねましたか？
- ☐ 対象者自身が，何を変えたいと思っているのか尋ねましたか？
- ☐ 医療者から問題提示をしていませんか？
- ☐ 患者さんを追いつめるような話し方をしていませんか？
- ☐ 介入前のベースラインデータをとりましたか？
- ☐ 困難事の行動や気持ちが起こるきっかけは何か確認しましたか？

こんな風に話してみよう
* 「どのような行動ができるとよいと思っていますか？」
* 「ご自分ではどのようなことを変えたいと思っていますか？」
* 「いま困っていることや，一番つらいことはなんですか？」
* 「どんな状況のときにその行動をとるのですか？」
* 「どんな状況のときにそんな気持ちになりますか？」
* 「その行動を起こすきっかけは何ですか？」

■ステップ2-3：生きがいと困難事の連結

　ほとんどの人は，セルフマネジメントを行うために生きているのではない。認識の程度の差はあるが自分の生きがいや大切なことを守るために生きており，それを維持したり守ったりするために，疾患に対するセルフマネジメントが必要なのである。そのため，セルフマネジメントの必要性を説くのではなく，自分はなぜそのセルフマネジメントをするのかを対象者自身に見つけてもらうようにする。そのため，ここではセルフマネジメント実施の意義を対象者に認識してもらうために，生きがいと困難事を関連づけるよう働きかける。

　ただ，このときもあくまでも医療者が推測で関連づけるのではなく，対象者自身が答えを見つけられるよう待つようにしたい。例えば，いままでの例では「子どもの成長を見守るために，塩分制限を行い高血圧の悪化を予防する」「仕事を充実して行うために，規則正しい生活にしてインスリン注射導入を少しでも先に延ばす」などが挙がってきている。

チェックリスト
- □ なぜ患者さんはその行動を解決したいのか明確になりましたか？
- □ 患者さんが大切にしたいことと必要な行動を患者さんに結びつけてもらいましたか？
- □ 医療者の推測で問題と生きがいを結びつけていませんか？

こんな風に話してみよう
* 「あなたの生きがい（大切にしていること）とその行動を結びつけるとどうなりますか？」
* 「あなたの生きがい（大切にしていること）とやらなければいけない行動を結びつけるとどうなりますか？」

* 「あなたの生きがい（大切にしていること）を守るためには何をすればよいですか？」
* 「あなたが大切にしていることが続くためには何をすればよいですか？」
* 「あなたが大切にしていることを達成するためには何をすればよいですか？」
* 「その行動を変えるとどんないいことがあるのですか？」
* 「その行動をとらないとどうなりますか？」

ステップ3　行動目標の設定と自己効力感の確認

■ステップ3の目的
　ステップ2で明らかになった対象者の困難事を解決するために，自己効力感が高まるような具体的な目標について，対象者と医療者が共同で設定する。また，その目標を達成するための阻害要因と促進要因を調整し，少しでも問題解決しやすいように支援を行う。

■ステップ3のアクションプラン
　　ステップ3-1：行動目標の決定
　　ステップ3-2：自己効力感の確認
　　ステップ3-3：影響要因の調整

■ステップ3-1：行動目標の決定
　ステップ2-2で明らかにした，「塩分控えめの食事にする」「十分な休養をとる」などの，実行したいができずに困っていることを解決するためには，具体的にどのような行動を実施し目標とすればよいかについて話し合う。例えば，塩分を摂りすぎる理由は，食事以外でもお茶うけ代わりに漬け物を食べてしまうのが原因で，それは常に食卓に漬け物がおいてあるのがきっかけである場合は，「1日3回，毎食後，漬け物を冷蔵庫に片づける」など，なるべく生活に則した具体的な行動を目標にする。
　このとき設定する目標の留意点を表に示す（**表2-3**）。
　①具体的であること：「塩分控えめの食事にする」のような抽象的なものでは，漬け物を減らすのか，麺類の汁は残すようにするのかなど実際にどのような行動をとればよいのかわからず，対象者の具体的な行動変容につながらない。目標が抽象的なままでは，達成したかどうかも評価できなかったり，評価者によって評価が変わることもあり，対象者が困惑したり努力をしても認められないことになる。そのため，「食後は漬け物を冷蔵庫に片づける」「みそ汁は具だけ食べる」な

表 2-3 行動目標設定時の留意点

① 具体的であること
② 検査データのみを目標にしない
③ 観察可能であること
④ 測定可能であること
⑤ ダブルバーレルにならないこと
⑥ 達成できそうなものにすること
⑦ 代替新規目標を設定すること
⑧ 目標達成日を決めること

ど，具体的な行動を目標にする。

　②**検査データのみを目標にしない**：尿素窒素やHbA1cなどの臨床検査データ，その他体重などの客観的な検査データだけを，行動変容の目標に設定しないようにする。なかなか具体的な行動目標が決まらず，やむを得ず検査データなどの客観的データを目標にする場合は，あくまでも行動変容の一評価指標にすることにとどめる。その理由は，セルフマネジメントに関する客観的データは，行動が変わった後に変化するため，まずは行動が変わったかどうかを評価すべきだからである。また，検査データだけを評価することは，医療者からの視点を優先することになってしまい，対象者の生活が背景に隠れてしまう。さらに，検査データは，必ずしも行動だけを反映するとは限らず，年齢や病態などの病態生理的変化や薬剤などの医学的介入によって変動するからである。

　③**観察可能であること**：言葉や気持ちなどの観察できないものよりも，可視化できるものを目標にする。観察不可能なものであると変化が確認できないからである。また，行動であっても「運動する」「休養をとる」という，観察者によって異なるような目標は避ける。「バス停1つ分歩く」「23時にはベッドに入る」など，数量化が可能なものや目安がはっきりしたものにする。つらさや不安などの認知の場合，できればその認知によって問題となっている行動を目標とするとよい。

　④**測定可能であること**：1日3食のうち，何回常に食卓に出ている漬け物を冷蔵庫にしまうことができたかを測定するなど，目標は数量化できるものにする。また，「お茶を飲む量を減らす」「運動をたくさんする」というのも「減らす」という概念は個人差があるので，「お茶を飲む量を減らす」ではなく，「800 mLから500 mLにする」「3杯から2杯にする」など数量化できるものとする。

　⑤**ダブルバーレルにならないこと**：ダブルバーレル double-barreled とは，二重目的とか二面的という意味である。つまり，1つの目標に2つの意味が含まれないようにするということである。

　例えば，「毎食事後に漬け物を片づけて，15時のお茶の量を1杯にする」とい

う目標にすると,「毎食事後に漬け物を片づける」と「15時のお茶の量を1杯にする」という2つの目標が含まれることになる。このような目標では,どちらを実施しどちらの変化を追えばよいのかわからなくなる。そのため,1つの目標には1つの行動を設定するようにする。

もちろん,実行可能であれば2つの目標を設定すればよいので,この場合は「目標1:毎食事後に漬け物を片づける」と「目標2:15時のお茶の量を1杯にする」を分けて設定する。

⑥**達成できそうなものにすること**:時に目標を具体的に決めたり数字で評価したりすると,患者に対して精神的に圧力をかけることになるという人もいる。これは,目標達成が困難な高い目標を掲げているために生じることが多い。まずは,達成できそうな目標を設定し,ステップ・バイ・ステップで行うことが重要である。達成できそうな無理のない目標を設定することで,成功体験が累積し,さらに自己効力感を高めることにつながる。

⑦**代替新規目標を設定すること**:今まで行ってきた行動を止めることより,代わりの行動や新しい行動を目標にする方が実行に移しやすい。例えば,「梅干の代わりに甘酢漬けにする」「ラーメンの代わりにざるそばにする」など,漬け物を食べるとか麺類を食べるなどの好きなことは止めずに代わりのもので代用する。また,空腹で一気に早食いするのが過食の原因であれば,空腹感を抑えて食事をするために,「食事30分前に飴をなめる」など,新規行動を目標にする方が実行しやすい。

⑧**目標達成日を決めること**:どのような目標をいつまでに達成するか,期日を決める。期日が決まっていないと,対象者はいつまで努力しつづければよいのかわからず,困惑することがある。また,期日を決めていないと,医療者もただ漫然と評価することもあり対象者に苦痛をもたらす原因となる。ただし,期日があまり長期になると,成功体験の蓄積とならないため,小さな目標を短期間で評価し,必要に応じてそれを繰り返すよう設定することが望ましい。例えば,減量であれば体重や血液生化学データの効果が出るまで6か月くらいかかることもある。そのような場合,4週間程度で達成できる目標を設定し,その都度評価を行うようにする。

チェックリスト

☐ 目標は抽象的ではありませんか?
☐ 検査データのみを目標にしていませんか?
☐ 客観的に判断できる目標ですか?

- ☐ 目標は数量化できるものですか？
- ☐ 1つの目標に他の目標が混じっていませんか？
- ☐ 達成できそうな目標ですか？
- ☐ 目標達成日に無理はないですか？
- ☐ その目標は対象者が実行する行動ですか？
  - ＊医療者側の目標ではなく，対象者が実行する行動目標とする。
- ☐ 対象者の意志を尊重して決めましたか？

こんな風に話してみよう

＊「○○の問題を解決するために，どのような行動をとればよいと思いますか？」

＊「まず，始められそうなことは何ですか？」

＊「まず，どんなことだったらできそうですか？」

＊「その習慣を変えるために何か他の方法はありますか？」

＊「具体的にはどのような行動ができずに困っているのですか？」

＊「その目標はいつ頃までにできそうですか？」

■ステップ3-2：自己効力感の確認

　ステップ3-1で行動目標を設定したが，ここでは設定したその目標が本当に実行可能かどうか，自己効力感の確認を行う。要は，再度行動目標の確認を行うのである。もちろん，対象者が無理な目標を立てないように，ステップ3-1で対象者の気持ちを聞くことが重要であるが，患者は医療者に聞かれれば，どうしても優等生的な答えをしてしまうことが多い。どのような行動を目標にするか尋ねられれば，自分では「少し無理かも」と思いながらも，「でもここで看護師さんの機嫌を損ねたくない」と思い，ついよい答えを言ってしまうのである。

　そこで，ステップ3-2では，行動目標を実施する自己効力感の確認を行う。対象者に行動目標を続ける自信について5段階評価や百分率など数値で答えてもらう。例えば，「○○という行動目標を立てましたが，実行する自信はどのくらいありますか。最高を5として，1～5でお答え下さい」というような質問をする。

　このときのポイントは，この質問をした直後の対象者の表情をよく観察することである。ステップ3-1で，とりあえず話の流れで目標を決めた人は，この質問をされると「はっ」と自分のことを見つめ直す。あらためて自信を尋ねられると，「そういわれると本当に自分にできるだろうか」「うん，これだったらできそうだ」

など，対象者の心が一瞬表情に表れる。その表情の変化をよく観察して，対象者にとって無理のない目標にする。

　行動目標への自己効力感の答えが7～8割以上あればよいが，自信がそれ以下であれば再度行動目標を設定する。無理な目標は後でプログラム中断の原因となることも多く，対象者が成功体験を獲得するためにも実施可能な目標にする。

チェックリスト
- □　行動目標がどの程度実施できそうか，再度対象者に確認しましたか？
- □　自信がありそうな表情ですか？

こんな風に話してみよう
* 「この目標を達成するのにどのくらい自信がありますか？　全くないを1，とってもあるを5とすると，いくつでしょうか？」
* 「この目標はできそうですか？」

■ステップ3-3：影響要因の調整

　ここでは，行動目標で定めた行動に影響する阻害・促進要因の調整を行う。これは，対象者が自分で行う「個人調整」，会社や家族を含む「環境調整」，眼鏡や義歯の調整などの「補助内容調整」など，さまざまなレベルの調整がある。

　例えば，食事制限や休養が必要なのに，接待での外食や出張が多い営業職に就いているとする。そのような場合，会社に所属部署変更を申し出るという環境調整を行うことや，所属部署は変更せずに，自ら接待や外食を減らしたり，周りの人に自分が食事制限をしていることをあらかじめ伝えたりする個人調整をすることなどが，阻害要因を排除することになる。また，促進要因の調整としては，自宅で料理する人が妻であれば，妻に食事指導を行うなど，その行動が実行しやすくなる要因を積極的に取り入れるようにする。

　特に，高齢者の場合，身体機能の低下のために一人でセルフマネジメントができないことも多いため，対象者が一人で行う個人調整よりも，老眼や視力障害があれば眼鏡の調整，食事摂取が不十分であれば義歯の調整や口腔ケアの改善などの，補助内容調整が必要となることが多い。

　また，家族などの環境調整も必要である。よくある例として，4人家族全員分の漬け物がまとめて大皿で出されるということが漬け物を食べ過ぎてしまう理由となっていることがある。この場合，小皿に取り分けるようにするなどの工夫が考えられる。この時，自宅では誰が料理をするのか，誰が大皿に盛りつけるのか

を確認することはもちろんであるが，特に必要なのは対象者以外の人が料理をする場合，小皿に取り分けることを頼むことができるかも確認することが大切である。必要に応じて，医療者からも調理者に依頼するようにする。このように，問題解決のキーパーソンへの依頼など具体的で細かな調整を行うことが重要である。

チェックリスト
- ☐ 行動目標実施を阻害する要因を確認しましたか？
- ☐ 行動目標実施を促進する要因を確認しましたか？
- ☐ 阻害要因解決のためのキーパーソンは誰か，その人の協力は得られるか確認しましたか？
  例：対象者自身，料理をする妻，職場の上司など
- ☐ 行動目標の実施を促進するためのキーパーソンは誰か，その人の協力は得られるか確認しましたか？
- ☐ 3つの調整（個人調整，環境調整，補助内容調整）のための支援をしましたか？

こんな風に話してみよう
* 「あなたの行動を妨げるものは何ですか？」
* 「あなたの行動を促進するものは何ですか？」
* 「行動目標の設定について，心配なことや，気がかりなことがありますか？」
* 「その行動を実施するために誰かの協力が必要ですか？ また，その人は協力してくれますか？」
* 「その行動は一人でできますか？」

ステップ4　技法の選択

■ステップ4の目的

ステップ4では，行動目標を達成するためにプログラムのうち，対象者の今までの行動パターンなどからどの技法を活用するかの選択を行う。また，各技法の必要項目を決定するなど，対象者の行動目標に沿った調整を行う。

■ステップ4のアクションプラン

ステップ4-1：各技法の説明
ステップ4-2：技法の選択

ステップ 4-3：各技法に合わせた項目の設定

■ **ステップ 4-1：各技法の説明**

EASE プログラムを実践した看護師から「技法の選択時に，どのように患者様に説明すればよいか迷った」と言われることがある。技法の選択は，対象者に技法をそのまま説明し，「あなたはどの技法が取り組みやすいですか」と尋ねればよいのである。変に，対象者の気持ちを探ったり，勘ぐったりしながら，介入技法を選択決定するのではなく，対象者にすべて説明して本人と相談しながら選択していけばよい。EASE プログラムでは，目標や技法は医療者が決めるのではなく，対象者の意思や希望を尊重して決めるのである。

そのため，対象者が各技法の意義を理解し，対象者が目標達成しやすい技法を選択できるように，医療者もプログラムについて十分理解して対象者に説明することが望まれる。

各技法の特徴や意義についてはステップ 4-3 を参考にして欲しい。

チェックリスト
- ☐ プログラムの意義を説明しましたか？
- ☐ プログラムの具体的な技法を説明しましたか？
- ☐ 説明した医療者はプログラムのことを十分理解していますか？

こんな風に話してみよう
* 「目標達成するためには，このような技法があります。」
* 「各技法の特徴は，このようなものです。」
* 「各技法の意義は，このようなものです。」

■ **ステップ 4-2：技法の選択**

対象者が各技法の特徴を理解したら，対象者自身に取り組みやすい技法を選択してもらう。できれば，技法選択時に，①対象者の性格的・行動的特徴，②疾病の特徴，③問題の特徴という3つの特徴と技法の適合性を参考にするのがよいが，残念ながら絶対的な対応基準はないのが現状である。

①対象者の性格的・行動的特徴と技法の適合性：日記をつける習慣があったり，書くことが好きな対象者の場合はセルフモニタリング法が合っているとか，同様に他者からの賞賛を好む場合は行動強化法が目標達成率が高いなどのことである。しかし，数種類の技法を組み合わせたパッケージの方が効果が上がるため，臨床的には単独の技法で介入することは少なく，どの技法が対象者のどのような

性格的・行動的特徴に効果を示したか明確にされていない。実際、筆者も各技法と性格傾向の関係性についての研究を行ったが、例えばピア・ラーニングに対しては、社交的な人も非社交的な人も効果が見られるなど、明確な関連性はみられなかった。

　②**疾病の特徴と技法の適合性**：ある疾患にはどの技法が効果的かということであるが、看護ではむしろ疾患との適合性よりも、問題の特徴と技法の適合性の方が重要になる。減塩行動にはどの目標に効果があるかなどのことである。糖尿病患者でも高血圧患者でも、同じ減塩行動が必要となることがあり、疾患特異性によって同じセルフマネジメント行動が重要となることがある。しかし、この件についても、明らかな適合性は示されておらず、セルフモニタリング法がアトピー性皮膚炎の搔爬行動抑制や透析患者の飲水制限に効果があったり、また減量にセルフモニタリング法と行動強化法が有効なこともある。

　そのため、対象者自ら継続しやすく興味がもてる技法を選択してもらうことが望ましく、これは対象者の自己決定を支援するというセルフマネジメント行動を促進する観点から考えても妥当と言える。対象者が自分で選択できない場合は、医療者が患者の今までの行動パターンから技法を選択することが望ましい。また、先にも少しふれたように、一つの技法を適用するよりも複数の技法を組み合わせた方が、一般的には効果が得られやすい。

チェックリスト
- □ 対象者の癖や行動パターンを把握していますか？
- □ 医療者が技法を選択していませんか？

こんな風に話してみよう
* 「どの技法だったら取り組みやすいですか？」
* 「どの技法が続けられそうですか？」
* 「過去にうまく行動を変えられたことがあれば、どのようなことがきっかけだったのですか？」
* 「今までに目標をもって何かやろうと決めて上手くいったときは、どんな技法でしたか？」

■ステップ4-3：各技法に合わせた項目の設定

　技法が決まったら、活用する技法に必要な項目を設定していく。詳細は「Ⅲ．行動変容を支援するプログラムで活用する技法」（103ページ）を参考にして欲し

表 2-4　ステップ 4-3：各技法に必要な項目の要点

技法	要点
①生きがい連結法	「ステイトメント」を貼る場所
②セルフモニタリング法	モニタリング項目の設定
③ステップ・バイ・ステップ法	最終到達目標を達成するための行動を段階を追って設定
④行動強化法	正の強化
⑤ピア・ラーニング法	場の設定

いが，各技法に必要な項目の要点は次の通りである（表2-4）。

　①生きがい連結法：この技法は，主に行動への目標意識を高める働きがあり，「ステップ2-3：生きがいと困難事の連結」も本技法の一部と考えてよい。しかし，生きがいと必要なセルフマネジメントを関連づけた後で，それをプログラムの一プロセスと位置づけるか，それとも生きがい連結法と位置づけるかは，ステップ2だけで終わらせるか，継続確認するかによって相違が生じる。前者の場合は，ステップ2-3に準じるが，生きがい連結法として活用する場合は，生きがいと必要なセルフマネジメントを書き出し，「ステイトメント」としてどこかに貼ったり，目につくところにおいたりして，プログラム実施中定期的に確認できるようにする。明文化し途中確認するということは，単純なように思えるが，一度確認するだけより効果は大きい。

　②セルフモニタリング法：この技法では自分の変化を観察するためにセルフモニタリング表を記載していく。ここでの要点は，対象者に合わせたモニタリング項目の設定を行うことである。また，モニタリング項目は，実行した行動だけを観察するのではなく，身体面・認知面・情意面，もしくは行動することによるメリットも観察することに留意する。その理由は，実施した行動だけでは結果の評価のみとなり，対象者がその行動に至るまでの気持ちや理由がわからないからである。

　例えば，リハビリテーションが必要な患者で，3回/日，病棟の廊下を往復するということを目標にした場合，行動を観察するだけではできたかどうかという結果だけの評価になる。往復できればよいが，できなかった場合は，失敗という烙印を押されかねない。しかし，身体面については「膝関節痛」，認知面については「自分に対する満足度」，情意面については「うれしさ」などを観察することで，行動に至るまでの身体的影響や，行動の結果に対する対象者の気持ちの変化を知ることができる。3回/日の廊下の往復が実行できなくても，膝関節痛があったのでできなかったとか，できなかった自分に対して不満を抱きうれしさを感じられ

ないなど，実行できなかった理由や対象者の葛藤がわかるのである。

また，運動したときのメリットを観察してもよい。廊下往復後のメリットが「爽快感」であれば，それらを観察していく。運動の実施度とメリットの意味づけを行い，運動実施によるメリットの高まりを意識できるようにする。あえてデメリットは観察する必要はない。実施できなかったときのデメリットを強調しすぎると，対象者の意欲を減退させることになる。

記録の頻度については，時に毎日記録することは負担になることもあるため，1週間に1回だけ書けばよいような工夫も効果的である。

③ステップ・バイ・ステップ法：ステップ・バイ・ステップ法では，各段階に合わせた目標の設定を行うようにする。このとき目標は最終到達目標に対して段階を追って強度が上がるようにする。例えば，最終目標が「3回/日，病棟の廊下を往復する」だった場合，第1段階としては「1回/日，病棟の廊下を往復する」，第2段階としては「2回/日，病棟の廊下を往復する」，第3段階としては「3回/日，病棟の廊下を往復する」として，各1週間ごとに段階を上げるようにする。

④行動強化法：この技法における項目設定上の要点は強化子を設定することである。強化子には，行動ができたときに報酬として与えられる正の強化子と，行動ができなかったときに罰として与えられる負の強化子があるが，正の強化子の方が負の強化子よりも有効である。負の強化子を与えることは，その行動を行ってはいけないというメッセージは伝わるが，ではその代わりに何をすればよいのかという学びにつながらないためである。

他に留意したい点は，行動目標を達成するたびに強化子が得られるようにすることである。これは，即時強化の原則といい，学習の効果が得られやすい。例えば，入院患者の場合，目標の廊下往復ができたら，その都度看護師が色紙にメッセージを書くなどとすることであり，退院時にまとめて色紙にメッセージを書くというような方法では不適切である。また，強化子はあくまでも本人にとって好ましい物（事）にする。

⑤ピア・ラーニング法：いつ，どこで，他の参加者をどのように募るかなどの場の設定を行う。ピア・ラーニング法では，一人の困難事の解決のために，何人もの参加者を集めるのではなく，同じ問題解決を目標としている複数の人を集めるようにする。また医療者主導で進めるのではなく，参加者が自主的に行えるようアレンジメントを行う。

また，患者だけで実施する場合や共有ノート形式など，医療者がほとんど介入しない方法もある。患者だけで運営する場合は，テーマについての相談などは共に行うが，当日の会の運営は患者だけにまかせるようにする。共有ノート形式とは，病棟のデイルームや外来の待合室など患者が集まるところにノートを置き，

病気についての考えやセルフマネジメントについての工夫など，誰でも意見や情報交換ができるようにするものである。最近は，インターネットのSNS（ソーシャル・ネットワーキング・サービス）を使った情報交換や交流の場もあるため，このようなサイトをうまく活用して仲間同士で励まし合いながら行動変容していくのも，ピア・ラーニング法と言える。

　いずれの形式でも，対象者が自分達で，セルフマネジメントについて他の人の行動が参考になるような代理体験が積めるようにアレンジする。

チェックリスト
- □ 生きがい連結法では，生きがいと行動目標を結びつけた「ステイトメント」として文章化しましたか？
- □ セルフモニタリング表のモニタリング項目は患者さんと共に決めましたか？
- □ セルフモニタリング表のモニタリング項目に認知や体調についての観察項目も入れましたか？
- □ セルフモニタリング表に医療者のコメント欄を設けましたか？
- □ ステップ・バイ・ステップ法では，段階を追って最終到達目標を達成するための行動を設定しましたか？
- □ 行動強化法の強化子は，行動達成毎に得られるものにしましたか？
- □ ピア・ラーニング法では，医療者より対象者の発言の機会が多くなるようアレンジしましたか？

こんな風に話してみよう
- ＊生きがい連結法：「では，生きがいと行動目標を結びつけたものを，紙に書いておきましょうね。」
- ＊セルフモニタリング法：「行動目標が達成できると，どんな気持ちになりますか？」
「行動目標が達成できると，どんな体調の変化がありますか？」
「行動目標が達成できた時，○○さんにとってのメリットは何ですか？」
- ＊ステップ・バイ・ステップ法：「この最終達成目標に到達するのに，まずどの程度ならできそうですか？」
- ＊行動強化法：「行動目標ができた時のご自身へのプレゼントは何がよいですか？」

ステップ5　実施

■ステップ5の目的

　ステップ5では，セルフモニタリング法やステップ・バイ・ステップ法などの技法を用い，対象者が行動目標を継続実施できるように支援を行うことが目的となる。そのために，各技法が有する特徴と介入中の対象者の行動を関連づけて，自己効力感や動機づけを高める効果を最大限に伸ばし，行動が継続実施できるように支援する。

　また，このステップでは，毎回の行動目標が達成できた場合は積極的に認め，達成できなかった場合はそのことには触れないようにしたり，少しでもできたことや変化したことを認めるようにするなど，その時の対象者に合った接し方で，自己効力感が高まるようにする。

■ステップ5のアクションプラン

　ステップ5-1：実施状況の確認
　ステップ5-2：技法の特徴と行動を関連づけたフィードバックを行う
　ステップ5-3：自己効力感低下の確認

■ステップ5-1：実施状況の確認

　まず，各技法の活用状況や行動目標の実施状況を確認する。

　①**生きがい連結法**：生きがいと実施する行動の意義を一度だけ明確にしても，時間の経過と共に記憶が薄れ，それに伴い，保健行動を実施する意義も薄れてきてしまうことも多い。そのため，この技法の場合は，まず生きがいと必要なセルフマネジメントを書き出したステイトメントをどこに貼ってあるか確認する。自宅に貼っているのなら，貼っている場所は目につきやすい場所なのか，手帳などに書いてあるのならどのくらいの頻度で開いているかなどを確認する。

　②**セルフモニタリング法**：セルフモニタリング表が記録されているかを確認する。外来患者であれば，まずは記録をつけることを覚えていたか，さらに持参しているかを確認する。日記をつける習慣のある人は，セルフモニタリング表の記録も忘れることは少ないが，そのような習慣がない人にとっては，セルフモニタリング表を持参するだけでも，さらには記録することを覚えていただけでも行動変容の一つとして認める姿勢が大切である。中には記録を面倒くさがる人もいるが，その時は口頭で質問して，医療者が代わりに記録する。

　③**ステップ・バイ・ステップ法**：この技法では，各段階が終了するときに，現段階の実施状況を確認する。このとき，次の段階の目標を適切に設定するために，必ず行動目標の実施率を算出する。

　④**行動強化法**：この技法における実施状況の確認としては，行動目標達成時の

強化子の活用状況を確認する。設定した強化子が、医療者と共に実施するもの（医療者がコメントを書いたりシールを貼ったりするなど）や客観的に確認できるもの（写真を撮るなど）であれば、強化子の活用が確認できる。しかし、強化子の実施が病院外で行われ客観的に確認できないこと（自宅で好きなものを食べる、好きな曲を聴くなど）であれば、対象者に実施状況を確認する。

⑤ピア・ラーニング法：医療者も同席するピア・ラーニング法の場合は、実施状況はその場で把握することができる。しかし、対象者だけで実施する場合や共有ノート形式など、医療者が同席しない場合は、実施後キーパーソンに参加者の発言内容や、共有ノートの中身などについて、スムーズに運営がなされているか確認する。

チェックリスト

- ☐ 継続的に対象者の行動達成状況を振り返っていますか？
- ☐ 生きがい連結法では、対象者と共に「ステイトメント」を定期的に確認していますか？
- ☐ セルフモニタリング表を対象者に渡しっぱなしになっていませんか？
- ☐ セルフモニタリング表に必ず医療者もコメントを書いていますか？
- ☐ ステップ・バイ・ステップ法では、各段階終了時に次の段階の目標の適切性を確認しましたか？
- ☐ 行動強化法の強化子は、行動達成に応じて活用されていましたか？
- ☐ ピア・ラーニング法では、医療者が同席しない場合の実施状況について確認しましたか？

■ステップ5-2：技法の特徴と行動を関連づけたフィードバックを行う

ここでは、各技法の特徴を十分に生かし、行動が継続実施できるように支援する。

①生きがい連結法：この方法ではプログラム実施中、ステイトメントを対象者と共に定期的に確認し、行動を行う必要や意義を共に確かめ、意欲が維持できるようにする。

②セルフモニタリング法：行動の実施状況とセルフモニタリング表の観察項目の関連づけを行う。例えば、リハビリテーションが必要な患者の行動目標が「3回/日、病棟の廊下を往復する」であり、身体面では「膝関節痛」、認知面では「自分に対する満足度」、情意面では「うれしさ」を観察項目に設定しているとする。その場合、行動目標が実行できたときは、自分に対する満足度やうれしさが高

まったか，実行できなかった時は阻害要因である膝関節痛が強かったからなのかなどを確認する。行動実行時の気持ちや体調の改善を対象者が意識できるように，生理・情動的喚起が高まるような言葉をかける。そして，実行時はより達成感が高まるように，また非実行時は無力感が増加しないように，行動内容と身体面・認知面・情意面を関連づけた支援を行う。

③ステップ・バイ・ステップ法：各段階の終了時に確認した行動目標の実施率を基に，次の段階の目標を決める。そのときに，ステップ・バイ・ステップだからといって，必ずしも目標強度を上げなければいけないということはなく，現段階の目標達成が難しいようであれば，次の段階は目標を下げて，自己効力感が低下しないようにする。

④行動強化法：この方法は，望ましい行動ができると強化子が与えられるという条件づけの原理を用いて，適応行動の発生頻度を増加させるという考えに基づいている。そのため，行動目標が実行できたときは，それが望ましい行動であることを伝え，強化子の活用により行動が継続するよう対象者の学習能力を引き出すようにする。

⑤ピア・ラーニング法：ピア・ラーニング法では，仲間同士の問題解決能力を活用していくため，問題解決のための方法論の共有，同じような体験をもつ先輩患者からの代理体験，患者同士の健康的な競争意欲を高めることができるような支援を行う。

チェックリスト

☐ 生きがい連結法：「ステイトメント」を対象者と確認し，意欲が維持できるようにしましたか？

☐ セルフモニタリング法：行動目標実行時はより達成感が高まるように，また非実行時は無力感が増加しないように，セルフモニタリング表の観察項目を関連づけた支援を行いましたか？

☐ ステップ・バイ・ステップ法：成功体験が低下しないように現段階の行動目標の実施率を基に，次の段階の目標を決めましたか？

☐ 行動強化法：行動目標実行時には，強化子の活用により行動が継続するような言葉をかけましたか？

☐ ピア・ラーニング法：方法論の共有，代理体験の学習，健康的な競争意欲を高める支援を行いましたか？

こんな風に話してみよう
* 生きがい連結法:「○○さんとって生きがいは□□で,これを維持するためには△△の行動目標を行うことが大切でしたよね。これからも,この生きがいを維持するために一緒に取り組みましょうね。」
* セルフモニタリング法:「この日は行動目標が達成できたので,満足度が上がってますね。」
「行動目標が継続してできているので,体調がよくなっていますね。」
* ステップ・バイ・ステップ法:「今回の段階では行動目標の実施率が○%でした。次の段階の目標はどうしましょうか。どの程度ならできそうですか?」
* 行動強化法:「行動目標ができたので,またプレゼントが増えましたね!」
* ピア・ラーニング法:「○○さんは,食事管理をするのに△△のような方法を取り入れているんですね。」
「○○さんは,食事管理が上手くできていますね。」(○○さんとは,他の患者のこと。ただし,この言葉は対象者の自尊心を傷つけないように注意する。)

■ステップ5-3:自己効力感低下の確認

このステップでは,行動変容に取り組んでいる途中の対象者の自己効力感が低下していないかを確認し,その程度に応じて目標修正を行う。自己効力感が低下していると,行動修正の継続につながらず,EASEプログラムの放棄につながることが多い。それよりも,対象者の自尊感情の低下や無力感の増強につながることもあるため,無理な目標を継続させることは避ける。各技法の実施途中に,目標がきつくないか対象者に確認し,実行が難しいようであれば実行できそうな目標に修正する。

チェックリスト
☐ 対象者の自己効力感が下がっていないか確認しましたか?
☐ 対象者の目標が高すぎるようであれば,再調整しましたか?

こんな風に話してみよう
*「この目標でこれからも続けられそうですか?」
*「目標が高すぎるようであれば,修正してもいいんですよ。」

ステップ6　評価・考察

■ステップ6の目的

最後のステップでは，EASEプログラムを実施した結果をふまえて，行動目標の実施度合いや目標達成について確認・評価を行い，今後の方針を決めることを目的としている。このときに重要なことは対象者に感想を聞くことであり，EASEプログラムやセルフマネジメントについての率直な意見をもらい今後に生かすようにする。

■ステップ6のアクションプラン

ステップ6-1：結果を正しく評価する

ステップ6-2：対象者と共にEASEプログラム活用の評価を行う

ステップ6-3：今後の方針を決める

■ステップ6-1：結果を正しく評価する

まずは，行動や目標などの対象者の変化の結果について正しく評価する。ここで強調したいのは，「正しく評価する」ということである。「評価なんて，できたかできなかったかを判断すればよいのだから，簡単だ」と考える人もいるかもしれないが，次の視点を忘れないように評価したい。

①個人の変化を評価する：正しく評価する時のポイントの1番目は，他の人と比べてどうかということではなく，対象者の個人内の変化を評価することである。元々行動変容が難しい対象者は，プログラム終了後でも通常の人よりデータが悪かったり，望ましい行動が見られない場合もある。そのため，せっかく個人の中では改善していても，「プログラムをやっても〇〇さんは他の人によりもだめね」という評価になってしまう。そのため，介入前のデータをとっていたら，その内容と比較を行い，変化を確認する。他の人と比べてどうかということを判断するのではなく，その対象者が以前と比べてどうかという視点で判断するようにしたい。

②正確に計算・分析する：正しく評価する時のポイントの2番目は，正確に計算をするということである。これは，プログラム実施期間中の目標達成頻度や実施率について結果を正確に計算・分析することである。筆者が今まで相談を受けたケースでは，介入前後の体重や歩数などの平均値や行動目標の達成頻度を計算しないまま，記録をパラパラと見て，イメージで評価を行っていた例が少なくない。また，体重や歩数の変化をグラフにはしたものの計算していなかったりと，正確に変化を評価していなかったケースも多い。

いままでの行動を変えるということは対象者にとって，非常に大変なことである。例えば，減量時の体重であれば，今日体重計に乗ったらいままでより0.5 kg

減っていても，また明日は以前の体重に戻ったりと，毎日コンスタントに抑えることは難しい。またいままで食べていた漬け物をやめるといった食生活を変えるのは，その個人にとっての食文化を変えることにもなり大変な努力を要する。そのため，できる時もあればできない時もあるなど，実行度にばらつきが生じることも多い。

特に行動変容が難しい対象者であればあるほど，変化の様相はとらえにくいため，記録をざっと見て判断するのではなく，目標達成頻度や実施状況を正確に計算・分析することが必要である。

③行動目標に則した内容の評価を行う：「行動目標に則した内容の評価を行う」ということは，当然のことと思うかもしれないが，実際は結構間違えてしまうケースが多いのである。例えば，行動目標が「間食をやめる」ということであったのに，体重を評価してしまうというケースがよく見受けられる。医療者としては，検査データなどの客観的指標をどうしても評価したくなるようであるが，まずは目標としていた行動の変化を確認する。たとえ減量はできていなくても，まずは間食がやめられたかどうかの行動目標の達成度を評価するようにしたい。その後，その行動の変化が減量につながったかどうかは，今後の方針を考えるときに考察していく。くれぐれも，行動目標ではない事柄を評価しないように気をつける。

チェックリスト

☐ 他の人と比べて評価していませんか？
☐ 行動や目標に対する結果の評価は，同一対象者の介入前と比較しましたか？
☐ 行動結果を正確に計算・分析しましたか？
（体重増減の計算，目標達成頻度分析など）
☐ セルフモニタリング表などの記録を，ざっと見ただけで判断していませんか？
☐ 行動目標からずれた内容を評価していませんか？

■ステップ6-2：対象者と共にEASEプログラム活用の評価を行う

次は，各プログラムを適切に活用できたかどうかの評価・考察を行う。そのとき，医療者だけで評価・考察するのではなく，対象者と共に行うようにする。また，対象者にはプログラム毎の評価と共に，自分の行動の変化ならびに目標に対する自己評価，プログラムの工夫点についても確認し，今後の方針につなげてい

く。次にプログラム毎に，適切な活用ができたかどうかの評価ポイントを記す。

①**生きがい連結法**：この方法の場合，ステイトメントは適切であったか，そしてそれは対象者にとってどのような意味をもたらしたか，ステイトメントを貼る場所は適切だったか，ステイトメントは定期的に対象者と共に確認したかなどについて評価を行う。また，プログラム実施中は，ステイトメントを対象者と共に確認し，行動を行う必要や意義を共に確かめることができたかも振り返る。

②**セルフモニタリング法**：セルフモニタリング表の観察項目は，行動の変化を反映する内容だったか，対象者にとって適切な内容であったかを評価する。また，行動とその時の気持ちや体調の改善を対象者が関連づけて意識できるような支援を行ったかも確認する。

③**ステップ・バイ・ステップ法**：各段階の行動目標に無理はなかったか，また容易に到達できて対象者の興味をそぐようなものではなかったかの確認を行う。

④**行動強化法**：強化子は対象者にとって意義のあるものであったか，また行動実行時は確実に活用されていたかを確認する。

⑤**ピア・ラーニング法**：この方法ではピア・ラーニングの場での対象者の参加状況，発言の有無とその内容を確認する。特に，対象者が自由に発言できていたかどうかが重要であり，遠慮はなかったか，医療者が誘導していなかったかなど，対象者に率直な意見を述べてもらう。

チェックリスト

- ☐ 医療者だけでプログラムを評価していませんか？
- ☐ 対象者にも行動や目標に対する結果の自己評価をしてもらいましたか？
- ☐ 対象者にプログラムの工夫点について聞きましたか？
- ☐ 生きがい連結法では，「ステイトメント」を適切に活用できましたか？
- ☐ セルフモニタリング法では，観察項目は適切でしたか？
- ☐ ステップ・バイ・ステップ法では，各段階の行動目標は適切でしたか？
- ☐ 行動強化法での強化子は対象者にとって意義のあるものでしたか？
- ☐ ピア・ラーニング法では対象者は自由に発言できていましたか？

こんな風に話してみよう

* 「ご自分の結果をどのように思われますか？」
* 「ご自分の結果でよかった点はどこですか？」
* 生きがい連結法：「○○さんにとって，このステイトメントはどのような

意義がありましたか？」
＊セルフモニタリング法：「セルフモニタリング表の観察項目はご自分の変化をとらえていましたか？」
＊ステップ・バイ・ステップ法：「各段階の行動目標に無理はなかったですか？」
＊行動強化法：「強化子はあなたにとってどのような意味がありましたか？」
＊ピア・ラーニング法：「自由に発言できましたか？」

■ステップ 6-3：今後の方針を決める

　技法を活用した介入期間が終了した後は，今までの介入内容を振り返り，対象者のセルフマネジメントを今後どのように支援していくか方針を考える。その時も，対象者に今後どのようにしたら行動を変えやすいか尋ね意見を取り入れながら決めていく。

　順調に目標達成できた対象者やセルフモニタリングを行うことが習慣となった対象者は，医療者が介入しなくても自主的にセルフマネジメントを行うことができるようになるため見守りの支援でよい。目標達成できなかった場合は，プログラムがストレスになっていることもあるため，既定の期間終了後は技法を使った介入は避ける方が望ましい。ドロップアウトした場合は，対象者に対してその原因を執拗に追求しないようにして，まずは途中までできたことを認め，患者の無力感が増強しないように支えることが大切である。

　また，今後の方針を考えるためには，学習効果を確認するためフォローアップ期間を設けることが望ましい。フォローアップ期間とは，特に介入を行わず通常のケアを行う期間である。EASE プログラムは特に介入を行わなくても，自分でセルフモニタリングや実行できそうな目標を自分で立てて，セルフマネジメントを習慣化させることを目指しているため，このような期間を設けるようにする。

　いずれにしろ，対象者と共に今後の方針を相談し，セルフマネジメントを習慣化していくために，適当な時期が来たら，ステップ 1 より再びプログラムを開始していく。

チェックリスト
- ☐ 対象者に今後どのようにしたら行動を変えやすいか尋ねましたか？
- ☐ ドロップアウトした場合でも，途中までできたことを認めましたか？
- ☐ フォローアップ期間を設けましたか？

こんな風に話してみよう
* 「EASE プログラムを行ってみてどうでしたか？」
* 「今後どのようにすれば行動を変えやすいですか？」
* 「今後はどのようにすれば，なかなかできなくて困っている行動を変えることができると思いますか？」

5. EASE（イーズ）プログラム® ver. 3.1 成功の秘訣

①対象者のちょっとした変化を共に喜ぶ

慢性疾患患者の場合，長期にわたるセルフマネジメントが必要なため，多少の変化や成功に鈍感になっていることもある。例えば，達成率が100％近くでないとだめだと思ってしまったり，多少の改善では「どうせまただめになるんだろう」と看護者が考えていては，対象者の意欲も向上しない。

ちょっとした変化でも喜ぶようにすることで，対象者も自分の変化に価値があることに気がつくのである。共に喜ぶ例を次に示すので，是非やってみよう。その際に，看護者の声の調子を高くしたり，表情も明るくしたりすることが，いくつもの言葉を並べるよりも重要である。

事例　対象者のちょっとした変化を共に喜んだ事例

■状況：外来通院を行っているA氏は，セルフモニタリング法を活用して，塩分が多い食事を減らすようにしている。「ステップ5-1：実施状況の確認」の場面で，看護師がA氏のセルフモニタリング表を確認して，達成率を計算している。

N（看護師）：Aさん，セルフモニタリング表の記録お疲れ様でした。日曜日と水曜日にまとめて記録するようにしていただいていましたが，記録してみていかがでしたか？

A（A氏）：そうね，実は書くのを忘れて，1週間分をまとめて書いたこともあったんです。でも，食卓の上に置くようにしたら，だんだん書くのが習慣になってきて忘れないようになりました。

N：そうですか，ご自分でよい工夫をしてらっしゃったのですね（声の調子を高くして，明るく話す）。

A：結局，何回できたのかしら。

N：えーっと，30日中15回なので，50％の達成率ですね。いい調子ですね！ すごい！

A：えっ？ 50％でもいいの？

N：ええ，いいんですよ。以前に比べて悪くなっているわけではないんですから。この調子でまた頑張ってください（達成率の高低にかかわらず，できたことを認めるようにする）。

A：そうですか。そう言われるとまたがんばる気になります！

②記録をしていなくても問題視しない

　EASEプログラムの技法の中にはセルフモニタリング法や行動強化法などで，行動や気持ちの記録の記載を対象者自らしてもらうことが多い。記録が習慣化されればよいが，それまでは面倒だったり，忘れてしまうこともある。

　しかし，記録してこなくても「やっぱりこの患者はだめだ」とか「行動の達成率は知らないけど，記録の達成率はゼロね」などと評価しないようにしたい。あくまでも，記録は行動の変化を確認するための手段であり，記録することが目的ではない。記録した内容の変化について，アセスメントや今後の目標などを判断することが目的である。

　次の事例は，患者B氏が記録してこなかったことを責めている悪い例である。EASEプログラムの目的や記録を行う意味がB氏によく伝わっていないようであるにもかかわらず，看護師がただ記録することを要求している点も，不適切な対応である。

事例　記録していないことを問題視してしまった失敗例

　1日1,000 mL位飲水していた外来血液透析患者のB氏に対して，ステップ・バイ・ステップ法とセルフモニタリング法を活用して，毎日の飲水量を記録するよう約束した。

N（看護師）：セルフモニタリング表の項目，あれっ！ 書いてないじゃないですか。ちゃんと書いてくださいよ。

B（B氏）：体調が悪く，面倒くさいときもあってね。

N：えー，困りましたね。書いてないと何もわからないじゃないですか。まあ，いいですよ。あとで，お話を聞かせていただき，私の方で書きますから。（セルフモニタリング表をパラパラとめくって）Bさん，行動目標が達成できたのは，だいたい6割くらいですね。Bさんにしてはよく頑張ったじゃないで

すか。
B：「Bさんにしては」って，どうせ俺はいつもだめだからな（独り言のようにつぶやく）。
N：えっ？ 何か言いましたか？ それよりBさん，ほらほら，3週間前のセルフモニタリング表見てください。体重が抑えられなかったときは，ご自分への満足度も下がっているでしょ。これ見てどう思いますか？ 自分でも自分のことを情けないと思っているんでしょ。そう思わないように頑張らなくちゃ。
B：ああ，ホントに自分で自分が情けなくなるよ。生きていてもしょうがないよ。
N：なんですって？ 生きていてもしょうがない？ それは困ったわね。生きがい連結法も入れればよかったかしら？ とにかく，この調子で頑張ってくださいよ。あと4週間で終わりますから。
B：ただ記録して，とにかく飲まないようにする。なんのためのプログラムなんだろう？ まるで刑務所の訓練だな。あと4週間頑張れば，刑期がおわるってことか…。

　こうした事態にならないためには，対象者がEASEプログラムの意義を理解できるよう説明することが必要である。さらにEASEプログラムでは記録することが目的ではなく，あくまでも記録は行動の変化を確認するための手段であることを理解しよう。対象者が記録をしていない場合は対象者に聞いて看護者が記録をしよう。
　次に，説明する際に活用できるプログラムの説明資料（図2-4）と各技法の説明資料（図2-5），ならびに医療者のためのワークシート（図2-6）を示す。

EASE（イーズ）プログラム® ver. 3.1 説明書

EASEプログラムというのは，みなさんが"やればできるのに，わかっていてもできない"と思っていること（例えば水分管理や塩分制限等の食事管理）を達成するのに有効なプログラムです。

★こんな場面はありませんか？
・目標が大きすぎて，達成できる気がしない。
・悪いと思っていてもつい水を飲みすぎてしまう。
・知らないうちに体重が増えてしまい，原因が思いあたらない。

→ このような時にEASEプログラムが有効です

★EASEプログラムは次のような手順で進みます。

ステップ1：病気についての思い
　1）ご自分の病気をどう思われますか。
　（　　　　　　　　　　　　　　　　　　　　　　　　　　　　）
　2）自己管理についてどのようにお考えですか。
　（　　　　　　　　　　　　　　　　　　　　　　　　　　　　）

ステップ2：生きがいと困難事を明確にしましょう。
　1）あなたの生きがいは何ですか。
　（　　　　　　　　　　　　　　　　　　　　　　　　　　　　）
　2）あなたが今困っていることは何ですか。
　（　　　　　　　　　　　　　　　　　　　　　　　　　　　　）
　3）a．困難事が解決できたら，b．どのようなメリットがありますか？
　　　c．それは，ご自分の生きがいとどのようにつながりますか？
　　　　例：a．早く寝ると，b．頭がクリアになり，c．仕事がしっかりできる。
　　　　　　a．塩分制限をすると，b．体調がよくなり，c．子どもの成長が確認できる。
　（　　　　　　　　　　　　　　　　　　　　　　　　　　　　）

ステップ3：目標を設定しましょう。
　1）どのようなことならできそうですか。目標は？
　（　　　　　　　　　　　　　　　　　　　　　　　　　　　　）
　2）この目標を達成するのに，自信はどの位ありますか？
　「全くない」を1，「とってもある」を10とすると，いくつでしょう？
　　　自信度：＿＿＿＿＿＿＿
　　　自信度が6以下の人は，もう一度できそうな目標を立ててみましょう!!
　（　　　　　　　　　　　　　　　　　　　　　　　　　　　　）

ステップ4：EASEプログラムの技法を選びましょう。
　（生きがい連結法　ステップ・バイ・ステップ法　セルフモニタリング法　行動強化法）

ステップ5：選択した技法を実施しましょう。
　実施中，定期的に看護者と面接し，実施状況の確認・目標の再設定などを行いましょう。

ステップ6：実施期間後，目標が達成できたかどうかを確認します。

図2-4　EASEプログラムの手順の説明資料

EASEプログラムの各技法について（資料）

(1) 生きがい連結法
やるべきことと生きがいと関連づける方法です。頑張ることの意味を確認できます。
例えば…趣味の旅行に毎年行くためには，心不全になってはいけないので水分制限を頑張る，などです。

(2) セルフモニタリング法
自分の行動や体調，気持ちの変化を観察・記述する方法です。望ましい行動によって良い結果となることを客観的に理解することができます。セルフモニタリング法では次の2点を設定します。
　①具体的な達成目標と行動目標
　②観察項目：実施内容，達成しようとする目標のメリット
　　例えば…目標「20分ウォーキングをする」の場合
　　　実施内容：歩いた時間
　　　メリット：歩くことによる爽快感
　　毎日記録しなくてもOKです。週末まとめてでもOKです。

(3) ステップ・バイ・ステップ法
一度にハイレベルな目標を達成するのではなく，
小目標を立てて段階を追って実施していく方法です。

目標を書いてみましょう！
　1週目：＿＿＿＿＿＿＿＿＿＿＿＿＿＿＿
　2週目：＿＿＿＿＿＿＿＿＿＿＿＿＿＿＿
　3週目：＿＿＿＿＿＿＿＿＿＿＿＿＿＿＿
　4週目：＿＿＿＿＿＿＿＿＿＿＿＿＿＿＿

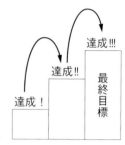

(4) 行動強化法
上手に守れたら，何らかのご褒美を自分に与える方法です。
例えば…見たかったDVDを借りる，花を一本飾る，など。
日々の行動に意味をつけ，がんばった自分をほめてあげます。

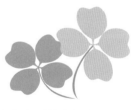

図2-5　EASEプログラムの各技法の説明資料

EASE（イーズ）プログラム® ver. 3.1 ワークシート

面接内容
ステップ1：医療内容の妥当性を含めたアセスメント
1）対象者への説明はどのようにしましたか？

2）対象者は自己管理についてどのようにお考えでしたか？

ステップ2：困難事の明確化と解決意義の確認
1）対象者の生きがいは何でしたか？

2）対象者が困っていることは何でしたか？

3）生きがいと困難事を結びつけると，どうなりましたか？
　　例）子どもの成長を見守るために（生きがい）
　　生きがいと，やらなければいけない行動を結びつけると，どうなりましたか？
　　例）塩分制限をして体調管理をする（やらなければいけない行動）
　　セルフEASEプログラムのサイトもご参照ください。http://plaza.umin.ac.jp/~jin/12ease04_01_2.html

ステップ3：行動目標の設定と自己効力感の確認
1）どのような行動目標設定にしましたか？

2）その目標は何％位達成できそうですか？
　　　　　　　　　　　　％

ステップ4：技法の選択
1）どのような技法を選択しましたか？
　　生きがい連結法　ステップ・バイ・ステップ法　セルフモニタリング法　行動強化法

2）各技法に合わせた項目の設定はどのようにしましたか？
　　例）生きがい連結法：「ステイトメント」を貼る場所と確認頻度は？
　　　　セルフモニタリング法：モニタリング項目の設定内容は？（歩数，自分への満足度など）
　　　　ステップ・バイ・ステップ法：各段階の目標は？
　　　　行動強化法：強化子の設定は？

図2-6　EASEプログラムのワークシート

ステップ5：実施
1）介入期間は？
　　　　　　　　月　　　　日　～　　　　月　　　　日　　　　日間
2）達成率は？
　　例）行動目標：3日間に1回運動する，介入期間：21日間（目標達成機会7回），実施頻度：5回
　　　　達成率：71.4％＝5/7×100
　　行動目標1の達成率　　　　　％
　　行動目標2の達成率　　　　　％

3）あなたはどのようにフォローしましたか？
　　例）2週間に1回面接，1週間に1回メールで励ましたなど

4）特記事項
　　例：途中，連絡がつかなくなり，14日目で中断。
　　　　目標達成できていたので，ステップ・バイ・ステップ法の予定を3日繰上げて，目標をupした。
　　　　達成率は低かったが，困難事を解決するための生きがいについて，最後に確認したところ，次回は頑張るという声が聞かれた。

ステップ6：評価・考察
1）結果についての評価，感想など
　　例：介入は，どうだったか？
　　（達成率が低くてもかまいません。その理由を述べていただければOKです。）
　　・生きがいは，行動の動機づけになっていたか？
　　・行動目標は適切だったか？

　　おつかれさまでした。熱心に取り組むことはできましたか？
　　その熱意は，対象者に伝わりましたか？

図2-6　つづき

III 行動変容を支援するプログラムで活用する技法

　認知行動療法やEASE（イーズ）プログラム® ver. 3.1で比較的でよく活用される技法を取り上げ，特徴，鍵概念，根拠・効果，適用の4項目にまとめ，事例を示して理解が深まるようにした。

1. セルフモニタリング（self-monitoring）法

　■**特徴**：自分の行動を自分で観察し記録することに焦点を当てる。行動変容による効果を自覚できることが特徴である。
　■**鍵概念**：モニタリングには観察し記録する，監視するという意味がある。ある特定の行動をどの程度行うことができるかを，自分で観察し記録することを通して自己効力感を高め行動変容を促す方法である。目標に向かっている途中の，自分の行動や気持ちの変化を観察して記述する。
　■**根拠・効果**：行動を実際に行って成功した体験をもつと，その行動ができるという自信を感じることができ自己効力感が高まるためである。自分で観察し記録することでその行動を起こすことに関心が高まる。また行動を習慣化することで継続意欲を増すことができるようになる。
　■**適用**：自己効力感を高める援助の方法の中でも基本的な方法で，他の方法と組み合わせてほとんどの場面に適用できる。
　　①具体的な達成目標と行動目標：いつまでに，何をどこまでできるようにするのかといった目指すべきゴール（達成目標）を具体的に設定し，さらにゴールにたどり着くために必要な行動を具体的に設定することが重要である。
　　②身体面，認知面，感情面などの広範囲な観察項目：体重や血圧，歩数といった身体面の客観的な数値だけでなく，認知面や感情面などの観察項目を設定し，患者が目標を達成するまでの葛藤なども理解できるように工夫する（［第3部CASE6，CASE7］を参照）。特に，行動を行った際のメリットを観察項目に挙げるようにする。記述の際には「満足度を5段階で示すと今日の満足度はいくつか」というように，観察項目を測定可能なものとして作成する。
　■**留意点**：できるだけ簡便な方法で記録するように工夫すると負担を感じることなく実施できる。失敗体験を重ねると自己効力感が低下するため，対象者と相談

をして 70〜80% くらい達成可能な目標を設定し，決して無理な目標を掲げないようにすることが重要である．目標設定の際には，次の項目で述べるステップ・バイ・ステップ法を組み合わせてもよい．

事例 1

広瀬美由紀氏：28 歳，妊娠 20 週，初産婦，身長 158 cm

広瀬氏は非妊時体重 52 kg が 20 週で 57 kg となり，最近 4 週間で 3 kg の体重増加となったため，通院する病院の助産師外来で指導を受けた．この病院では体重増加のペースが速い妊婦を対象に希望を募って，適正な体重増加を達成するための認知行動療法を用いた指導を行っていた．広瀬氏は助産師と相談し，出産時の目標体重とそれを達成するための目標を 2 つ設定した．また，以下の記録用紙（図 2-7）を用いて，目標の達成度，満足度，体調，体重，感想を毎日記入した．記入方法は簡単で，病院で受診するたびに助産師から適切なアドバイスがもらえるので楽しく記録することができ，最終的に，出産時の体重を目標体重未満に抑えることができた．

```
<セルフモニタリング法>
〜お母さんと赤ちゃんの健康のために〜
出産時の目標体重（kg）：62 kg 未満
達成目標：1 週間の体重増加を 0.5 kg 未満にする
行動目標 1：1 日 20 分散歩または運動をする
行動目標 2：間食をやめる
```

☆目につく所に貼って毎日書いて下さい
☆目標の達成度・満足度・体調は下の表の数字を書いて下さい

1 週目（1/4〜1/10）

月日（曜日）	妊娠週日	行動目標の達成度		満足度	体調	体重	感想
		目標 1	目標 2				
1/4（月）	20 週 1 日	5	1	3	3	60.0 kg	つい間食した。
1/5（火）	20 週 2 日	4	5	4	4	60.1 kg	散歩を 15 分。間食しなかった。
1/6（水）	20 週 3 日	5	3	4	4	60.1 kg	チョコ 2 口。あとひと頑張り。
1/7（木）	20 週 4 日	3	5	4	4	60.2 kg	雨でラジオ体操 1 回だけ。
1/8（金）	20 週 5 日	5	5	5	4	60.3 kg	両方の目標が達成できてうれしい。
1/9（土）	20 週 6 日	5	3	4	5	60.3 kg	体調いい。この調子で頑張ろう。
1/10（日）	21 週 0 日	5	3	5	5	60.3 kg	頑張った分だけ効果が出た。

1 週間の感想：1 週間の目標が達成でき気持ちいい。この調子で頑張りたい。

目標達成度： 1. できない 2. あまりできない 3. ふつう 4. だいたいできた 5. できた
満足度： 1. 不満 2. やや不満 3. ふつう 4. やや満足 5. 満足
体調： 1. 悪い 2. やや悪い 3. ふつう 4. ややよい 5. よい

図 2-7 セルフモニタリング法の記録

2. ステップ・バイ・ステップ（step by step）法

■**特徴**：一度に高い目標を設定して行動を起こすのではなく，まず「できることから少しずつ」始めることで，無理なく行動を持続することをめざす。

■**鍵概念**：ステップ・バイ・ステップ法は，一歩一歩という意味の言葉である。行動目標を設定する際，実現可能な具体的な目標を設定し，それがある程度実施できたら次の実施可能な具体的な目標を設定していく。このように階段を上るように，ゆっくりと確実に，少しずつ上っていくことでステップアップをはかり，自己効力感を高める方法である。

■**適用**：セルフモニタリング法同様，自己効力感を高める援助の方法の中でも基本的なもので，ほとんどの場面で方法や目標を設定する際に活用できる。目標を短時間から長時間へ，単純から複雑へ，単独から複数へと無理なくステップが図れるように設定する。

■**根拠・効果**：階段を一歩ずつ上るようにできることから少しずつ実行することで実現可能感を高めたり，無力感が高まることを防いだりする効果がある。目標を立てて取り組むことが成功体験につながる。

■**留意点**：早く達成したいという気持ちが強いと，目に見える効果を期待して，達成することが困難な高い目標をあげ，現実にはなかなか実行できないことがある。またそのために挫折感を感じて意欲をなくしたり，あきらめたりすることにつながりやすい。本人とよく話し合い，実現可能感が7割以上となる目標を設定し，少しずつ実施することで自己効力感を高め，実際に成功体験を重ねることが重要である。

また，毎日の記録が負担な場合や，1週間単位の行動目標の場合は毎日記録する必要はなく，適宜まとめて記録する。

事例2

■**渡辺美和氏**：42歳，主婦，糖尿病，身長152 cm

出産をきっかけに体重が増加し，現在は66.7 kgである。糖尿病外来の看護師は渡辺氏と面接をし，食事内容を見直すと共に，運動を取り入れたらどうかと提案した。渡辺氏は「ジョギングは4日しか続かなかった」「これ以上体重が増えて血糖コントロールができなくなると大変」との反応があった。看護師は渡辺氏と相談し，ジョギングよりも軽い運動から始め，自信がついて慣れてきたら徐々に強い運動へと移行することにした。また，時間をかけて運動習慣を身につけながら，徐々に体重を落とすことに同意した。

これまで，バスで5分の場所に週3日パートに行っていたが，片道徒歩で15分の距離なので，4週間の間，週2日は片道だけでも徒歩で行くことから始めた。

```
<ステップ・バイ・ステップ法>
～1歩ずつ歩く楽しさを感じて減量につなげよう～
達成目標：8週間後には体重を65 kg以下にする
行動目標1：1回15分以上の歩行を週2回以上行う（4週間：2/1～2/28）　*その日の実施度を記入
行動目標2：1回15分以上の歩行を週4回以上行う（4週間：3/1～3/28）　*その日の実施度を記入
```

月日（曜日）	行動目標2の実施度	満足度	体調	体重	感想
3/25（月）	2	4	3	65.3 kg	寒かったので運動ひかえめ。
3/26（火）	2	4	4	65.2 kg	少し運動量ふえたかな。
3/27（水）	2	5	5	65.0 kg	運動すると気分も体調もいい。
3/28（木）	2	5	5	65.0 kg	達成目標をクリアできた！

8週間の感想：運動習慣がついたようでうれしい。8週間のステップ・バイ・ステップで1.7 kgへらすことができた！

```
実施度： 1. できない  2. できた
満足度： 1. 不満  2. やや不満  3. ふつう  4. やや満足  5. 満足
体調：　 1. 悪い  2. やや悪い  3. ふつう  4. ややよい  5. よい
```

図2-8　ステップ・バイ・ステップ法の記録（行動目標2）

　その結果，8割程度実施でき，体重を3週間で0.7 kgへらすことができた。そして，次の4週間後の行動目標は，4週間の間，週2日を4日にアップするように設定し，これも8割程度実施できた。実現可能な目標を設定することで自己効力感を高め，着実に実施することにつながった。次の表は渡辺氏が8週目に取り組んだ時のステップ・バイ・ステップ法の記録である（図2-8）。毎日の記録は面倒との言葉が聞かれ，また行動目標も毎日評価するものであったため，これ以降の記録表は1週間分をまとめて記載する方式にした。

3. ピア・ラーニング（peer learning）法

■**特徴**：同じ立場や状況にある仲間と学びあうことに焦点を当てている。指導者から教えられるのではなく，仲間から学ぶことで親近感をもちやすく，患者が受け入れやすいことが特徴である。

■**鍵概念**：ピアは同じ立場や状況にある仲間という意味。ラーニングは文字通り学習するという意味。したがって，ピア・ラーニングは同じ立場や状況にある仲間同士で学習することで共通の目標に向かって励ましあうという意味がある。ピア・ラーニング法は自分と似た立場にある患者仲間と触れ合って目標に取り組む姿勢や行動を学ぶことによって，自分でもできるのではないかといった自己効力感を高める方法である。

■**適用**：一人では行動変容することが困難な場合や，背景が異なる人々の集団では学習意欲がわきにくい場合などに適応できる。アルコールやたばこ，薬物など

の嗜癖を改善したいと思う人々や，糖尿病や透析などの疾患をもつ人々で，生活習慣の改善が必要な人々が共に学びあう場で用いられることが多い。

■**根拠・効果**：仲間同士で，問題解決や目標達成のために取り組む方法。仲間から学ぶため，学ぶ側が受け入れやすいという考えに基づいている。効果として，失敗談や工夫したことを語ることで自分の行動を振り返ることができたり，具体的な方法論を学ぶことができたり，自分の可能性への予測が高まったりすることがあげられる。また，「あの人に負けないように自分も頑張ろう」という競争意欲を高めることもできる。

■**留意点**：お互いに励ましあって学び合おうという気持ちを高め合えるようなかかわりをもつことが重要である。

事例3

山元勉氏：54歳，自営業，人工透析1年目

　透析専門外来の看護師は山元氏との面接をした。その結果，外での営業の合間に毎日缶コーヒーを3～4本飲むほか，毎晩ビール瓶1本を飲み，それが体重増加を招いているようであった。山元氏から，「自分は意志が弱いので水分を減らすのは難しい。他の透析患者はどうやって水分量を調整して体重が増えないようにしているのかな」との発言が聞かれた。そこで看護師は透析患者のグループ学習会があることを伝えたところ，山元氏から「ぜひ参加したい」との発言があった。

　山元氏はその後，第1回の学習会に参加し，「医療者から一方的に話を聞くよりも同じ病気をもつ患者の体験談を聞く方がわかりやすく，自分にもできそうな気がした」との感想を語った。その後3回の学習会にも参加し，学習会終了後には缶コーヒーと瓶ビールの摂取量を減らしてドライウエイトを維持することにつながった。

4. リフレーミング（reframing）

■**特徴**：これまでの経験に基づいて身につけた誤った認識・認知を，見方，とらえ方を修正することで行動変容につなげることに焦点を当てている。

■**鍵概念**：リフレーミングには枠組みを再構築するという意味がある。同じ出来事や現象でも見方を変えると違って見えることは多くの人が体験している。これまで自分が思っていた自分の思いや行動に誤解や認識のずれがないのかを検討してもらい，ネガティブな認識や認知をポジティブで問題解決につながるものに変えていく方法である。

■**適用**：うまくできない体験を繰り返すうちに「何もかもできない」と思い込み，意欲をなくしたり，自信喪失に陥ったりした場合に適している。具体的には，抑

うつ傾向の人や無力感が強い人が対象となる（[第3部CASE3]を参照）。

■**根拠・効果**：「これまでうまくいったことがない」「だめな人間だ」といった認識や認知過程の偏りは患者の体験する内面世界で生じたものである。その偏りをこれまでとは異なる，新たな視点でとらえなおして修正することにより，心理的苦痛を取り除いた後，不適切な行動が改善するという考えに基づいている。ここまでどれだけ努力してきたのか，どこまではできているのかを認識・認知してもらうことで，無力感や自信喪失の状態から抜け出すことを助ける効果がある。

■**留意点**：「だめだ」と思い込んでいることを単に否定するだけではリフレーミングにならない。これまで課題にどれだけ取り組んできたのか，どれ程努力してきたのか，その結果，どのくらいできているのかを患者と共に具体的に振り返ることが重要である。対象者の心を聞くような看護師のコミュニケーションスキルが求められる。

事例4

花沢洋一氏：25歳，公務員，軽度の抑うつ状態

花沢氏は，住民からの苦情を受け付けて対応する係に異動して3か月が経過した。花沢氏は初対面の人と接することが苦手で，話し下手であることにコンプレックスをもっていた。そのため，うまく対応できず相手を怒らせて，上司から注意を受けることが多かった。花沢氏は気分が落ち込み，不眠が続いて仕事に遅刻し，休みがちとなった。その後上司に勧められ，自分でも何とかしたいと考えて，職場の健康相談室を訪ねた。

健康相談室の看護師は花沢氏との面接で，「苦情にうまく対応できたことがない」「自分はだめな人間だ」という考えにとらわれていることに気づいた。そしてコミュニケーションの実践講座に参加し，2か月は大きな問題もなく過ごせていた。しかし3か月目に住民からの苦情の件数が急に増えて，一人では対応しきれない状態になったが，他の職員に依頼できずに対応に時間がかかり，相手を怒らせる結果となることが多かった。

看護師は，花沢氏がコミュニケーション能力を高める努力をしていること，その結果，2か月間は問題もなく仕事ができたことを花沢氏自身が気づくことができるように時間をかけて話をした。花沢氏はしだいに，「苦情にはかなり対応できていた」「苦情を抱え込んで他の職員に任せられなかったことが，相手を怒らせることにつながった」「自分で対応できないときは他の職員に任せてもいいと考えられるようになった」と述べ，仕事への意欲を高めることにつながった。この事例におけるリフレーミングによる認識は次の通りである。

誤った認識例：苦情にうまく対応できたことがない。自分はだめな人間だ。

正しい認識例：苦情にはかなり対応できていた。対応できないときは人に任せ

てもいい。

5. 行動強化法

■特徴：一定の行動ができると自分に強化子（賞罰）を与えることをあらかじめ決めておくことで，強化子を励みとして自己効力感を高めることができる方法。

■鍵概念：「強化子」はある行動の後に生じる結果のことで，行動に伴う好ましい結果を正の強化子，行動に伴う好ましくない結果を負の強化子という。好ましい行動を増やすためには，その行動の後に正の強化子を伴うように働きかける方法と，その行動の後に負の強化子を取り除く方法とがある。

■適用：無意識に行っている悪い生活習慣を改善したいとき，好ましい行動をとりやすくする，好ましくない行動をとりにくくする，などの方法を用いて自己効力感を高めることができる。目標行動が実施できるたびにチェック表にシールを貼る，やることリストを作成し，実施できたら赤ペンを使ってその項目を消す，といった簡単な方法もある。

■根拠・効果：ある行動の後に自分にとって好ましいことが起きると，同じ行動を繰り返し行うよう条件づけられるという考え（オペラント条件づけ）に基づいている。決められた食事をとることや体重増加をめざす場合に効果があるといわれている（表2-5）。

■留意点：強化子が患者にとって有効となるよう設定することが重要である。逆に，目標の達成効果を弱めるような強化子を設定してはいけない。例えば体重減少を目的に行動強化法を用いる場合，1kg減量できたらポテトチップスを食べるというような強化子は目標の達成効果を弱めるため，あまり良い強化子ではない。ただし，対象者にとっては，我慢ばかり強いられるとストレスがたまる場合もあるため，事例によっては我慢していた行動を適度に行うことを考慮してもよい。例えば，水分制限をしている場合，目標が達成できたら決められた飲水量のなかで，取り寄せた好みのジュースを飲むなどである。

表2-5　オペラント条件づけの基本図式

行動の後に伴う刺激	ある＋	ない－
好ましい結果 （正の強化子）	行動が増える （正の強化）	行動が弱まる・消去 （タイムアウト・レスポンスコスト）
好ましくない結果 （負の強化子）	行動が弱まる （罰）	行動が増える （負の強化）

足達淑子編(2014)ライフスタイル療法Ⅰ―生活習慣改善のための行動療法, 第4版. 医歯薬出版, p.10より一部改変

事例5

藤真知子氏：49歳，主婦，更年期症状

　藤氏は最近のぼせや発汗，イライラや不安感，気分の落ち込みなどを感じていた。友人から不安や気分の落ち込みを改善するための看護師が主催するヨーガ教室があると聞き，一緒に参加することにした。主催する看護師から参加者全員にスケジュールやパンフレット，参加同意書と共に行動強化表が渡された。看護師から，「週1回60分の教室に参加できたら，毎回シールを貼ります。また，自宅で練習した日は時間を記入し，お渡しするシールを自分で貼って下さい。これらを励みにして楽しく続けて下さい」と言われた。

　図2-9は藤氏が実際に記入したセルフチェック表である。藤氏はヨーガ教室に参加するたびに友人とセルフチェック表を見せ合い，シールの枚数が増えることを楽しみにして，8週間のヨーガレッスンを終了することができた。そして，参加する前に比べて不安や気分の落ち込みを改善することができた。

6. 生きがい連結法

■**特徴**：自分が日ごろ楽しみにしていること，大切にしていることや生きがいに関連づけて行動目標を設定し，それを励みとして自己効力感を高めることが特徴である。

■**鍵概念**：生きがいとは，生きていくはりあいや喜びとなるものである。ただし，本法では「人は何のために生きるのか」というような哲学的な問いではなく，何かを行うための意欲につながるものという位置づけの「生きがい」でよい。そのため，普段大切にしていることや，趣味や娯楽などの楽しみでも良い。

　生きがいや大切にしていることを明確にし，それを目標とする行動と関連づ

月日（曜日）	ヨーガ教室参加日○（参加したらシール貼付●）	自宅練習時間（分）（練習したらシール貼付●）	血圧，体調の変化など気づいたことや気持ちなどを自由に記入しましょう
5/2（月）			
5/3（火）	○　●		意外にハードかも！　シールが可愛い
5/4（水）		20分　●	うまくできないところがあった
5/5（木）			筋肉痛続いている
5/6（金）			明日練習しよう
5/7（土）		20分　●	友達と練習。2人でやると楽しい
5/8（日）			1日外出して練習しなかった

図2-9　行動強化表　1週目—Let' Try Yoga!　気軽にヨーガを楽しみましょう

ることで目標とする行動が重要な意味をもつようになる。目標行動に対する動機づけを高めて自己効力感を高めることがポイントとなる。
■**適用**：病気や障害のために生活の張りをなくしたり、生きがいをなくしたりして好ましい生活習慣がとれないような場合に適用しやすい。
■**根拠・効果**：目標行動の達成のための目的や意義を明らかにする効果がある。
■**留意点**：仕事や趣味だけでなく、生活の張りや気分転換になることなど、生きがいにつながることを患者との会話からうまく引き出すことが重要である。また、なぜ生きがいについて尋ねるのか、その目的を伝え、好奇心や個人的興味から尋ねるのではないことをきちんと伝えるようにする。

事例6

橋本恒夫氏：53歳、喫茶店経営、慢性腎不全

橋本氏は血液透析歴2年であるが、夜間に飲食をとる量が多く、食事や水分の管理がうまくできていない。このままでは透析の回数を増やさなければならない。橋本氏は「透析回数をこれ以上増やすと店の経営ができなくなる。好きな釣りにも行けなくなるのがつらい。でも食事や水分の管理には自信がない」と話した。看護師は橋本氏と相談し、無力感にさいなまれないようにしながら水分管理を進めるために、生きがい連結法を用いることにした。

そして、橋本氏と話をするうちに、「店の経営を続けることと釣りに行くこと」が生きがいであることが明らかになった。そこで、それを続けるためには体調を悪化させないように、行うべき行動として水分管理があることが徐々に明らかになった。そこで、生きがいと行うべき行動を結びつけて考えたもらったところ、「店の経営を続け、釣りに行くために水分管理をする」ということに気づき、これをステイトメントとして書くことにした。このステイトメントを看護師がイラストのついたB5サイズの紙に書き、いつも目につく店のレジの所に貼り出すことにした（図2-10）。

そして、週に1回は看護師もステイトメントを一緒に確認することにした。

7. 習慣拮抗法

■**特徴**：健康の保持を妨げる悪い習慣や問題行動の改善を目的として、問題行動をとりそうな時にそれに代わる行動をとることで対処できるという、成功体験を積み重ねて自己効力感を高める方法である。
■**鍵概念**：ここでの「習慣」とは、健康の保持増進を妨げるような習慣を指す。また、「拮抗」とは、そのような行動に打ち勝ち、健康の保持増進を促進する行動をとることである。反応妨害法ともいう。

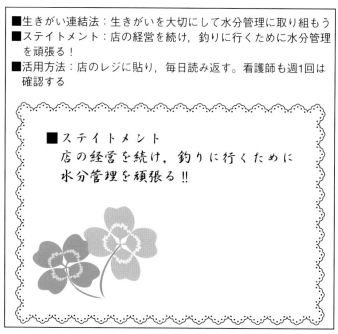

■生きがい連結法：生きがいを大切にして水分管理に取り組もう
■ステイトメント：店の経営を続け，釣りに行くために水分管理を頑張る！
■活用方法：店のレジに貼り，毎日読み返す。看護師も週1回は確認する

図 2-10　生きがい連結法―生きがいを大切にして水分管理に取り組もう

■適用：喫煙，飲酒，過食，水分の過剰摂取などの問題行動の修正を行う際に適している。
■根拠・効果：健康行動を妨げる行動を継続することによる不利益の大きさに気づき，健康促進行動をとることの利益の大きさに気づくと人は健康行動をとることができるという理論に基づいている。
■留意点：事前に対象者の生活習慣をよく確認して，どのような代替行動が効果的かを検討しておくことが重要である。また，我慢したときの気持ちやうまくできた時の満足度を記述してもらい，成功体験を実感するよう働きかけることが重要である。

事例 7

田中治夫氏：62 歳，気管支喘息，無職，喫煙歴 29 年

　気管支喘息を長年罹患している田中氏は，これまで禁煙に 3 回挑戦しているが，どうしてもタバコを吸いたい気持ちに勝てず失敗を繰り返している。受け持ち看護師は田中氏と相談し，どんな時にタバコを吸ったかをセルフモニタリング法を使って 1 週間記録してもらうことにした。その結果，いらいらした時，コーヒーやお酒を飲む時，寝る前に吸いたくなる気持ちが強くなることが分かった。その一方で，散歩したり，運動したり，趣味の囲碁に集中している時や好きな音楽を聴いている時，本を読んでいる時は吸いたい気持ちを感じにくいことが分かった。

<習慣拮抗法>
~少しの我慢で減煙に取り組もう~
たばこが吸いたくなったら深呼吸して我慢する，散歩する，運動をする，本を読む，音楽を聴く，禁煙した友人に電話をするなどの拮抗法を使う！

<1・2週目の目標>タバコの本数を1日15本以下にする

月日（曜日）	使った拮抗法	喫煙本数	我慢した時のつらさ	満足度
7/1（月）	なし	17	1 ② 3 4 5	① 2 3 4 5
7/2（火）	なし	20	1 ② 3 4 5	① 2 3 4 5
7/3（水）	我慢する方法を目立つ所に貼った	16	1 2 3 4 ⑤	1 2 3 4 ⑤
7/4（木）	散歩して気を紛らわした	15	1 2 3 ④ 5	1 2 3 ④ 5
7/5（金）	なし（お酒と一緒に吸ってしまった）	20	1 ② 3 4 5	① 2 3 4 5
7/6（土）	読書に集中した	15	1 ② 3 4 5	1 2 3 4 ⑤
7/7（日）	散歩して気分がいい	15	① 2 3 4 5	1 2 3 4 ⑤

我慢した時のつらさ：1．つらくない　2．あまりつらくない　3．ふつう　4．少しつらい　5．つらい
満足度：1．満足していない　2．あまり満足していない　3．ふつう　4．少し満足　5．満足

図2-11　習慣拮抗法

そこで，コーヒーやお酒を飲む頻度を少なくすることを目標に計画を立てた。その際に吸いたくなったら深呼吸して我慢する，散歩する，運動をする，本を読む，音楽を聴く，禁煙した友人に電話をすることにした。そして，それまで1日20本吸っていたのを，1日15本以下に減らす目標を立てて2週間過ごすことにした。セルフモニタリング法も用いて，タバコを吸いたくなったときの状態や吸わずに我慢したときの気持ちを記入してもらった（図2-11）。その結果，2週目には1日平均15本以下に喫煙本数を減らすことができた。

8. セルフコントラクト（self-contract）法（自己契約法）

■**特徴**：健康の保持増進に望ましくない行動を弱め，望ましい行動を強化したいときに，自分と契約を結んで動機づけを高め，自己効力感を高める方法である。行動強化法と同様，「強化子」を設定するが，行動強化法（109ページ）では外発的動機づけが用いられることが多いのに対して，セルフコントラクト法では内発的動機づけが用いられることが多い。

■**鍵概念**：自分の行動について行動変容の各段階で得られる強化子，目標行動達成に対する強化子などを明らかにした契約をしてコントロールする。「強化」の概念が重要となる。

■**適用**：多様な疾患，症状に適用できる。意思が弱い人より強い人に向いている。
■**根拠・効果**：自分にとって望ましい行動ができないとき，自己監視（self-monitoring）し，自己評価（self-evaluation）し，自己強化（self-reinforcement）や嫌悪刺激をすることで行動は維持されたり，変えられたりするという。セルフコントラクト法は，「自己強化」を用いて望ましい行動を行い，継続できるといわれている。
■**留意点**：目標達成できた時の強化子は，継続意欲を高めるもので対象者が納得できるものを設定することが必要である。実施する意味や実施することで得られる効果を具体的に説明する必要がある。

事例8　寺本里香氏：17歳，高校2年生，顎関節症，緊張型頭痛

寺本氏は口が開けにくく堅い食べ物をかむと痛みがあり，頭痛も強くなり歯科受診した。そこで顎関節症と診断され，主な原因はストレスや昼間の歯のくいしばり（クレンチング）で，そのために緊張型頭痛が起きているのではないかといわれた。高校の養護教諭は寺本氏から相談を受け，セルフモニタリング法とセルフコントラクト法を用いて症状改善を支援することになった。

寺本氏は緊張症で，緊張すると歯をくいしばる癖があることは自覚しているが，それをどうしたらなおすことができるかわからなかったので，養護教諭は緊張をほぐすためにはリラクセーション（117ページ，[10. リラクセーション（relaxation）] を参照）の漸進的筋弛緩法などを用いることを勧めた。また，歯をくいしばる癖については，歯に余計な負担をかけないように自分で注意事項を唱える「顎関節症呪文」というものがあるので，それを毎日定期的に行うことを勧めた。そのほか，できるだけ柔らかい食べ物を噛み，チューインガムを噛むことは避けるよう説明した。

以下に，寺本氏が1週間目に実施したセルフコントラクト法を示す（図2-12）。

9. 主張訓練（assertion training）法

■**特徴**：自分の言動に自信がもてず，相手の言いなりになって好ましい人間関係が保てない状況を，適切に対処する方法を学び訓練することを通して自己効力感を高め，改善する方法である。
■**鍵概念**：assertion を日本語で「主張」と訳すと本来の意味が伝わりにくい。アサーションとはコミュニケーションスキルの一種で，自分が一方的に「主張」するのではなく自分も相手も共に尊重して円滑な人間関係を育む表現手法である。
■**適用**：自分の意見や意思を率直に伝えることが苦手で，人間関係がうまくいか

<セルフコントラクト法>
〜歯をくいしばらず，顎にやさしい生活をしよう〜
■自分との約束：1日3回「唇を閉じ，上下の歯を離し，顔の筋肉の力を抜く」と呪文を唱える
■自分へのごほうび（強化子）：週5日以上目標達成できたら好きな映画を見る

月日（曜日）	呪文の実施回数			歯の痛み					頭痛					感想
8/1（月）	1	②	3	1	2	3	④	5	1	2	3	4	⑤	夜唱えるのを忘れた
8/2（火）	1	2	③	1	2	③	4	5	1	2	3	④	5	気のせいか呪文を唱えた後痛みが軽い
8/3（水）	1	②	3	1	2	③	4	5	1	2	3	④	5	朝唱えるのを忘れた
8/4（木）	1	2	③	1	2	③	4	5	1	2	3	④	5	少し気分がいい
8/5（金）	1	2	③	1	②	3	4	5	1	2	③	4	5	歯の痛みが落ち着いてきた
8/6（土）	1	2	③	1	②	3	4	5	1	2	③	4	5	唱えるのが苦痛でなくなった
8/7（日）	1	2	③	1	②	3	4	5	1	2	③	4	5	あと1日で目標達成。がんばろう

歯の痛み・頭痛：1. つらくない　2. あまりつらくない　3. ふつう　4. 少しつらい　5. つらい

図2-12　セルフコントラクト法—歯をくいしばらず，顎にやさしい生活をしよう

ず悩みを抱えている人に適している。

■根拠・効果：コミュニケーションが円滑に行われる場合は，相手の気持ちを尊重しつつ自分の思いを伝えることができ，「相手もOK，自分もOK」の関係性が成立するという考えに基づいている。しかし，自分の気持ちを抑えて，相手の主張を一方的に受け入れたり，相手の気持ちを無視して，自分の主張を一方的に押しつけたりする場合は，「相手はOK，自分はNG」または「自分はOK，相手はNG」という関係性となり，コミュニケーションが円滑に行われず，人間関係が悪化したり，トラブルが起こったりしやすい。このような問題状況を改善するためには，主張訓練法を用いることが効果的といわれている。

■留意点：この人とは絶対に口を利きたくない，顔を見るのもいやだ，同じ部屋にいるだけで気分が悪くなる，といった極端に嫌っている相手や，関係性を改善することが困難な相手に対して主張訓練法を試みることは避け，始めは取り組みやすい相手や場面を選んで取り組むことが望ましい。また，事前にトラブルが起きやすい状況を設定して，その時どう対応したらいいかを紙面に書いて検討したうえで，ロールプレイングを行い，自分にもできそうだという自己効力感を高めることが効果的である。

事例9 佐々木海人氏：16歳，高校1年生，対人恐怖症

佐々木氏はまじめで勉強はできるが，内向的で自信がもてず，仲のいい友達がいない。高校1年になって，席が近いことから言葉を交わすようになった男子生徒3人は，宿題をやらずに，佐々木氏が書いた宿題を写すようになった。佐々木氏は断りたいのだが，断ったら嫌われるのではないかという不安と緊張が強く断れず，悩むようになった。

相談を受けた養護教諭は佐々木氏と相談し，主張訓練法を用いて佐々木氏が不安と緊張の軽減に取り組めるようにした（図2-13）。

最初の2週間は週に1～2回断ることを目標にした。そしてそれがある程度達成できたら，次の2週間は週に2～3回断ることを目標にした。その次の2週間は週に3～4回断ることを目標にした。このようにステップ・バイ・ステップ法も合わせて行うことで，8週間後にはほとんど断ることができるようになり，その後は男子生徒3人から宿題の答えを見せろといわれなくなった。その3人とはそれ以来ほとんど口を利かなくなったが，佐々木氏には新しい友達ができるようになった。

```
＜主張訓練法とセルフモニタリング法＞
■達成目標：不安と緊張をあまり感じず，自信をもてるようになる
■行動目標：宿題の答えを見せろといわれても「いやだ」と断ることができる
■2週間の目標：週1～2回は断ることができる
```

月日（曜日）	断わったか（○/×）	その時の不安度	その時の緊張度	満足度	感想
7/1（月）	×	1 2 3 4 ⑤	1 2 3 ④ 5	① 2 3 4 5	不安が強かった
7/2（火）	×	1 2 3 4 ⑤	1 2 3 ④ 5	① 2 3 4 5	口ごもってしまった
7/3（水）	×	1 2 3 4 ⑤	1 2 ③ 4 5	1 ② 3 4 5	明日こそ断りたい
7/4（木）	○	1 2 3 4 ⑤	1 2 ③ 4 5	1 2 3 ④ 5	何とか断りほっとした
7/5（金）	○	1 2 3 ④ 5	1 ② 3 4 5	1 2 3 4 ⑤	少し緊張がとれた
7/8（月）	×	1 2 3 4 ⑤	1 2 ③ 4 5	1 ② 3 4 5	相手の強気に負け悔しい
7/9（火）	○	1 2 ③ 4 5	1 ② 3 4 5	1 2 3 4 ⑤	断れてうれしかった

不安度： 1. 安心　　　 2. 少し安心　　　 3. ふつう　 4. 少し不安　 5. 不安
緊張度： 1. リラックス　 2. 少しリラックス　 3. ふつう　 4. 少し緊張　 5. 緊張
満足度： 1. 満足していない　2. あまり満足していない　3. ふつう　 4. 少し満足　 5. 満足

図2-13　主張訓練法とセルフモニタリング法

10. リラクセーション（relaxation）

■**特徴**：緊張状態を続けることから生じる多様な症状を，身体の状態をコントロールすることでより適切な状態に保ち，快の刺激を積み重ねることでリラクセーション状態に導く方法である。

■**鍵概念**：リラクセーションとはリラックスすること，またはリラックス状態のことである。リラックス状態は自律神経系のうち，交感神経優位の状態ではなく，副交感神経優位の状態で，緊張がない状態である。

■**根拠・効果**：認知行動療法のうち，主に行動面に焦点を当てて援助する行動療法に位置づけられる。日常生活でストレスが多い状況におかれると慢性の心身の緊張状態となりやすい。日常生活の中で徐々に習得された不適切な行動を修正し，変容させることを意図している。呼吸器系・消化器系・循環器系などの不快症状や疾患のうち，精神的なストレスと関連するものを軽減させることに効果的とされる。

■**適用**：リラクセーション技法には，①呼吸法（腹式呼吸），②漸進的筋弛緩法，③自律訓練法，④系統的脱感作法などがある。呼吸法は心身を安定した状態に保つ方法である。過換気症候群，四肢の冷感，不安，不眠等の改善が期待できる。漸進的筋弛緩法は軽く筋肉を緊張させた後，全身の筋肉を弛緩させる方法である。自律訓練法は，自己催眠法の一種で心身をバランスのとれた状態に保つ方法である。呼吸器系疾患（過換気症候群，喘息），消化器系疾患（便秘，過敏性腸症候群），循環器系疾患（不整脈，四肢冷感，頭痛），内分泌系疾患（甲状腺疾患，糖尿病），睡眠障害などの改善が期待できる。一方，自律訓練法の非適応症（適応しても意味がない場合や禁忌症（自律訓練法を行うことで副作用的反応や症状の増悪などを引き起こす可能性がある疾患）もある（**表 2-6**）。

表 2-6　自律訓練法の非適応症と禁忌症

自律訓練法の非適応症	自律訓練法の禁忌症
1. 治療意欲がない者 2. 自律訓練法の練習中の徴候や練習そのものを十分に監視できないとき 3. 急性精神病や統合失調症的反応の激しいとき 4. 知的能力がかなり劣っている患者 5. 5歳以下の子ども	1. 心筋梗塞の患者 2. 糖尿病患者で長期間の監視が不可能なとき 3. 低血糖様状態の患者 4. 退行期精神病反応，迫害妄想，誇大妄想を示す患者

松岡洋一（2012）心身症における自律訓練法．心身医学，52（1）：32-37 より作成

■留意点：リラックス状態は人によりとらえ方が異なるため，対象者にとってのリラックス状態を確認し，これまでの生活で用いたリラックス方法を確認した上で，取り組みやすい方法を決定することが必要である。効果を実感するのに個人差があり，習得に時間がかかる場合があることを理解して実施する必要がある。種類によって導入が困難な場合があるため，実施に際しては専門書にあたる必要がある。

事例10 斎藤京子氏：59歳，主婦，低血圧，冷え性，睡眠障害

　低血圧で冷え性と睡眠障害に悩む斎藤氏は女性専門外来を受診した。相談を受けた助産師は，まず以下のような生活改善を提案し，取り組みやすいことから改善するよう促した。具体的には，「不規則な生活から早寝早起きの規則的な生活に改善すること」「薄着を避け，首や手首，足首，背中や腰を冷やさない衣服を着用すること」「ショウガやラッキョウなどの保温効果のある食品やプルーンなどの低血圧，冷え性に効果のある食品を多く摂ること」「シャワーの使用を減らし，毎晩ぬるめのお風呂に10分以上つかること」「就床前には照明を落としたり，静かな音楽をかけたりして自然の眠りにつきやすい環境を整えること」などである。

　さらに斎藤氏と相談し，リラクセーション法の中の自律訓練法を行うことを決めた。自律訓練法の目的，効果，方法，留意点を説明し，具体的には表2-7を参考にして，毎日，朝晩2回行うことにした。

表2-7　自律訓練法の効果・公式・コツ

自律訓練法の効果	自律訓練法の公式
1. 疲労の回復	背景公式：「気持ちが落ち着いている」
2. 穏やかな気持ちの獲得	第1公式：「右腕が重たい→左腕が重たい→両脚が重たい」
3. 自己統制力の増加による衝動的行動の減少	第2公式：「右手が温かい→左手が温かい→両脚が温かい」
	第3公式：「心臓が規則正しく打っている」
4. 仕事や勉強の能率の向上	第4公式：「楽に息をしている」
5. 身体的な痛みや精神的な苦痛の緩和	第5公式：「お腹が温かい」
6. 向上心の増加	第6公式：「額が心地よく涼しい」

自律訓練法のコツ

1. イスに座り，軽く目を閉じた状態で決まった言語（言語公式）を心の中で唱える。
2. 1つの公式を実感後，次の公式を行う（初めは多くの人が第2公式まで行って効果を実感する）。
3. 時間は1回3〜5分で毎日2〜3回行う。
4. 訓練を終えるときは，最後に「消去動作」を行って自己催眠状態から醒めるようにする。

　消去動作は，両手を上げて大きく伸びをしたり，両手を強く握ったり，開いたり，肩や首を大きく回すなど，意識や筋の状態を通常レベルに引き上げるために行う。入眠前は，消去動作をしなくてもよい。

長寿科学振興財団（2018）：健康ネット「自律訓練法の健康効果とは」「自律訓練法の公式やコツ」https://www.tyojyu.or.jp/net/kenkou-tyoju/shintai-kenkou/jiritsu-kunren.html（検索日：2018年7月6日）より作成

その結果，2週間頃から実施している時の感覚の変化を感じるようになり，3週間頃から冷え症の症状が少しずつ緩和するようになった．

第2部 引用・参考文献

- Cox, C. L.(1982) An Interaction Model of Client Health Behavior：Theoretical Prescription for Nursing. Advances in Nursing Science, 5（1）：41-56.
- France, R., & Robson, M.(1997) Cognitive Behavioural Therapy in Primary Care：A Practical Guide. London, Jessica Kingley Publishers.
- Joboshi. H., & Oka. M.(2017) Effectiveness of an educational intervention (the Encourage Autonomous Self-Enrichment Program) in patients with chronic kidney disease: A randomized controlled trial. International journal of nursing studies, 67：51-58.
- 樫村正美・野村俊明（2016）認知行動療法の紹介．日本医科大学医学会雑誌，12（2）：57-60.
- Mason, J., Khunti, K., Stone, M., Farooqi, A., & Carr, S.(2008) Educational Interventions in Kidney Disease Care：A Systematic Review of Randomized Trials. American Journal of Kidney Diseases, 51（6）：933-951.
- 岡美智代（1997a）透析患者のセルフケア 透析患者におけるセルフケアとその関連要因（10）透析患者のセルフケアの動機を高める介入方法1．臨床透析，13（12）：1667-1672.
- 岡美智代（1997b）透析患者のセルフケア 透析患者におけるセルフケアとその関連要因（10）透析患者のセルフケアの動機づけを高める介入方法2．臨床透析，13（13）：1797-1802.
- 岡美智代（2005）透析患者の自己効力感を高める行動変容プログラムとアクションプラン．看護学雑誌，69（6）：558-562.
- 岡美智代（2007）セルフマネジメントにおける行動変容を支援するEASEプログラム．THE KITAKANTO MEDICAL JOURNAL，57（4）：323-324.
- 岡美智代・生方由美（2016）認知行動療法．［日本腎不全看護学会編（2016）腎不全看護，第5版．pp.304-307，医学書院．］
- Oka, M., Tomura, S., Takahashi, H. & Tsuchiya, S.(1999) Treatment Regimen Adherence and Life-Satisfaction in Hemodialysis Patients a Covariance Structure Analysis. Clinical Experimental and Nephrology, 3（3）：198-206.
- 恩幣（佐名木）宏美・岡美智代・山名栄子・李孟蓉・柿本なおみ・後藤真希・高橋純子（2008）EASEプログラムに関する文献研究．日本腎不全看護学会誌，10（2）：80-85.
- 坂野雄二（1995）認知行動療法．日本評論社．
- 坂野雄二（1997）5章 さまざまな認知行動療法［岩本隆茂・大野裕・坂野雄二編（1997）認知行動療法の理論と実際．培風館．］
- 坂野雄二（2002）人間行動とセルフエフィカシー［坂野雄二・前田基成（2002）セルフ・エフィカシーの臨床心理学．pp.2-11，北大路書房．］
- 下山晴彦・上村栄一（2014）認知行動療法．pp.14-15，放送大学教育振興会．
- 田上不二夫（2008）カウンセリングと認知行動療法．［内山喜久雄・坂野雄二編（2008）認知行動療法の技法と臨床．pp.298-304，日本評論社．］
- 丹野義彦（2008）認知行動療法とは．［内山喜久雄・坂野雄二編（2008）認知行動療法の技法と臨床．pp.2-8，日本評論社．］
- 安酸史子・大池美也子・東めぐみ・太田美帆（2003）患者教育に必要な看護者のProfessional Learning Climate．看護研究，36（3）：225-236.

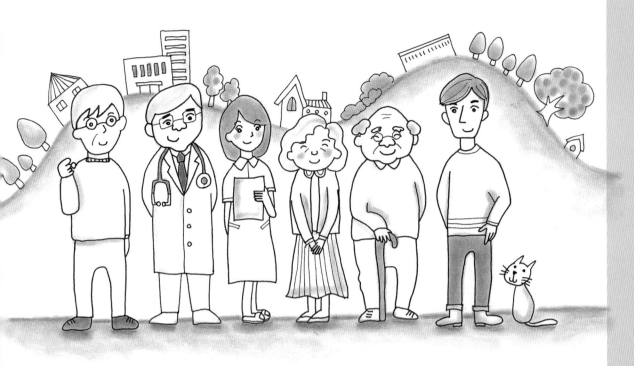

第3部

行動変容を支える技法の活用事例

　第3部では，第1部の基礎知識編や第2部の行動変容を支援する方法を参考にした活用事例を紹介する。ここでは，「第2部　Ⅲ　行動変容を支えるプログラムで活用する技法」で紹介した技法別に事例の説明を行い，事例の展開をわかりやすくするためにEASE（イーズ）プログラム®ver. 3.1のステップに沿って説明を行っている。

CASE 1 透析と透析の間の体重増加が多く水分管理がうまくいっていないA氏

活用する技法 行動強化法，セルフコントラクト法，セルフモニタリング法

サマリー

　水分摂取量が多く，透析間の体重が増加していたA氏に対して，行動強化法，セルフコントラクト法，セルフモニタリング法を組み合わせて6週間のプログラムを実施した。その結果，A氏は自分自身で水分摂取量の多いことに気づき，日々の記録を書いていくなかで，うまく自分で自分の行動を調節できるようになった。そして，体重増加率が減少し，望ましい行動を継続するという効果が得られた。

事例紹介

■**A氏**：66歳，男性，競馬場の警備員。診断名；慢性腎不全（原疾患は慢性腎炎）。血液透析歴5年6か月。

■**生活背景**：妻（63歳）と長男（31歳）との3人暮らし。仕事の勤務時間は，競馬の開催日時に合わせてシフトが組まれていた。朝は40分程度の犬の散歩や軽い畑仕事等をして過ごしていた。血液透析は週3回4時間，自家用車で通院し，仕事の有無に応じて夕方から夜間帯にかけて行っていた。食事は妻が作り，仕事時の食事は弁当を持参していた。

■**性格**：口数は多くないが，堅実な印象であった。A氏は自分自身のことを「俺は意志が固いんだ」と話していた。

■**プログラムの開始前の状況**：A氏のドライウエイト（日本透析医学会2011；政金2011；以下，DW）は51.5 kgであり，通常，透析と透析の間のDWに対する体重増加率は5～7％（理想は3～5％とされている〔日本透析医学会2011；日本腎不全看護学会2016〕）であった。透析中にときどき血圧が下がり，気分が悪くなることがあった。しかし，特に気にとめた様子はなく，「こんなものじゃないか」と思っていたようであった。

ステップ1　医療内容の妥当性を含めたアセスメント

　まず，透析を始めて5年以上経過し，初期に教育を受けて以来しばらくたっていたため，血液透析や水分に関して正しい知識をもっているのかを再確認した。

透析や水分管理に関する簡単な選択式の知識テストを作成し，A氏に実施してもらったところ，氷に含まれる水分量以外はすべて正解であり，正確な知識があることが確認できた。知識テストで間違った項目に関しては，その場で説明を行い，再確認をしてもらった。

また，検査結果等から血液透析の条件やDWが適切かどうか，他の口渇要因がないかなど，医療内容の再評価も実施した。

ステップ2　困難事の明確化と解決意義の確認

体重増加の原因は，水分摂取量が多いこと，塩分を摂りすぎること，のどが渇くために氷をたくさん食べたり，うがいを頻回にしたりすることなど，一人ひとり異なる。そこで，何が原因で体重が多くなるのかを検討するために，A氏に体重増加に関連すると考えられる飲食行動の記録を土日を含めて5～6日分記入してもらった（図1）。

このとき，決してすべての食事内容や量を詳しく書くことを望むのではなく，体重増加の原因検索の一助とする目的であるため，自分自身で関係していると思われることを書ける範囲で，簡単でよいので記録してもらうように説明した。

現在の透析と透析の間の飲食行動（水分に関係する）を把握するために，日記を付けてみましょう。

7月29日(木)			7月30日(金)			7月31日(土)		
時間	内容	量	時間	内容	量	時間	内容	量
4:30	ルイボス茶	100	5:00	ルイボス茶	100	7:00	ヤクルト	65
6:00	缶コーヒー	190	8:00	ヤクルト	65		牛乳	220
8:30	ヤクルト	60		牛乳	220	8:00	トマト(小)	1ヶ
	牛乳	200	8:30	緑茶	150		緑茶	150
9:00	緑茶	100						
	トマト(小)	1ヶ						
13:00	水	200	12:30	シソ酢	200	13:00	コーヒー	150
15:00	緑茶	300	13:30	水	200		インスタントラーメン(大)	1ヶ
						14:00	緑茶	300
19:00	水	150	21:00	カップラーメン(小)	1ヶ	20:00	水	150
22:00	コーヒー	200				21:00	水	150

図1　A氏の行動記録用紙

次に，A氏の書いた記録を基に自分自身の生活行動を振り返ってもらった。A氏の記録は，水分量のみならず，水分の多い野菜や塩分の多い食品などが記入されており，妻がきちんと作ってくれているふだんの食事は記入されてはいないという，A氏の体重増加に対する姿勢や考え方がうかがえるものであった。看護師は飲水量を合計して体重の増減と照らし合わせたり，食事内容を確認したりしながら，何が原因と思われるかについてA氏と話し合った。記録から1日あたりの水分摂取量の合計が1,000〜1,500 mLであり，のどの渇きとは関係なく習慣で水分をとっていることがあることも明確になった。また，規則正しい生活をしていること，身体にいいと考えてお茶や牛乳を飲んだりすること，楽しみとしてのコーヒーを飲む習慣があることなど，話をするなかでA氏のライフスタイルや価値感などさまざまなことが明らかになり，A氏を理解することにもつながった。

　A氏は看護師との会話の中で，自分で書いた記録を見ながら，「意外と飲んでいたなぁ」と感想を述べ，水分摂取量が多いことに気づいた。

　看護師はA氏のこの発言を聞いて，自分自身の問題に気づいたと判断し，さらに，今の状況をどう思うのか尋ねてみた。するとA氏は，「うーん，これじゃいけないよなぁ。体重も増えるわけだ」とうなずきながら，「もう少し何とかしないといけない」と水分管理の必要性を認識した様子であった。

ステップ3　行動目標の設定と自己効力感の確認

　次に，この話し合いのなかで，どの行動をどのように変えるのかという目標（以下，透析間の行動目標という）をA氏と共に相談しながら決定した。対象者と共に考え，行動目標を設定するということは，対象者と看護師との間に認識のずれがなくなり，目標達成に結びつくことになる。このときに大切なことは，対象者の日々の生活に合わせて，本人の意思を尊重しながら，現実的に可能なレベルの目標にすることである。目標の達成体験が，本人のできるのだという自信，自己効力感を高めることにつながるからである。また，目的とする行動は，具体的で観察や測定が可能なものにする必要がある。

　A氏の場合は，自分の日々の生活を振り返ったときにお茶やコーヒーなど，なんとなく習慣で摂っている水分摂取量の合計が多いことに気づいた。そこで，透析と透析の間の飲水を，今回の標的行動とした。A氏は週3回の透析であるため，わかりやすいように中1日と中2日の場合に分けて行動目標を決めた。目標は最初から厳しく設定するのではなく，A氏の場合は，薬を飲むときに必要な水分は確保し，楽しみにしているお茶やコーヒーも飲めるように可能な1日量として行動目標を決定した。A氏はその目標を確認しながら，「これくらいならできるな」とそのときの気持ちを述べていた。

また，透析間の行動目標と同様に，次の透析までにどの程度の体重増加に抑えるのかという目標も決定した（以下，透析前体重目標という）。この透析前体重目標は，6週間を3週間ずつ2段階に分けて設定し，目標のレベルを段階的に進められるようにした。

　まず，最近どれくらい体重が増えていたのかを数週間分を振り返った。看護師は中1日と中2日に分けて，何kg増えていたのか，それを体重増加率にするとどれくらいになるのかを計算したり，また書いてもらった記録の飲水量と照らし合わせたりしながら話を進めた。目標を決定する際には，「自分ではどこを目標にしたいと思いますか」「どれくらいならできそうですか」と行動目標と同様，本人の意思を尊重して関わった。最終的に目標を達成する自信，つまり自己効力感を確認し，相談のうえA氏が自分でできそうだと思えるレベルに設定した。

　A氏の場合，過去1，2か月くらいの体重増加を振り返ったところ，中1日で＋2.5 kg前後（＋1.9〜＋3.8 kg），中2日では＋3.5 kg前後（＋2.9〜＋4.3 kg）であった。透析をしている人にとって100 gを減らすことは決して容易なことではないため，過去の体重増加量をみながら，無理をして厳しく設定しないように注意をはらった。A氏の場合は，これくらいにしたいと本人から目標が聞かれ，それが看護師からみても適切であると判断できたため，その値を採用し，中1日と中2日の透析前体重目標を決定した（図2）。

　また，水分管理に対する自己効力感の変化を観察するために，岡ら（1996）が開発した透析患者の食事管理の自己効力尺度（DMSES）をもとに筆者が独自に作成した質問項目を使用して測定した（図3）。これは「のどが渇いたときでも，飲まない自信がある」「人に飲み物を勧められたときでも，飲まない自信がある」などの8項目からなり，回答は「全く自信がない」から「自信がある」の6段階とし，得点範囲は8点から48点であり，得点が高いほど自己効力感が高いという配点にした。A氏の得点は，介入する前の状態で32点であった。

ステップ4　技法の選択

　A氏の場合は，体重増加の原因と考えられる飲食行動を改善しながら，体重増加量を少なくすることを目的としたため，これに効果のある方法を選択した。今回は，行動強化法とセルフモニタリング法（自己監視法），そして，A氏は自分のことを意志が固いと言っていたことから，セルフコントラクト法（自己契約法）を組み合わせた。

　行動強化法に基づき，目標が達成できたときの強化子（ご褒美，プレゼントなど）を選定した。この強化子は，その人本人にとって価値のあるものでないと意味がないため，A氏と相談して実際に可能な範囲で本人が望むものにした。強化

```
         A    さんの水分管理計画

 a. 透析間の体重目標 → 達成できたときには，____透析時間が10分短く____できます。
 第一段階の目標（開始～3週間目まで）
   __8月4日__ から __8月25日__ まで，私は体重を中1日のときは＋__2.3__kg,
                                          中2日のときは＋__3.45__kgにおさえようと思います。
                                                （体重増加率2.23％／日）
 第二段階の目標（4～6週間目まで）
   __8月27日__ から __9月15日__ まで，私は体重を中1日のときは＋__2.2__kg,
                                          中2日のときは＋__3.3__kgにおさえようと思います。
                                                （体重増加率2.13％／日）
                  （1週間）
 b. 具体的な行動目標 → 達成できたときには，__妻と一緒に食事が__ できます。
            私は，__透析と透析の間中一日飲水1900mL__ しようと思います。
                   〃     中二日    2700mL

                                               日付__8/4__ 署名__A氏__（サイン）
```

図2 A氏の水分管理計画（目標・強化子，署名）

次のことであてはまる番号に○を付けてください。	全く自信がない	ほとんど自信がない	あまり自信がない	少し自信がある	まあ自信がある	自信がある
1）汗をかいたときでも，水分をとらない自信がある。	1	2	3	4	5	6
2）外食したときでも，水分管理をする自信がある。	1	2	3	4	5	6
3）好きな飲み物が目の前にあっても，飲まない自信がある。	1	2	3	4	5	6
4）のどが渇いたときでも，水分管理をする自信がある。	1	2	3	4	5	6
5）人に飲み物を勧められたときでも，飲まない自信がある。	1	2	3	4	5	6
6）人が集まった席でも，水分管理をする自信がある。	1	2	3	4	5	6
7）暑いときでも，水分をとらない自信がある。	1	2	3	4	5	6
8）透析と透析の間が長くあくときでも，体重が増えないように水分管理をする自信がある。	1	2	3	4	5	6

図3 水分管理の自己効力感の質問項目

子は，少なくとも目標とする行動と相反するものではなく，強化子の内容と実行に関しては，透析室医師の確認を得た。

　A氏はいろいろ迷ってはいたものの，行動目標が達成されたときには「妻と一緒に食事かな」とはにかんだように笑い，透析前体重目標が達成できたときには，医師との相談で「透析を10分短縮する」という強化子に決めた。

　そして，A氏にはこれらの目標と強化子について，自分自身との契約の意思を表すものとして，セルフコントラクト法に基づき署名をしてもらった。A氏は「今日からですね！」と軽くうなずき，確認をしていた（図2参照）。

ステップ5　実施

　これらの目標を決めたその日の透析後から，経過記録用紙に記録を開始してもらった。記録内容は，目標とした行動と体重に加え，我慢したときのつらさ，自分自身への満足度，体調，感想などの自由記載の項目であった。セルフモニタリング法を行うときは，「できるだけ具体的な行動のレベルで，しかもそれに伴う感情や情緒の変化まで含めて記録を取ることがよい」（坂野1995：143）といわれているため，今回のようにつらさや体調を含め，全人的にみていくことは重要である。目標行動以外の項目は，その人の疾病や状態に合わせて選んだほうが効果的である。A氏が記録した実際の経過記録用紙の一部を図4に示す。

　経過記録用紙は自宅などで記入し，透析時に持参してもらった。看護師は，透析中にその記録用紙を見ながら，A氏の行動や気持ちの変化に対して気づきを高めるよう，また体重の変化や目標の達成状況をフィードバックするために面接を行った。もし記入していなかったり，持参し忘れたりしても責めたりせず，また決して書かせっぱなしにしてはならない。

　実際に経過記録用紙を見ると，A氏のその日の行動のみならず，感情や体調などの全体的な状況が見えてくるようになった。看護師はA氏の経過記録用紙を見ながら，目標としている体重や行動の評価だけではなく，そのときのつらさや体調などを一緒に振り返り，A氏自身が自分のことを気づけるようにかかわりをもつようにした。あまり記入されていない場合は，A氏と面接中に口頭で確認し，介入した看護師が記入したり，補ったりした。できている部分やうまくいっているところを褒め，何か問題が生じているときには共に解決策や対処方法を考えるようにした。もし，介入中に体重増加の原因として目標とした行動が体重に反映されない場合や，目標レベルが高すぎて達成できない場合は，途中であっても，もう一度，対象者と一緒に相談して再考する必要がある。

　各目標が達成できたときには，各強化子を用いて強化し，透析室スタッフ皆で本人の努力を認め，一緒に喜び，「頑張りましたね」や「おめでとうございます，

月日	何時	何を	摂取量(mL)	合計量(mL)	つらさ	満足度	体調	感想	体重	プレゼントの有無	看護師のコメント・サイン
8月15日(日)	5:00 7:00 〃 12:00 13:30 15:00 19:00	ルイボス茶 ヤクルト 牛乳 アイスクリーム ソバ湯 スイカ(2切) お茶	100 45 180 150 300 150	(2300)	つらくない ⑤ 4 3 2 1 0 つらい	満足である ⑤ 4 3 2 1 0 不満である	よい ⑤ 4 3 2 1 0 悪い	山に弟夫婦を案内した。ドライブして、食べたいものを食べ、飲みたいものを飲んで満足。	54kg		
8月16日(月)	5:00 7:00 〃 10:00 12:30	ルイボス茶 ヤクルト 牛乳 オロナミンC お茶	100 45 180 100 150	2875 水分 175mL オーバー	つらくない 5 ④ 3 2 1 0 つらい	満足である 5 ④ 3 2 1 0 不満である	よい 5 4 ③ 2 1 0 悪い	一日中はればったい感じがした。朝体重が多かったため、極力飲まなかった。	透析前 55.0kg 透析後 51.8kg	+3.6kg 水分残念	汗の量が少なかったということで、体重が少し多くなりましたね。水分やラーメンの量など考えるようになったそうで、よかったです。これからも頑張りましょう。(S)
8月17日(火)	7:00 〃 10:00 13:00 15:00 18:30 21:00	ヤクルト 牛乳 お茶 〃 オロナミンC お茶 水	45 200 150 250 120 150 100	1015	つらくない 5 ④ 3 2 1 0 つらい	満足である 5 ④ 3 2 1 0 不満である	よい 5 ④ 3 2 1 0 悪い		朝 51.5kg		
8月18日(水)	4:30 6:00 〃 〃 8:30 10:30 12:30 13:30 15:30	ルイボス茶 ヤクルト 牛乳 お茶 水 お茶 〃 チオビタ お茶	100 65 180 100 100 150 150 100 150	1095 2110 +210	つらくない ⑤ 4 3 2 1 0 つらい	満足である ⑤ 4 3 2 1 0 不満である	よい ⑤ 4 3 2 1 0 悪い	今まではかまわずに飲んでいたので、3〜4kg増えていた。今は少なくなった。調子はとってもいい。	朝 53kg 透析前 53.4kg 透析後 51.3kg	+1.6kg OK 透析時間10分短縮です。	目標達成おめでとうございます。ちょっとした意志が反映されていますね。Aさんの意識の強さはすばらしいと思います。(S)

図4 A氏の経過記録用紙

月日	何時	何を	摂取量(mL)	合計量(mL)	つらさ	満足度	体調	感想	体重	プレゼントの有無	看護師のコメント・サイン
9月5日(日)	5:00 7:00 〃 9:30 13:00 15:00 17:00 21:00	ルイボス茶 ヤクルト 牛乳 お茶 〃 ドリンク 缶コーヒー 牛乳	100 45 180 100 150 100 190 100	965 2140	つらくない ⑤ 4 3 2 1 0 つらい	満足である ⑤ 4 3 2 1 0 不満である	よい ⑤ 4 3 2 1 0 悪い	以前に比べて、からだのほうは具合がいい。透析のあとBPが下がらなくなった。	52kg		
9月6日(月)	7:00 〃 〃 〃 13:30 15:30	ヤクルト 牛乳 お茶 ジュース お茶 チオビタ	45 180 150 150 150 100	775 2915 +225	つらくない ⑤ 4 3 2 1 0 つらい	満足である ⑤ 4 3 2 1 0 不満である	よい ⑤ 4 3 2 1 0 悪い	今日はうがいで3回すごした。もう大丈夫な気がする。前日のを書いて、飲みすぎたなと思うとセーブする。	53kg 透析前 54.1kg 透析後 51.0kg	+3.3kg OK 透析時間10分短縮O.K.	とてもいい状態が続いています。自信もついてきているようですので、このままうまく調整していけると思います。目標達成おめでとうございます。(S)

図4 (つづき)

よかったですね」など，言語的称賛や激励をした。これを6週間実施した。

＜ある1日の会話＞

N（看護師）：こんにちは。今日の体重はどうですか？

A（A氏）：大丈夫だったよ。

N：おめでとうございます！（記録を見ながら計算して）今日の体重は53.7kgなので前回終了時をひくと+2kgですね。クリアですね。

A：それほど汗をかいたわけじゃないんだけどな。

N：そうなのですか。では飲むほうがうまくいったのでしょうか。飲水量は合計すると…1,860 mLです。どちらの目標も達成しているじゃないですか。私も嬉しいです。

A：まぁ意識をすればこれくらいはできるよ。（にっこりする）

N：すばらしいです。ちょっと意識をしただけで目標をクリアできたんですね。この調子でAさんの力を発揮していってくださいね。記録を見るとつらくなかったようですし、体調もよかったようでご自身に対する満足度も5点です

ね。
A：そうなんだよなぁ。確かに身体の具合は何だかいいよ〜。こんなに違うとは思っていなかったな。
N：身体の具合がいいのですね。どんなふうに違いますか？
A：だるい感じがしなくて，シャキっとしているような。そういえば，透析中の血圧が下がらなくなったよ。
N：それはとてもいいことです。除水の量が少なくなって，身体への負担が減ったのでしょうね。このまま続けていきましょう。

　A氏は，最初「今日は飲みすぎてしまったなぁ」と言っていた。しかし，日が経つにつれ，「意識をすればこれくらいならできるな」と少しずつ自信をつけ始め，「記録をつけていて，多いなと思うと飲むのを減らしている」と次第に自分で自分の行動を調節できるようになっていった。また，「今まではかまわずに飲んでいたから」と自分のことを振り返り，「以前に比べて，身体のほうはいい。透析の後の血圧が下がらなくなった」と，体重の変化と自分の体調とを結びつけてよいことだと気づいたようでもあった。ときどき目標が達成できないことがあっても，「自分で決めたことだから」と自分に言い聞かせるような発言も聞かれた。そして，介入終了時には，実施してみて「目安になったからやってみてよかった」「励みになったし，これからも続けていこうと思う」と感想を述べていた。

　このようにして6週間実施した結果，介入する以前に比べ，3つの技法をとり入れてプログラムを実施している期間ではA氏の体重増加が抑えられていた（図5）。体重増加は，以下に示すように，対象者の体格や透析間の日数を補正し，一律に比較できるように1日あたりの体重増加率（以下，1日体重増加率）で測定した。

$$1日体重増加率(\%) = \left(\frac{透析前体重 - 前回透析後体重 (kg)}{ドライウエイト (kg)} \right) \div 透析間の日数 \times 100$$

ステップ6　評価・考察

　3つの方法を組み合わせての介入中は，A氏の体重増加量が減少するという効果が得られた。そこで，A氏に対して6週間実施した後，透析室スタッフは通常どおりの関わりで，体重増加を経過観察した。その結果，A氏は，介入中より体重増加量が多少増えたものの，介入する前に比べて少ない状態を維持することができていた。介入終了後，どのように水分管理を行っているのか確認するために，

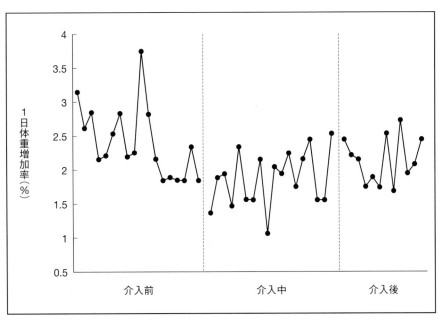

図5　A氏の1日体重増加率の変化

　1か月後に面接を実施した。面接において、介入終了時にこれからも水分の記録を続けていきたいと言っていたA氏は、「現在も自分の手帳に記入しているんだ」と小さな手帳を見せながら自分なりに継続していることを話していた。体重も定期的にはかるようになり、増えてくると飲水を控えるようにしているようであった。また、CTR（心胸比）がいつもは53～54％あったのが51％くらいに小さくなってうれしかったことや、外食時の飲水もいつもはコップ1杯飲んでいたところを半分に減らしてそれが習慣になったこと、塩分の多いカップラーメンも大きいものを全部食べていたのを小さいものでよくなったことなどを笑顔で嬉しそうに話し、自分自身で行動をうまく調節できるようになっていた様子がうかがえた。
　このプログラムの実施を通して、A氏は徐々に自信をつけてきていたような発言が聞かれていたが、やはり水分管理に対する自己効力感の得点も変化していた。介入する前は32点であったが、介入終了時38点、介入終了1か月後も38点と、介入終了後に得点の上昇が見られ、1か月後も持続しており、水分管理に対する自己効力感が高まる効果もあった。
　今回、行動強化法、セルフコントラクト法、セルフモニタリング法を組み合わせたプログラムを実施したことで、A氏は自分自身でうまく水分管理ができるようになった。自分の生活を記録しながら、努力した結果、体重や体調の変化として現れ、成功体験を積み重ねたことによって自信をつけ、行動が習慣化され、継続することができるようになったと考えられる。しかし、透析は一生続けていか

なければならないため，その後もA氏には定期的に面接や経過観察を行い，必要時再度介入することが効果的であると考える。

おわりに

今回A氏に対してプログラムを実施することで，うまく水分管理が行えるようになる効果が得られた。しかしながら，慢性疾患と共に生きる人にとって自分の生活の一部や行動を変化させることは決して容易なことではない。そこで，少しでもその人がその人らしく生きていけるように，うまくセルフマネジメントできるようなスキルを看護師が提供できるようになることが重要であると考える。

引用文献
・政金生人（2010）透析看護の知識と実際〈臨床ナースのためのBasic & Standard〉．メディカ出版．
・日本透析医学会（2011）血液透析患者のおける心血管合併症の評価と治療に関するガイドライン．日本透析医学会誌，44（5）：337-425．
・日本腎不全看護学会（2016）腎不全看護．第5版．医学書院
・岡美智代・他（1996）透析患者の食事管理の自己効力尺度の開発．日本看護学会誌，5：44-48．
・坂野雄二（1995）認知行動療法．日本評論社．

CASE 2 水分管理の必要性はわかっているが行動に移せないB氏

活用する技法 セルフモニタリング法, ステップ・バイ・ステップ法, 習慣拮抗法, 主張訓練法

サマリー

慢性腎不全で透析治療中のB氏に対し, 6週間の行動変容プログラムを実施した。B氏は, 透析に関する知識があり, 塩分摂取に関する工夫はみられていたものの, 水分管理に関しては, わかっているが行動に移せないという状況であった。B氏の日々の飲食行動を確認し面接を行った結果, セルフモニタリング法, ステップ・バイ・ステップ法, 習慣拮抗法, 主張訓練法を取り入れたプログラムを実施することにした。このプログラムでは, 6週間を2週間ごとに3段階に分け, 段階的に目標を設定していくことで最終的に望ましい体重増加に近づけるようにした。プログラムを実施した結果, B氏は体重増加を実施前より抑えることができるようになった。また, その後3か月の経過をみても実施前の体重増加に戻ることなく水分管理を継続できていた。

事例紹介

■**B氏**:50歳, 男性, 運送会社の事務。診断名:慢性腎不全(原疾患は慢性糸球体腎炎), 透析歴は4年8か月。

■**生活背景**:妻と娘2人の4人家族。仕事は透析日に合わせて組まれており, 透析日は午後4時に退社し, 不足した勤務時間は土曜日に埋め合わせを行っている。透析は週3回4時間行っており, バスと電車を利用し通っている。食事は昼食以外はほとんど自宅で食べているが, 透析のある日の夕食は病院の弁当を食べている。他の日は外食が多い。

■**性格**:温和であるが口数は少ない。透析を始めてから自分に自信を失っている様子で, 透析のことも, 「わかってはいるんだけどねぇ」とため息まじりに話す。

■**嗜好**:ラーメンなどの麺類が好きで, 行動変容プログラム開始前の食習慣調査でもラーメンを週2回食べていた。毎日コーヒーを欠かさない。

■**プログラム開始前の状況**:B氏のドライウエイト(DW)は59.0 kg, 透析間の体重増加は3.0〜5.0 kg(1日の体重増加率2.5〜2.8%)であった。自分でも水分は控えたほうがよいと思っているがついつい飲んでしまう状況。意志の弱さをいつも感じているが, 気分が落ち込んでしまうためなるべく考えないようにしている。

ステップ1　医療内容の妥当性を含めたアセスメント

　B氏が体重をうまく調整できない理由は何か，また透析療法をどのくらい把握しているのか確認するため，まずB氏とゆっくり話す機会を設けた。B氏は5年ほど前，シャントを作成したときに日常の注意点と食事についての指導を妻と共に受けていた。また，現在の病院に移ってきたときにも一度食事指導を受けており，医師から紹介された本も購入して読んでいた。実際にどの程度透析の知識をもっているのか確認してみたところ，重要な点はほとんど理解していた。

　たとえば，B氏の本来の体重が増加したためにDWの値が適切でなくなり，体重管理を困難にしているといった可能性も考えられたため，現在B氏に行われている医療内容についての確認を行った。診療記録と本人の透析手帳から，検査データ・体重・血圧の変動などをチェックし，DWの値や血液透析の設定が適切であるかどうか，ほかに体重管理を困難にしている要因はないかなどの再検討を行った。

ステップ2　困難事の明確化と解決意義の確認

　次に，B氏の飲食行動パターンを把握し，体重増加につながる原因がどこにあるのかを確認するため5日間飲食行動の記録を行ってもらった（図1）。この記録をもとに飲食行動についてB氏と面接を行った。食事内容を確認したところ，とんかつにはソースをかけない，しょうゆをかけずレモン・酢を使って味付けをするなどの工夫がみられた。麺類が好きで，記録期間にも2回ラーメンを食べていたが，汁はできるだけ飲まないで残すようにしていた。一方，仕事の合間に飲むお茶の量が意外と多いこと，食後にコーヒーを飲む習慣のあることがわかった。B氏は現在デスクワークであり，パートの人が定時にお茶を入れてくれる。職場の雰囲気からも自分だけいらないということもできず，つい全部飲んでしまっているという現状にあることも確認できた。B氏は自分なりに塩分を摂らないよう気をつけていることがわかったため，この点は評価して今後も続けるよう本人にフィードバックを行った。また面接のなかで「実際に書いてみると思ったより水分を摂っていたなぁ」という言葉が聞かれ，自分の飲んでいた水分の量に驚いたようであった。

　B氏の摂取した水分量と透析手帳を照らし合わせ，体重増加量との比較を行った。B氏は改めて飲水量と体重増加量が一致していることを確認し，水分管理の必要性を再認識した。透析中に血圧が低下した日をみて，「やっぱり水分を控えないとだめだよなぁ」という言葉が聞かれた。

5月5日（土曜日）

	<朝食> 6時		<昼食> 11時30分		<夕食> 19時	
	献立名	分量	献立名	分量	献立名	分量
主食	ご飯	2杯	五目あんかけラーメン	1杯	鮨	6個
副食	薄塩鮭 味付け海苔 おひたし 生キュウリ	切り身1/2 3枚 少々 1/4本	餃子 イチゴ	2個 4個	焼きカレイ おひたし ふき煮付個	1枚 少々 少々
飲水量	コーヒー	170 mL	コーヒー 水	150 mL 100 mL	お茶 ビール	150 mL 200 mL
	<間食> 時		<間食> 時		<間食> 時	
飲水量	お茶	100 mL	お茶	150 mL	コーヒー	150 mL

5月6日（日曜日）

	<朝食> 7時		<昼食> 12時30分		<夕食> 19時	
	献立名	分量	献立名	分量	献立名	分量
主食	食パン	3枚	ビーフカレー	1人前	ラーメン	1杯
副食	スライスハム フルーツポンチ	3枚	野菜サラダ	1皿	サイコロステーキ おひたし ふき にんじん 竹の子	4個 少々 少々 少々 3個
飲水量	ヤクルト コーヒー	1本 200 mL	リポビタンD 水	1本 100 mL	水	100 mL
	<間食> 時		<間食> 時		<間食> 時	
飲水量	お茶	150 mL	水	150 mL	コーヒー	150 mL

図1　B氏の食事記入表

ステップ3　行動目標の設定と自己効力感の確認

　水分を控えようという気持ちを確認したところで，実際に何をどの程度実施す

5月7日（月曜日）

	<朝食> 7時		<昼食> 12時10分		<夕食> 18時10分	
	献立名	分量	献立名	分量	献立名	分量
主食	トースト	2枚	ご飯	250g	弁当	
副食	目玉焼き トマト キャベツ ウインナー	1個 1/3個 80g 4切	鮭 てんぷら 　かぼちゃ 　さつまいも 　えび たくあん 佃煮	1/3切れ 1個 1個 1個 4切れ 30g		
飲水量	コーヒー	160mL	煎茶	130mL	水	100mL
	<間食> 時		<間食> 時		<間食> 時	
飲水量	お茶	150mL	お茶	150mL×2	コーヒー	150mL

5月8日（火曜日）

	<朝食> 7時		<昼食> 12時30分		<夕食> 19時	
	献立名	分量	献立名	分量	献立名	分量
主食	トースト	2枚	散らし寿司	300g	ご飯	250g
副食	トマト レタス 目玉焼き ウインナー	1/3個 100g 1個 4個			納豆 小松菜のおひたし キャベツのおひたし	50g 100g 100g
飲水量	コーヒー	160mL	煎茶	130mL	煎茶	150mL
	<間食> 時		<間食> 時		<間食> 時	
飲水量	お茶	150mL	お茶	150mL×2	コーヒー	150mL

図1　つづき

るかを具体的に決めるため「行動目標」を設定することにした。行動目標では，本人が目標を実際に達成できたかどうか明確に評価できる必要がある。したがって，看護師は，B氏と共同で行動目標を設定していくなかで，目標が具体的かつ

```
◇第1段階〔プログラム開始から2週間目まで〕
    6 月 7 日（月）～ 6 月 20 日（日）

[目標]
    私は，透析間　中1日の体重増加を　＋ 2.5 kg
                  中2日の体重増加を　＋ 3.8 kg　におさえます。
★行動目標
    　会社で出るお茶を湯飲みで 1/3 だけ残す。
```

図2　B氏の行動目標（第1段階）

測定可能なものとなるよう助言を行っていった。さらに，目標の具体的内容はできるだけ本人自らが提案できるよう配慮し，B氏が目標設定に主体的に関われるようにした。また，「意志が弱いから心配」というB氏の不安に配慮し，行動目標は段階的に設定していった。B氏の場合，行動目標の修正を容易にするため6週間を3段階に分け，2週間ごとにB氏と共に目標の確認と修正を行っていった。

B氏にどこが改善できそうかをたずねたところ，「一番やりやすいのは会社で出るお茶かなぁ」との言葉が聞かれたため，第1段階の行動目標は，会社で出るお茶にすることに決定した。次にどの程度なら我慢できそうかを話し合った。自己効力感を高めるためには成功体験を積み重ねる必要がある。このためB氏には70～80％程度達成できそうだという内容を提案してもらった。その結果，「1/3だったら残せそうだ」との言葉が聞かれたため，第1段階の目標は「会社で出るお茶を湯飲みで1/3だけ残す」とした（図2）。行動目標から実際の体重増加がどの程度抑えられるかを予測し，B氏と共に透析前の体重増加量についても目標を設定していった。これも行動目標と同様，6週間を2週間ごとに3段階に分けた。そして行動目標と共に確認と修正を行っていった。

このプログラムは，本人の自己効力感を高める効果があることから，B氏の自己効力感について経過を追った。今回のプログラムはB氏の水分コントロールを目的としているため，水分管理に関する自己効力感を測定することとした。これは，岡ら（1996）が開発した食事管理の自己効力感を筆者が水分管理用にアレンジしたものである（図3）。この尺度は9項目の質問からなり，「1. 当てはまらない（自信がない）」から「4. よく当てはまる（自信がある）」の4段階でその質問内容にどの程度の自信があるかを答えてもらうものである。具体的な質問内容の例としては，「好きな飲み物が目の前にあっても，水分管理をする自信がある」「いらいらしているときでも水分管理をする自信がある」などである。「自信がない」を1点～「自信がある」を4点とし，各時期で1項目あたりの平均値を算出した。

```
                              記入日　平成　　年　　月　　日
```

以下の項目をよく読んで，当てはまると思う数字に○をつけてください。
各数字の意味は以下のとおりです。
　1　当てはまらない　　　　2　少し当てはまる
　3　だいたい当てはまる　　4　よく当てはまる

	当てはまらない	少し当てはまる	だいたい当てはまる	よく当てはまる
1．のどが渇いているときでも水分管理をする自信がある。	1	2	3	4
2．口さみしいときでも水分管理をする自信がある。	1	2	3	4
3．不愉快なことがあったときでも水分管理をする自信がある。	1	2	3	4
4．好きな飲み物が目の前にあっても水分管理をする自信がある。	1	2	3	4
5．人に飲み物を勧められたときでも水分管理をする自信がある。	1	2	3	4
6．宴会やパーティーの席でも自分から水分管理をする自信がある。	1	2	3	4
7．透析と透析の間が長くあくときでも体重が増えないように水分管理をする自信がある。	1	2	3	4
8．いらいらしているときでも水分管理をする自信がある。	1	2	3	4
9．外食したときでも水分管理をする自信がある。	1	2	3	4

図3　水分管理に関する自己効力感の質問項目

これは得点が高いほど自己効力感が高いことを示す。この質問を，プログラム実施前，プログラム終了時，プログラムを終了してから1か月後，3か月後に回答してもらった。

ステップ4　技法の選択

　前述したように，B氏が段階を追って少しずつ理想的な行動に近づくため，目標設定にはステップ・バイ・ステップ法を活用した。B氏のように自分は意志が弱くて自己管理がうまくできないと感じている場合，小さな目標から少しずつ達成して自分にもできるという自信（自己効力感）をつけてもらうことが大切である。第1段階の目標はB氏にとって考えていたより達成しやすい内容であった。そこで第2段階の目標は第1段階の目標に加え，新たな目標を設定することとした。また，第3段階は最終段階であることから，B氏より少し目標を高くしたい

との言葉が聞かれ，目標の内容を一部変更した。以下がB氏と共に考えた6週間（2週間ごと3段階）の行動目標である。

第1段階：会社で出るお茶を湯飲みで1/3だけ残す。
第2段階：会社で出るお茶を湯飲みで1/3だけ残す。
　　　　　食後に飲むコーヒーの量を2/3に減らす。
第3段階：会社で出るお茶を湯飲みで1/3だけ残す。
　　　　　食後に飲むコーヒーの量を半分に減らす。

　B氏が行動を改善したことにより，身体にどのような変化が現れるかを日々確認してもらうため，セルフモニタリング法を活用した（図4）。また，「いらいらするとついついお茶やコーヒーを飲んでしまうんだなぁ」という言葉が聞かれたことから，飲水したいという衝動が起きたときにその行動と両立しない行動をとってもらい欲求が治まるのを待つという習慣拮抗法が効果的であると考え，これを選択することとした。さらに，親戚・友人が訪ねてきたときや同僚に勧められるとうまく断れず，ついつい飲んでしまうということから，一部主張訓練法も活用することとした。

　セルフモニタリング法では，いらいらすると水分を摂取してしまうというB氏の言動から，その日のいらいら感を10段階で記入してもらった。「とてもいらいらする」を10とすると，その日のいらいら感はいくつかを毎日記入してもらっ

	6月21日（月）		6月22日（火）		6月23日（水）		6月24日（木）		6月25日（金）	
目標達成度	行動目標	体重目標	行動目標	体重目標	行動目標	体重目標	行動目標	体重目標	行動目標	体重目標
	3	3	3		3	3	3		1	2
いらいら感	4		3		3		7		6	
体調	7		9		8		8		6	
透析後の倦怠感	4				3				5	
メリット	挑戦することはある意味で楽しい気がする。いつもより目が腫れない。		体調良好		飲水を守っていくことで透析中の血圧低下が治まる。					
体重	62.5 kg		60.0 kg		61.2 kg		60.5 kg		62.0 kg	
感想	全体的に週末は飲まないようにした。前々回に比べると月曜日の体重は減ってきている。だんだん慣れてきた。		1日の飲水量700mL。以前に比べたら大分減ってきた。		透析前体重61.2 kg。上出来である。発想の転換または逆も真なりで「これしか飲めないんだ」から「こんなに飲めるんだ」に切り替えてみたらスムーズに運ぶようになった。		飲水を守るためゲームに熱中するようにした。		気が緩んでつい飲んでしまった。週末は気を引き締めなければ。	

図4　B氏のセルフモニタリング法

た．次に，水分を控えめにして体重増加が抑えられることで体調も変化すると考え，日々の体調についても記録してもらった．体調がとてもよい状態を10として，その日の体調はいくつかを記入してもらった．さらに，体重増加量の低下により除水量が減ることで透析後のだるさも軽減することが予測されたため，透析後の倦怠感についても記入欄を設けた．倦怠感が非常にあるを10として，その日の倦怠感を記入してもらった．行動目標と透析前体重目標については3段階で評価してもらった．「達成できなかった」ときを1とし，2を「やや達成できた」，3を「達成できた」とした．最後に具体的な行動目標を実行することでメリットがあったかどうかとその日の感想を記入してもらった（図5）．この記録は毎日継続していかなくてはならないが，B氏はこれまで日記などを書いたことがなく，毎日日誌を記入することに負担を感じる可能性が考えられたため，プログラム実施前に行ったような詳しい食事量や飲水量の記録は行わず，記載内容はできるだけ簡略化した．

　習慣拮抗法については，水分が欲しくなったときどのような行動を行うことで欲求が抑えられそうか，B氏と一緒にその対処方法を考えた．B氏はテレビゲームが好きであることから，水分をとりたくなったときにはテレビゲームをしてみることとした．すぐにテレビゲームができる状況でないときは，気晴らしになる散歩を行うことにした．その後，2週間ほどしてB氏のほうからパズルを取り入れたいという提案があり，自分なりに工夫しながら水分管理に取り組む姿勢がみられた．

　主張訓練法に関しては，まず水分管理ができない状況を具体的にあげてもらい，そのときどのような言動をして対処すればよいか，共にロールプレイングを交えながら話し合いを行った．具体的な状況としては，親戚，友人が訪ねてきたときあるいは訪問したときや，会社の同僚と飲みに行って周りに勧められたときなどがあがった．「ちょっとくらいいいんじゃない」「これくらいは大丈夫だよ」などと勧められると，なかなかうまく断れない状況があった．具体的には，「もうこれが限界なんだ」「今水分をコントロールしていてこれ以上は摂れないんだ」「水を飲むと身体にたまって心臓に負担がかかるんだ」などの対応の言葉をB氏と共に検討していった．

ステップ5　実施

　方法を選択し具体的な内容が決定したところで，B氏に「自己管理日誌」を渡して記録を開始してもらった．自己管理日誌の記載内容は，図5に示すように，目標の達成度，いらいら感，体調，透析後の倦怠感，実施したメリットや感想であった．「自己管理日誌」は透析日に持参してもらい，その日誌を基に日々の行動

> ### 自己管理日誌の記入について

日々の行動やそのとき感じたことなどをあらためて記録してみると，周囲の状況や精神面が水分や食事の摂取とどのように関連しているかなど，いままで気づかなかったことが見えてくるかもしれません。

次のような内容を，別紙の自己管理日誌へ記録してみましょう。

①目標達成度
 （A：透析間の体重増加…透析日のみ記入　B：具体的に決めた行動目標…毎日）
  1．もうひと頑張り　2．やや達成できた　3．達成できた

②その日のいらいら感
 全くいらいらしないを0点，非常にいらいらするを10点とすると，今日は何点でしょうか。

```
全くいらいらしない    まあいらいらする    非常にいらいらする
0                    5                  10
```

③その日の体調
 体調が悪いを0点，体調がよいを10点とすると，今日は何点でしょうか。

```
悪い         ふつう         よい
0            5             10
```

④透析後の倦怠感
 透析終了直後の倦怠感はどうでしたか。全くないを0点，非常にあるを10点とすると今日は何点でしょうか。

```
全くない      まずまずある      非常にある
0             5               10
```

⑤具体的な行動目標を実行することで，何かメリットがありましたか。
 例：透析後の体調がよかった，守れたことでの満足感で気分がよい，自信をもてたなど。

⑥体重（時間を決めて測定しましょう）

⑦1日の感想
 何でもかまいません。感じたことを記入してみてください。

♥ はじめは大変と感じるかもしれませんが，自分のペースで，できるところから記入してみてください。忙しいときはおおざっぱな内容でかまいません。

図5　行動目標達成度

を振り返ったり，現在の気持ちなどを語り合った。記載されていなかったところはB氏に透析日にB氏に確認し，こちらで記載して補うようにした。このとき，きちんと記入するよう注意するのではなく，忘れずに自己管理日誌をもってきたことについて評価するようにした。これによりB氏は負担を感じず日誌の記載を継続することができた。また，面接を2週間，3週間と続けていくうちに，B氏も思っていることを率直に語るようになり，プログラムへの意欲も高まっていった。

　目標を自分で設定したことに関しては，「やめろって言われるといらいらするけど，自分で決めてやるといらいらしないね」との言葉が聞かれ，自分が主体的に取り組んでいることがプラスに働いていた。「摂生すれば何かいいことは出てくるものだ。前向きにとらえてこれをチャンスと思ってやっていくよ」と前向きな発言も聞かれるようになった。実際にB氏が日誌に記載した内容としては，「自分の体調を考えていくきっかけになった」「挑戦することはある意味楽しい気がする」「飲む前に今日どれくらいとったか考えるようになった」「どうすれば体重が増えてどうすれば体重が減るのかということが目に見えてわかった」「体重が増えないと気持ちが楽になる」「水分を控えることで透析中の血圧低下が抑えられた」などであった。

　習慣拮抗法については，自分の好きなテレビゲームやパズルを実施し，意識を他に向けられるようB氏なりに工夫していた。仕事で嫌なことがあったときなど，会社で我慢しているぶん，自宅に帰ってからいらいらすることが多く，そのような場合はこの方法をうまく活用していた。主張訓練法に関しては，使用する機会が限られていることから6週間で数回の活用であった。ほぼ対処できていたが，一度「（お茶を）せっかく入れたのに」と言われて断りきれない状況もあった。

　プログラムを開始してから2週間が過ぎたころの面接で，B氏は，「今週血圧が下がったりしていたのが止まったんだ，調子いいよ。気持ちが晴れやかになった。ほかの人からも『調子よさそうだね』って言われたよ。メンタル的な要素もあるんだな。最近はドライウエイトまで引けるようになったよ。今までは金曜日までに帳尻を合わせてたんだけど。最近血圧の上下が激しかったんだけど，ここ数日はなくなったね。最近は毎日透析でもいいと思えるくらいだよ。看護師さんからも楽しそうだねって言われるよ。何かのきっかけで人は変われるんだね」とうれしそうに語ってくれた。B氏には体重の変化を2週間ごとにグラフにして渡し，毎日の体重の変化と努力の成果を視覚的にとらえられるようにした。B氏はそれを見ながら，「この週はよくがんばったなぁ。この辺は気が緩んじゃったんだよね」など自分自身でも結果のフィードバックを行っていった。

　B氏は6週間継続してこのプログラムを実施でき，体重の増加も抑えられるよ

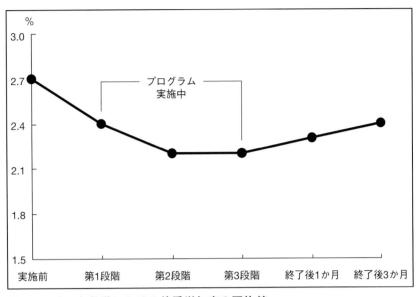

図6 B氏の各段階における体重増加率の平均値

うになった（図6）。B氏は6週間のプログラム終了時、「ある程度我慢できるようになりました。最初は心配だったけど、結果的にはこのプログラムをやってよかった。後は自分でやってみます」と話してくれた。

プログラム実施前からプログラム終了後3か月までのB氏の水分管理の自己効力感について、1項目あたりの平均点を算出した結果、プログラム実施前が2.0点だったのに対し、プログラム終了直後3.1点、終了1か月後2.9点、終了3か月後2.87点であった（図7）。これからわかるように、B氏の水分管理に関する自己効力感はプログラムの実施と共に高まっていった。

ステップ6　評価・考察

プログラム終了後もプログラムを実施した効果が継続しているかどうか確認するため、終了してから1か月後と3か月後の体重増加率についても経過を追った。図6に示すように、3か月後はやや増加傾向にあったものの、プログラム開始前の体重増加率に戻ることなく継続できていた。B氏は透析を導入してから自分に自信をもてない状況であった。しかし、達成可能な目標を定め、それを実行することで、自分もやればできるんだという思いが表れてきた。さらに、「自己管理日誌」を記入して日々の経過を自分で確認することにより、体調やその日の気分など身体面、精神面、共に振り返ることができた。これによりB氏の自己効力感が高まり、次の行動につながっていったものと思われる。また、B氏は自分に自信がもてたこと、体重増加が抑えられ透析がスムーズに運ぶようになったことから

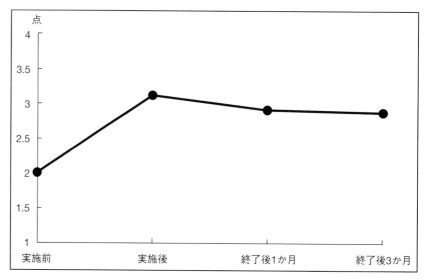

図7　B氏の水分管理自己効力感の変化

気持ちにも変化が現れている。本人から楽しいという言葉が聞かれただけでなく，周囲もその変化に気づき「楽しそうだね」とB氏に声をかけている。このプログラムを実施したことは，B氏が単に水分管理を実施できるようになっただけでなく，自分に満足して気持ちが明るくなるという二次的な効果ももたらすことができた。

　このプログラムでは，目標をB氏自らが設定できるようにし，看護師は明確な目標が設定できるよう助言をするにとどめた。B氏の「やめろって言われるといらいらするけど，自分で決めてやるといらいらしないね」という言葉からも，本人の意思決定を尊重したことが目標達成に至った一因であると考えられる。また，プログラム開始時の目標設定を，B氏が比較的容易に達成できるような内容にし，その後徐々に目標を高めていったことがB氏の自己効力感の向上につながり，体重増加が抑えられるようになったものと考えられる。

　B氏は水が飲みたくなったとき，自分の好きなテレビゲームを行うことでこの衝動を抑えるようにした。また，プログラム開始後には自らパズルという他の方法も提案して実施している。この方法は，自分の好きなことで気を紛らわせ，我慢するという行動を本人の楽しみに置き換えて気持ちをコントロールできるという利点がある。このことが，B氏がこの方法に工夫して取り組めた要因であり，体重増加のコントロールにつながった要因であると思われる。したがって，プログラムのなかに本人の楽しみとなるものを取り入れるなどの工夫をすることが，プログラム実施の成果につながっていくものと考えられる。

　B氏は，お茶やコーヒーを飲むことが習慣化しており，これを修正することで

体重増加をコントロールできるようになった。プログラム実施前の面接からわかるように，B氏はできるだけ塩分をとらないよう本人なりの工夫をしていた。これは過剰な塩分摂取による口渇感を防ぐ。このようにB氏が塩分摂取を調整できていたことが，体重増加を順調にコントロールできた一因と考える。したがって，この方法を他の患者に活用する場合，プログラム開始前の食事内容を確認し，塩分摂取が多いと感じたときは，塩分に関する目標を設定するなどの対策が必要と思われる。

おわりに

このプログラムを実施することでB氏は日々の体重増加をコントロールできるようになった。これはプログラム終了後も3か月にわたって継続している。また，このプログラムを実施したことでB氏の水分管理における自己効力感も上昇し，自信をもって水分管理に取り組めるようになった。これはB氏の気持ちにも変化をもたらした。このことから，このプログラムはB氏に適切な方法であったと考えられ，また他の透析患者にも応用できる方法であると思われる。

引用・参考文献
・足達淑子編（1998）栄養指導のための行動療法入門〈臨床栄養別冊〉．医歯薬出版．
・Bandura, A.（1977）Self-efficacy：Toward a unifying theory of behavioral change. Psychological Review, 84（2）：191-215.
・飯田喜俊・秋葉隆編（2014）透析療法パーフェクトガイド，第4版．医歯薬出版．
・一般社団法人日本腎不全看護学会（2016）腎不全看護．第5版．医学書院．
・岩本隆茂・大野裕・坂野雄二編（1997）認知行動療法の理論と実際．培風館．
・政金生人編（2010）透析看護の知識と実際．メディカ出版．
・松岡由美子・梅村美代志（2010）腎不全・透析看護の実践．医歯薬出版．
・三木隆己・白井みどり（2015）ナースのための透析ハンドブック，改訂4版．医学ジャーナル社．
・岡美智代・他（1996）透析患者の食事管理の自己効力感尺度の開発．日本看護学会誌，5（1）：40-48.
・坂野雄二（1995）認知行動療法．日本評論社．
・新生会第一病院在宅透析教育センター編集（2011）透析ハンドブック―よりよいセルフケアのために，第4版増補版．医学書院．
・祐宗省三・他編（1985）社会的学習理論の新展開．金子書房．

CASE 3 がん患者C氏とD氏へのストレス緩和，自己効力感支援

活用する技法 セルフモニタリング法，リフレーミング

サマリー
　経験したことのない手術に対する不安が強く，不合理な自動的思考がみられたC氏に対して，手術や術後経過に関する知識を提供すると共に，セルフモニタリング法と面接を用いたプログラムを術前から術後を通し6回実施した。面接では，温存されている自己効力感を見出しながら支援し，動機づけが高い出来事に関連した助言や介入を実施した。経過のなかで，C氏には合理的な思考に置き換える記述や言動が増えはじめ，退院後の困難も乗り越える自信を示す言動がみられたため介入を終了した。

事例紹介

■**C氏**：60歳男性，会社員，妻と2人の子どもとの4人暮らし。診断名：早期胃がん（グループV　ステージIa）。手術名：胃部分切除術（ビルロートI法），手術は，出血量400 mL，手術時間3時間5分，麻酔時間3時間35分と問題なく経過する。

■**病状背景**：5年前に検診で胃潰瘍を指摘され，内視鏡とバイオプシー後に早期胃がんのグループⅢ～Ⅳと指摘されるが放置していた。3か月前から心窩部に不快感が出現したため病院を受診し，早期胃がんグループVと診断され，手術目的で入院となる。

■**プログラム開始前の状況**：C氏と看護師が初めて会ったのは，C氏が早期胃がん告知を受けた1週間後であった。手術入院を控えていたC氏は術前検査のため外来に来院したが，病気や手術に対する不安があるのか緊張しこわばった表情をしていた。C氏は，自分自身のことを「小心者で感受性が強く，負けず嫌いである」と評価している。一方，家族はC氏のことを「神経質で小言が多い」と言っている。

ステップ1　医療内容の妥当性を含めたアセスメント

　C氏からこれまでの経過と現在の状況について聞いた。そして以下の内容を確認した。

1) C氏は，誰かに話を聞いてもらいたい，この不安から助けてもらいたいと強く思っている。
2) 5年前に早期胃がんを指摘され，そのときから手術を勧められていたが，手術や病気に関して悪い方向にばかり考え，怖くなってずっとそのことを気持ちから追い出そうと逃げていたが，今はどうしようもないという心境である。
3) 医師からは「早期胃がんなので手術すればよくなる」と説明を受けても，悪くなることにこだわりはじめるとたまらなく不安になり，眠れない状況が続いている。

ステップ2　困難事の明確化と解決意義の確認

C氏からは，この時点では生きがいについて語られることはなかった。しかし「手術に関して悪い方向にばかり考える」「こだわりはじめるとたまらなく不安になる」など，C氏がもつ不合理な自動的思考にC氏自身が気づき，適応的で合理的な思考に置き換える必要があった。

ステップ3　行動目標の設定と自己効力感の確認

「悪い方向にばかり考える」ことや「こだわりはじめるとたまらなく不安になる」などのC氏の発言から話題を展開させ，看護師はC氏がもつ不適応な自動的思考を把握した。「手術」に対する限られた情報源と不安の強さが，近い将来の見通しを否定的にとらえざるをえない状況をつくり，不適応行動を引き起こす誘因となっていることがわかった。

術前の目標は，「不安を軽減でき安心して手術を受けることができる」とし，告知を受けてからこれまでの，手術や病気に対して悪い方向に考えがちだった思考のコントロールに努めるようにした。

ステップ4　技法の選択

自動的思考を変容させるためのリフレーミングを具体的に行う方法としてセルフモニタリング法がある。ここではホームワークとして自己観察を行い，どのような場面でそのような感情や思考が起こり，それらをどう解釈し処理しているのかを知る方法としてベックら（Beck el al. 1979）の非機能的思考記録票（DRDT：Daily Record of Dysfunctional Thoughts Form）を使用した（表1）。

「セルフモニタリングノート」の内容は，
(1) 不快な感情をもたらした実際の出来事・状況
(2) そのときの情緒的反応とその強さの評定（100点満点）

表1 セルフモニタリングノート（例題）

	1. 状況	2. 情緒	点数	3. 自動的思考	点数	3. 合理的反応	点数	4. 結果	点数	点数
	どのような場面で、または何をしているときに	そのとき思ったり感じたりした内容	その感情の強さの点数を1〜100で	そのように思ったり感じたりしたのはどのように考えているから	その考えをどれくらい正しいと思うか0〜100で	そう考えると同時にどんな他の考えが浮かんだか	合理的反応がどれくらい正しいと思うか0〜100で	他のことを考えたその後の気分はどうだったかを記入	他のことを考えた後の気分を1〜100で	いま自動的思考はどれだけ正しいと思うか再査定する（今の点数を0〜100で）
例題1	手術の説明を看護師さんから受けたとき。	手術のことを考えると泣きたい気持ちになった。	100	いつも自分のことは表に出さないため、一人になったときにくよくよします。	80	くよくよしないようにしよう。前向きに考えようになるようにならん。	70	すっきりした、がんばろう。	90	20
例題2	術後：他の人が食事をしているとき。	もう自分はあんなにおいしそうに腹一杯ご飯が食べられない。	90	手術をしたら胃がなくなるからご飯を食べることにもう生きがいがなくなるんじゃないか。食べることが楽しみだったのに。	90	他の考えなんか起こりそうにない、もう楽しいことはなくなる。	80	どうにも耐えがたい空虚な気分だ。	40	80

(3) そうした感情を抱いたときの自動的思考の具体的内容
(4) 自動的思考の妥当性の評定（100点満点）
(5) 自動的思考に替わる合理的思考や反応の具体的内容
(6) 合理的思考の妥当性の評価（100点満点）
(7) 自動的思考の妥当性の評定（100点満点）

である。

ステップ5　実施

C氏の「セルフモニタリングノート」への記述は，説明を行った日から退院後1か月まで実施した。これに伴う面接は1回を1時間程度として術前3回，術後2回，手術後1か月時1回の計6回行った。

①第1回面接時（術前検査のための受診時）

C氏自身が現在抱えていると思われる手術を待つストレスとその不安認知に関する看護師の解釈を話し，セルフモニタリングに期待できる効果を説明した。その後，C氏に参加の承諾を得た。そして，C氏には2場面の例題（**表1**）を提示し，毎日の生活のなかで起こるふさぎ込んだ気分や不快な感情と，その出来事に伴って起こる考えを記述するよう説明した。さらに，記述はC氏が書きたいと思ったときでよいことを説明した。

C氏と看護師との会話のなかで，C氏が几帳面でまじめな性格であり，これまでも努力を続けて何事もこつこつと成し遂げてきた人生に自信や自己効力感を温存できていることを確認した。そこでセルフモニタリングノートの記述に際し，自動的思考に替わる合理的思考を考えるときには，これまで困難を乗り越えてきた自信ある自分ならどう思考するかを考慮しながら書くよう，C氏に促した。

②第2回面接時（入院当日）

入院後の面接で，C氏の書いてきた「セルフモニタリングノート」の記述（**表2-A，B**）を確認した。

手術前のこの時期のC氏の特徴的な思考は，肉親ががんで亡くなっており自分も早死すると思う不合理な信念といまだ体験していない差し迫った手術への不安であった。その一方で，「気にしてもしかたない」という合理的反応も記述のなかに出現しているので，面接では「不安」に執着せず「気にしない」「治るんだ」と手術に立ち向かう思考（自己効力感）が見出せるよう支援した。そして会話が発展してくると，C氏はこれまで困難を乗り越えてきた昔話を積極的に話すようになった。昔を思い出し話すうちにC氏自身から，「自分の考えをノートに記述し読むことで，自分がいかに悲観的になっていたかが鏡に映るようにわかるね。そういう気持ちのままだと，どんどん（気持ちが）落ちていくね」という言葉が聞

表2 C氏のセルフモニタリングノート

	日時	1. 状況	2. 情緒	点数	3. 自動的思考
		どのような場面で，または何をしているときに	そのとき思ったり感じたことの内容	その感情の強さの点数を1〜100で	そのように思ったり感じたりしたのはどのように考えているからか
A	第2回面接時	悪性の告知を受けた日のことを思い出して。	来るものがきたという感じだった。進行度，他の臓器への転移が気になる。	90	以前より，がんになりやすい体質だと思っていた（肉親ががんで亡くなっている）から自分も早死にだと思う。
B	第2回面接時	会社の帰りに電車の中でふと頭をよぎった。	手術のことを考え逃げ出したい気持ちになった。	90	早期がんではなく手遅れの可能性もあると思うから。
C	第3回面接時	就寝時，手術の合併症のことを思い出して。	夜中に目を閉じると強烈に不安になった。	100	周囲に手術したことがある人がたくさんいる。散髪屋さんで手術には合併症があるってことを聞き，万が一のことがあるってことを聞いていて怖くなっていたから。
D	第4回面接時	術後，不整脈が出てそれに医師がちょっと驚いた場面を思い出して。	大丈夫かな？ 不整脈ってことは心臓悪いんかなと不安。不整脈なんて説明された合併症にはなかったような…。	80	やっぱり手術後何が起こるかわからんと考えるから。
E	第5回面接時	さっき散歩をしたとき。	以前に比べて体力の消耗が激しいなあと感じ落胆。こんなことではまた出社できるのかと不安になる。	70	病気になって自分は前の元気な自分ではなくなった気がするから。
F	第6回面接時	食べた後，冷や汗が出て気分が悪くなり，タクシーを呼んで乗っているとき。	こんなにしんどくなるなんていやだ，いいようもなく不安だ。	90	食べ過ぎでもないのに胃の術後困難だらけだ，情けない。
G	第6回面接時	食事のときちょっと天ぷらが食べたくなって，食べて苦しくなった。	こんなくらいの量も食べられないのか，悲しい，落胆。	80	説明を受けたし予想はしていたが，食べてみると予想以上に食べられなかったことがショックだ。

点数	3. 合理的反応	点数	4. 結果	点数	点数
その考えをどれくらい正しいと思うか 0〜100 で	そう考えると同時にどんな他の考えが浮かんだか	合理的反応がどれくらい正しいと思うか 0〜100 で	他のことを考えたその後の気分はどうだったかを記入	他のことを考えた後の気分を1〜100で	いま自動的思考はどれだけ正しいと思うか再査定する（今の点数を0〜100で）
100	がんは避けられないがその状況下で何をすべきか，進行度や転移を気にしてもしかたがない。	100	ひととおり最悪の事態まで考え，問題が明確になればおのずと答えは出る。自分のやるべきことが決まってくると考えると安定した気分になる。	80	50
100	気にするな，がんになっても手術したら治るんだ，だから手術するんだ。	100	すーっと気が楽になった気がした。	100	40
80	合併症は万が一のときって思うんだけど反面自分になる可能性があるのだから怖い。	90	不安になるのは否定しようがない。天にすがるしかないのだろうなあ。	70	50
70	でも最大の難関の手術は終わってこうして元気だ。大丈夫だ…。	40	うーん。大丈夫だと思いたい。	40	40
60	病気したくらいでくよくよしていられない。たいした病気ではない。しかも回復して退院するんだぞ。家族もいるのだから元気の素を養わないとなあ。	70	元気が出てきた。	90	30
80	でも食べられなくなったわけではなく，工夫すればよい。	80	しかたないしどうすればよいか考えよう。	90	30
80	こういうこともあるだろう，大丈夫だ。こんなことを繰り返しながら新しい胃に慣れるのかな。	50	ちょっと楽になった気がする。	60	60

かれ,「自分の書いたノートを見直しているとなんだか冷静になるね」と笑顔も見られるようになった。C氏は,ノートに記述しそのことを面接で振り返るなかで,これまでの自己のネガティブな思考に気づき,合理的で適応的な思考を見出せるようになっていった。

③第3回面接時（手術前日）

　C氏の記述内容（表2-C）を確認し会話しているなかで,C氏は「手術直前になってきたけど,どうにも不安というわけではない。でも一人になってぼーっとしているときや寝る前なんかはふっといろいろな考えが出て不安になるなあ」と話した。C氏に対して,手術が迫っても思考がコントロールできつつあることを認め,手術を受けるという状況があるのだから一人になったときに不安に思うのは誰しも当然であると,C氏の思考も受け止めるようにした。さらに,ノートの記述にあるような合併症に対する不安や思いこみが緩和できるように合併症やその発生率に関する正しい知識を提供し,できるだけ疑問点を話してもらい一つずつわかりやすく回答していった。合併症に関する詳細な情報を得たことにC氏は安心し,さらに看護師に対して,自分を支援してくれる人が家族以外にもいることに喜び感謝の言葉を示し,支えがあることを糧に手術に臨めると話した。

④第4回面接時（術後5日）

　術後3日目から不整脈が出現していた。上室性不整脈であり,その自覚症状はほとんどなかったが薬物療法が始められた。C氏は不整脈を胃がんの術後に起こる合併症としては想定していなかったため,予想外の出来事に混乱していた。また,不整脈が出現したときに医師が驚いた表情をしたことが気になって不安になっていた（表2-D）。C氏のノートの記述からは,合理的思考を試みても「深刻な病状だと思う信念」が拭いきれていなかったので,面接によって思考の合理化の促進と病状への知識が増加するよう支援した。不整脈や術後経過に関する具体的で正しい知識を提供し,むやみに恐れる必要はないことや,C氏の病状が安定していることを説明し,現状に安心できるよう支援した。C氏は,「そうか,手術を受けた後には不整脈が出ることはあるのか。めずらしいことではないんだなあ。それに病院にいるし安心だよな。ちょっと心配しすぎていたよ」と話した。

⑤第5回面接時（術後10日,退院前日）

　訪室すると,C氏はさっき散歩をしたときに浮かんだ考えをノートに記述していた（表2-E）。数週間の入院で思ったより体力がなくなっている自分に気づき落胆し,退院後の社会復帰への不安を記述しているが,思考の転換も行っており,記述の最後には「元気が出てきた」と記述していた。

　このC氏の記述に加え会話内容からも,退院を翌日に控え嬉しく思う反面,今後の社会復帰に不安があることが把握できた。C氏の体験は術後多くの人がもつ

不安で，皆それを乗り越えてきているので乗り越えられるものであると励まし，退院後は急な回復を望まず，一つずつ段階を踏むような目標をもつよう促した。また，退院後に不安になったときに看護師や病棟に連絡する具体的な手段について知らせた。そして，退院後に戸惑ったり不安になったときには，これまで行ってきたようにノートに記述し合理的思考を行ってみるよう促した。

⑥第6回面接時（術後1か月，外来通院時）

外来受診時，C氏は手にノートを持って看護師を待っていた。この1か月の間にもいろいろな困難があったという。ノートには，予想以上に食事内容が食べられないことへの自身の驚きと混乱，また食べた後に冷や汗が出て気分が悪くなりいいようもなく不安になったことなどが記入され，そのたびに対処してきた内容が書かれていた（表2-F・G）。C氏は「この1か月いろいろ困難はあったけど実際いま元気でいますしね。自分を冷静に見て今何をするべきかを学びました。これからも日記代わりにノートをつけようと思います。闘病日記だね」と話した。C氏が退院後遭遇したさまざまな出来事にも思考をポジティブにし，自己効力感を高められていると判断し，関わりを終結した。

ステップ6　評価・考察

早期胃がんであっても，がんを告知され，その後すぐ入院・手術が必要となる患者が抱えるストレスは大きく，その対処には混乱を生じるものである。本事例では，術前・術後を通してさまざまな不安認知が出現していたため，セルフモニタリング法を利用した介入を行った。

セルフモニタリング法は，対象者が自己を観察でき，自己への気づきや客観化を合理的に行える手助けとなるものである。一方，治療者側は対象者がノートに記述した内容から，焦点となる問題，出来事に対する対象者の考え，全体的な感情（情緒）や行動を把握することができる。さらに記述内容に関して話し合えることで，合意した目標設定を行える。

C氏の場合は，「手術に関して悪い方向にばかり考える」ことや「こだわりはじめるとたまらなく不安になる」などのC氏がもつ不適応な自動的思考のコントロールに努めながら，疾患や病状経過に関する知識不足を補うためのていねいな説明を繰り返し，納得がいくまで答えた。これらの介入が病状への安心感の維持につながったと考える。C氏からは，「困難事を乗り越えてきた自分を再発見すること」が生きがいだという言葉は聞かれなかったが，それに気づくことがC氏を支えることにもつながっていたようであり，生きがいとも考えられた。そして，忘れかけていた乗り越えられる認知と自己効力感を回復し，手術や病気に前向きに取り組めるようになっていった。

患者は，病状への不十分な理解もしくは思いこみのために不安を大きくしていることが多くあるため，不安にさせている原因を見きわめ，適切な援助を行うことが重要である。C氏の場合，几帳面な性格も手伝って「セルフモニタリングノート」はきちんと記入されていたため，C氏の不適切な認知や情動をよく把握でき介入支援が十分行えたことも成果の要因となった。

サマリー
　D氏は，義母との関係における対人ストレスと回避の対処行動があり，摂食障害を起こしたことが胃がんになった原因であると思いこんでいた。そして，日頃積み重なるストレスや回避・受け身の対処からネガティブな思考を繰り返していた。このようなD氏に対して，セルフモニタリング法と面接を用いたプログラムを術前から術後を通し5回実施した。
　プログラムでは，ストレス認知に対する適切な対処行動と義母との折り合いをつけられるストラテジーを身につけることを目指した。介入後，自分自身を客観的にとらえはじめてもネガティブにとらえる思考が続いていたが，気分がゆったりする認知や情動のコントロールが記述や言動に出現しはじめ，自己効力感が得られるようになっていった。

事例紹介
■**D氏**：46歳女性，主婦，夫と長男との3人暮らし。診断名：早期胃がん（グループⅤ　ステージⅡa）。手術名：胃部分切除術（ビルロートⅠ法）。手術は出血量200mL，手術時間2時間25分，麻酔時間3時間5分で問題なく経過する。
■**病状背景**：3か月前から食欲不振と嘔吐があり，病院を受診し早期胃がんで入院手術が必要と言われ入院する。さらに，自律神経失調症で1年前から薬物コントロール中であった。
■**プログラム開始前の状況**：術前看護のかかわりのなかで，義母との関係からくるストレスによる摂食障害（拒食や過食）があることがわかり，そのことが原因で胃がんになったと思い込んでいることがわかった。

ステップ1　医療内容の妥当性を含めたアセスメント

　初めて会った日からD氏はずっと「なぜ胃がんになったのか」と繰り返し口に出していた。その後，面接する看護師にも慣れ，会話も弾むようになり，術前5日の面接で次の内容を看護師に告白した。「私，主治医にもずっと隠していてこれまで誰にも言ったことないんですけど…。ずっとストレスを抱えていて神経過敏になり拒食症の状態になっていたんです。食べては吐いての繰り返しで自己嫌悪

に陥り罪悪感があって…。胃がんも拒食や過食のせいでなったと思っています。食道も荒れているだろうから、そっちもがんにならないか心配。それもこれも全部義母のせいだと思っています。義母は近くに住んでいるのですが、ほとんど毎日家へやってきてはいろいろ言いたいことを言って帰るんです。結婚以来ずっとそうなんです。これまで義母に言われることすべてが嫌で、できるだけ避けたいと思ってきました。用事もないのに毎日来るんです。言われることに言い返すのも億劫で、ストレスのはけ口がどこにもなく今に至っています」。

ステップ2 困難事の明確化と解決意義の確認

D氏は、胃がんになった原因を義母のせいだと思い込んでいた。義母との関係は退院後もずっと続くことである。D氏が長い間抱えてきたストレスをよく聞くと共に、義母との関係におけるD氏自身の思考と感情を整理しそれらを表出でき、義母とも折り合いをつけられるストラテジーを身につけることができるような介入が必要であると考えた。

ステップ3 行動目標の設定と自己効力感の確認

義母との関係における対人ストレスと回避の対処行動があり、摂食障害を引き起こしていた。D氏は拒食と体調不良を繰り返す自分を嫌悪し、物事をポジティブにとらえる自分を見失い、回避や受け身の対処を繰り返し情動反応のコントロールも困難な状況が続いていた。そして、この状況をD氏が客観的にとらえることができるよう援助しながら話し合った。

そこでD氏と共に、目標を以下のように設定した。
(1) ストレス認知に対する適切な対処行動ができる。
(2) 義母との折り合いをつけられるストラテジーを身につける。

ステップ4 技法の選択

D氏の日頃の思いこみやネガティブな思考をとらえ、認知の再体系化を行うためのホームワーク課題として、セルフモニタリング法を提案し、「セルフモニタリングノート」への記述方法を説明し、記述の承諾を得た。

ステップ5 実施

D氏の「セルフモニタリングノート」への記述は、術前5日から退院後1か月まで実施した。

記述は書きたいと思うときでよいとし、D氏自身が書いたノートの記述に伴う面接は1回を1時間程度として、術前2回、術後2回、手術後1か月時1回の計

表3　D氏のセルフモニタリングノート

	日時	1. 状況	2. 情緒	点数	3. 自動的思考
		どのような場面で，または何をしているときに	そのとき思ったり感じたことの内容	その感情の強さの点数を1〜100で	そのように思ったり感じたりしたのはどのように考えているからか
A	術前3日	朝食後ぼーっとしているとき。	なぜ胃がんになったのか。	80	義母から受けたストレスが重なり，過食を繰り返したからだと思うから。
B	退院前日	退院準備をしているとき。	家に戻ったらまた義母が家に来て小言を言うのだろうな，またそれがストレスになって過食したり吐いたりするのが心配。	80	また過食したり吐いたりすると手術した胃に悪影響がある。
C	退院1か月	食べた後おなかが苦しくなったとき。	病院にいたときみたいにすぐ看護師さんに聞けないから不安になった。	70	術後の傷や胃が腫れているのかなあ，悪い兆候かもしれない。

5回行った。ここでは術前3日と退院前日，退院後1か月時の面接内容を取り上げる。

①術前3日の面接時

「セルフモニタリングノート」の記述内容（表3-A）を確認した。「なぜ胃がんになったのか」の情緒に関して合理的思考が行われておらず，「義母へのストレスのせいで胃がんになった」という思い込みを修正する必要があった。記述に関する話題のなかで，D氏は「自分が何でも背負いこみすぎていたのでしょうね。今まで何でも完璧にしないといけないって，いい格好しようとしていたんです」と話したため，できるだけ背負い込まずにすむ方法として，嫌なことがあったとき，(1)「セルフモニタリングノート」に記述し，合理的思考をしてみること，(2) 夫や親しい人に嫌な出来事やそのときの感情を話すようにすることを提案した。その後，D氏は「義母には，できないことはできないってはっきり言ったほうがいいんですよね。できない状況を不甲斐ないと思ったりしてよくなかったと思う。もうちょっとのんびりかまえます」と語った。

その後，看護師は「ストレスは悪いことばかりではなく，人はストレスの経験があるからそれを乗り越えようと自己効力感を強くしたり学習したりして成長するものである」と，ストレスに関する知識を提供した。D氏は「そういうふうに考えたことはなかったわ。そうね，考え方よね。私は自分の負担ばかり考えてい

点数	3. 合理的反応	点数	4. 結果	点数	点数
その考えをどれくらい正しいと思うか0〜100で	そう考えると同時にどんな他の考えが浮かんだか	合理的反応がどれくらい正しいと思うか0〜100で	他のことを考えたその後の気分はどうだったかを記入	他のことを考えた後の気分を1〜100で	自動的思考はどれだけ正しいか0〜100で
90	長い間自分を抑えて我慢してきたことを思い出した。	70	悔しい気持ちが残っている。	60	70
80	こんな考えを繰り返していると自分の身体に悪い。手術して身体も変化したのだから自分も変化しなきゃ。そうしたら吐くことはないだろう。	90	くよくよしている自分を外から眺めると冷静になれた。	80	40
50	こんな症状は時々あるけど思えば日ごとに改善している。おなかのガスが出たらましになるし、気にしないでおこう。	80	悪い予想はせず気にしないでいると楽になるし安定する。	80	20

たけど,義母も寂しいから毎日来るのでしょうね」と返答した。この返答に合理的思考が含まれていることを評価し,日頃からネガティブな情緒が出現したらその出来事を振り返り自分自身を客観的にとらえるよう促した。

　D氏には自分を振り返ることや対処の方法は理解する言動はみられるが,その認知をどのように行動に変化させるかが課題であると判断した。

②**退院前日の面接時**

　退院前日,D氏は訪室した看護師を笑顔で迎えてくれたが,ノートには退院後の心配事が記入されていた(表3-B)。義母との関係への対処はこれまで入院中に一緒に話し合ってきたが,退院後それをうまく実践し対処できるかということを気にし,退院後にまた以前のように嘔吐を繰り返した場合に胃縫合部に悪影響があるかもしれないと恐れていた。ノートには「こんな考えを繰り返していると自分の身体に悪い。手術して身体も変化したのだから自分も変化しなきゃ。そうしたら吐くことはないだろう」と記述できるようになっているのだが,これから体験することへの予期不安が残されているようであった。そこで看護師は,「身体が変化したから自分も変化しよう」と記述したD氏の合理的思考の出現を支援し,義母と折り合いをつけられるようこれまでとは違うストラテジーを用いて対応を試みるよう促した。さらに,毎日来る習慣になっている義母には,術後であり身体が万全でないため主婦業が完全にはできない事情をわかってもらう自分自身の

努力や試みが必要であると指導した。また，努力が報われない場合は，いつでも夫や看護師に相談するよう話した。

③退院後1か月の面接時

退院後，自分ではあまり食べていないつもりでも食べた後苦しくなり不安になることが何度かあったが，ノートには「でも日ごとに改善しているなあ」など合理的思考を試みる記述ができているようである（表3-C）。退院後は義母も，D氏の身体を気にして料理を持ってきたり掃除してくれたりしているようである。D氏はこれに対しては感謝の気持ちがもてるようになっていると語り，「最近では，義母にいろいろ言われても自分のペースが保てるようになった。自分でも驚くくらい平気でいられるんです」と言った。さらに看護師に対しても，「1週間に1回面接していただき接してくださったことで励みになり強くなれた。くよくよしていてもしかたがないということもわかり，ゆったりした気分でいられるようになった」と話した。D氏が日々の生活で遭遇するさまざまなストレスを自分自身でコントロールできていると判断し，面接を終結した。

ステップ6　評価・考察

本事例は，義母との関係ストレスからくる摂食障害があり，そのうえ胃がんになったため，その原因をすべて義母のせいにして回避しようとしていた事例である。第1段階では，摂食障害になったことは義母との人間関係ストレスの兆候であったが，「義母のせいでがんになった」と思う歪んだ認知には修正できるよう関わりながら，ストレスのはけ口が見出せず何でも背負い込もうとしていた自己に気づいてもらうためにセルフモニタリング法による介入を行った。比較的早期に自己を客観的に見ることはできていたD氏だが，自信を取り戻しネガティブな思考を転換させる介入が必要であった。そして，ノートへの記述を進めると共に合理的思考が出現するようになり，ネガティブな思考に基づく言動は減少していった。

そして第2段階では，今後も義母との関係が続くことを考え，退院後の主婦業に関して義母の支援が得られるストラテジーを習得できるよう取り組んだ。

看護師と出会ったころのD氏は，がんになるに至るような摂食状況を繰り返したと思い込み，自分を嫌悪し自信を失っていた。しかし，ノートへの記述や面接で自分のストレス認知を表出し，自己と向き合う練習をすることで自信を取り戻していった。D氏は，義母と折り合いをつけながら自分のペースを守り日々を過ごせる方法を獲得できたことで，他の人の影響を受けず自己決定ができるようになり，自己効力感を回復させることができるようなっていったと考える。

おわりに

この2事例は，胃がん手術を受けることに伴って起こっていたネガティブで不合理な思考を，セルフモニタリング法によって再解釈に導き，ポジティブで合理的な思考へと変化させることに成功した事例である。患者は，告知，その後に待ち受ける入院生活，手術，退院後の日常生活の一連の流れのなかで幾度となくストレス認知と戦わなければならない。そのなかで歪んだ思考が浮かんだそのときに記述し，自己を客観的に眺めることは効果的であった。さらに，医療の内容を理解する看護者が患者の状況を理解し，不足する知識を提供したことも歪んだ認知を修正することに役立っていた。また，最もストレスフルな時期にそばにいる看護者がかかわりをもち，話を聴くことが安心感となり自己開示を促していた。

引用・参考文献
- Beck, A. T.(1976) Cognitive therapy and emotional disorders. International University Press.
- Clark, D. M., Fairburn, C. G. 編，伊豫雅臣監訳（2003）認知行動療法の科学と実践．星和書店．
- ドライデン，W., レントゥル，R. 編，丹野義彦監訳（1996）認知臨床心理学入門―認知行動アプローチの実践的理解のために．東京大学出版会，pp.155-156.
- 坂野雄二（1995）認知行動療法．日本評論社．
- 内山喜久雄・上田雅夫編（2004）ケーススタディ認知行動カウンセリング〈現代のエスプリ別冊〉．至文堂，2004．

CASE 4 アトピー性皮膚炎患者 E 氏の掻破行動

活用する技法 リラクセーション，主張訓練法

サマリー

アトピー性皮膚炎の掻破行動が制御できない E 氏に対して，当皮膚科外来が独自に開発した看護ケアプログラムの心理療法，リラクセーション，主張訓練法，スキンケア等を組み合わせて実施した。その結果，E 氏の自己効力感の向上に伴い，E 氏は自分自身の無意識な掻破行動に気づき，日常生活のなかでアトピー性皮膚炎管理や掻破行動を制御できるようになった。さらに，掻破行動が減少したことでアトピー性皮膚炎の皮疹が改善，望ましい行動を継続するという効果が得られた。

事例紹介

■E 氏：20 歳代後半の男性。診断名：アトピー性皮膚炎（以下，AD と略す），アトピー歴：幼少時から全身性に瘙痒を伴う皮疹が出現し，AD と診断され約 20 年が経過している。

■生活背景：両親・実妹との 4 人暮らし，自宅から約 20 分の場所に通勤している。勤務時間は，8：30〜17：00 で，アトピー外来に 1 回/月，有給休暇を利用して通院している。

■性格：口数は多くないが，誠実な印象であった。E 氏は，自分自身のことを「感情を言葉にすることが苦手」と話していた。

■プログラム開始前の状況：本人の手の届く範囲の皮膚症状が改善しない状態であった。臨床像は，ほぼ全身に湿疹病変があり，重度の AD と診断され，特に，背部，下肢に著明な掻破痕を認めた（図 1）。

ステップ1 医療内容の妥当性を含めたアセスメント

AD 外来に通院して 5 年以上経過しているため，AD コントロールの方法に関して正しい知識をもっているかを再確認した。看護ケアプログラム開始前の E 氏との面接のなかで，①自分の気持ちをうまく言葉に表現することが苦手であり，他人とのコミュニケーションが不得意と思っている，②掻破行動を制御する具体的な方法がわからない，③自分自身の皮膚や身体に対して必要である一般的な皮膚

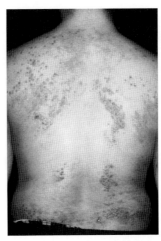

図1 プログラム開始前の
臨床像：背部に著明な
掻破痕

科治療，特にスキンケアやステロイド外用剤の使い方などの実践的な方法が理解されていなかったことなどが確認できた。

皮膚症状とストレスの関連性については，困ったときや悩みがあるときに痒みが増強すると認識できていた。しかし，自分の気持ちをうまく言葉に表現することが苦手であり，そのためストレスが蓄積し，無意識な掻破行動が習慣化している状態については認識できていなかった。

AD皮疹の状態については，日本皮膚科学会AD重症度分類に基づいた0〜4の5段階評価の結果，4（最重症）であった。現在のAD皮疹の状態や医療内容について，皮膚心身症担当医と再評価を実施した。

ステップ2　困難事の明確化と解決意義の確認

E氏は，発症から現在までの経過とADに対する思いを，次のように語った。

「幼少時や小学生時代は，おとなしい性格であった。中学生時代は運動部に所属し，ADコントロールは良好であり，楽しく登校できていた。高校2年生の時に民間療法を開始したが，その後，日常生活に支障をきたすまでにADが悪化し，高校3年生に当院皮膚科を紹介受診した。大学時代はADコントロールに波はあったが，それなりに学生生活は充実していた。しかし，卒業前にADが著明に悪化し2週間入院した。さらに就職すると，その2週間後には皮膚症状が再度悪化した。」

本人からの聞き取りの結果，ADが悪化するときは，仕事のストレスや生活状況の変化があるときであり，そのストレスで掻破行動が習慣になってしまうこと

が問題であると考えられた。

「朝，起きるとふとんに血液が付着しており，手の届く範囲の皮膚を無意識に掻いている」との言葉も聞かれた。頭では掻破行動を止めないと皮膚症状が改善しないことを理解しているが，掻くことの心地よい状態から抜け出せない自分であることも知っており，この悪循環である stress-scratch-cycle* や itch-scratch-cycle* を何とかしたいと思っている様子であった。

ステップ3　行動目標の設定と自己効力感の確認

E氏の現在の状況は，掻くことの心地さから抜け出せず無意識な掻破行動が制御できない状態であり，自己の身体や内面に意識を向けられることが行動変容の近道であると推測できた。また，日々の一般的皮膚科学的治療としてのスキンケアも改善の必要性があった。

上記の状態から，困ったときや悩みがあるときに痒みが増強するとE氏は自覚しているものの，ストレス解消のために，無意識な掻破行動を引き起こしていることは認識していなかった。ストレスに関連した場面では掻破行動に逃避せず，適切な対処法を習得する必要性を感じた。無意識な掻破行動に気づくプロセスの目標として，E氏の考えを尊重し，短期目標・長期目標（将来目標）・スキンケア目標を設定した。

短期目標として，日々の緊張や頑張っている自分自身を自覚し，そのことを自分の言葉で表現する。長期目標（将来目標）として，自然な感情表出ができるようにコミュニケーションスキルを高めることで仕事・生活上の問題を対処できるようになり，自己効力感が向上する。スキンケア目標として，自己の皮膚の状態に関心が向けられ，日常生活のなかでスキンケアを実践できることを目標に決定した。

また，AD管理に対する自己効力感の変化を観察するために，E氏の掻破行動への看護介入の記録を色別で記録した。気づきのない状態を赤文字，身体の変化を濃黄文字，気づきがある状態を緑文字で経過記録することで自己効力感の変化を観察し，記録をE氏と共に分析することにした（**表1**，ここでは気づきのない状態，身体の変化，気づきのある状態，として示す）。

---

*stress-scratch-cycle：どのような掻破であれ，掻破が起こると皮膚炎が悪化，痒みを増幅するだけでなく，QOLが脅かされることでストレスを生じ，また掻破行動を加速すること。

*itch-scratch-cycle：ADの痒みは皮膚のバリア機能異常と皮膚神経系因子などが関与する非アレルギー的機序と抗原刺激，免疫担当細胞などが関与するアレルギー的機序の相互作用により生じ，掻破が起こると皮膚炎を悪化させ，さらに痒みを増強させること。

表1 E氏の搔破行動への看護介入記録

年月日	実施内容	看護師の記録
初回	肩の緩め	本日初回,見立てでも肩の硬さあり,看護師はE氏の肩を支え,E氏みずからが主体的に肩の筋肉を動かして緩めた。E氏は心地よい体験(リラクセーション)。その後は肩の動きは軽くなっていた。
3か月目	腕・肩の緩め 体幹ひねり	素直な性格であるが,自分の意思や感情を言葉で相手に伝えるのが苦手な傾向にあるのか? リラクセーション体験をきっかけに心身のバリアがとれることを期待したい。 問題は両下肢の搔破行動(問題の明確化)
4か月目	肩の緩め 体幹ひねり	左肩〜左肩関節の違和感に対して,自覚症状が明確になってきた。自分の身体に意識が向き始めている。
5か月目	肩・腰の緩め	「肩が軽くなった」と笑顔あり,痒みが強いのか? 両下肢の搔破行動がやめられない様子である。
6か月目	腕・肩の緩め	腕の上げ下ろしで「右肩の動きが悪い」と違和感を強く訴える。実施中,自分の課題に気づき,それを乗り越えようとする努力の姿勢がみられる。実施時は搔破行動はみられなかった。
7か月目	腕・肩の緩め 重心移動	「職場の休憩時間に肩の上げ下ろし等を積極的にやっている」と喜んで報告してくれた。自分自身の身体に意識が向いている様子あり。靴の踵の減りがはやい,重心が後ろにかかっている。
8か月目	重心移動	「両方の踵に重心が乗ってしまう」と言っていた。後屈姿勢であり,意識し,つま先に重心をかけるようアドバイスし,予定回数で心理療法(リラクセーション等)を終了とする。
11か月目	顔・背中の緩め 重心移動	本人の強い希望あり,心理療法(リラクセーション等)を再開する。 親知らずの虫歯のためか顎が硬くなっている。歯科受診を勧める。後屈姿勢での歩行のため背部が硬く,押すだけで違和感を訴える。
12か月目	顔・肩の緩め 重心移動	「肩の緩めにより肩に筋緊張があった。」 リラクセーション体験とカウンセリングで自分自身変わったように思う。心理テストの結果,自分は考えてから行動することが再認識できたし,「自分自身を客観的に見られるようになってきた」,と本人より言葉が聞かれた。
17か月目	重心移動 軟膏処置ケアの実践教育指導	「重心は左踵にかかっており,顔は左側に傾いている」と臨床写真撮影を通して,本人も認識している。両下肢の皮疹が減ってきている。軟膏処置ケアのひとつであるラップ手技法について説明し,実践的な教育指導を行った。
18か月目	肩・上肢の緩め スキンケア	姿勢の課題がはっきりしたためか一所懸命に取り組んでおり,成果を実感している様子がみられた。両下腿にラップ手技法の効果がみられた。
19か月目	顔・肩・上肢の緩め	左足のみ扁平足気味,右足に比べ厚みもあり,左踵に負担がかかっている。両下肢の搔破行動が少なくなったようで皮疹が改善している。
20か月目	足裏の踏みつけ スキンケア	全身の皮疹はよくなっている。しかし長年のADにより皮膚の色素沈着が著明なためベビーオイル使用したスキンケアを勧めた。 「リラクセーション体験をやってよかったことは,皮膚も身体も含め,自分自身を振り返られるようになったことである」

気づきのない状態, 身体の変化, 気づきがある状態

表1 (つづき)

21か月目	肩・の緩め 体幹ひねり	「4月から職場が変わった。緊張しているためか？ 両下肢を掻いてしまった」「それでも以前より気持ちのコントロールはできている。以前は寝る前や朝、お決まりのように掻いていた自分がいた。痒くもないのに、やっとそのことに気づけた」と話される。
22か月目	顔・背中の緩め 体幹ひねり	職場での緊張感が続いているのか？ 全身硬直気味、特に肩の慢性緊張が目立つ状態であった。課題である左踵に重心がかかっていたため、全身のリラクセーションを実施した。終了後は心身ともに楽になった様子、しかし両下肢の掻破行動が気になった。皮疹が改善しても一瞬の掻破行動がADを悪化させてしまう危険がある。
24か月目	顔・背中の緩め 体幹ひねり	リラクセーション体験を通して、自分自身を振り返る機会になっているのか？ 著明な皮膚症状の悪化はなかった。
25か月目	顔・肩・背中の緩め カウンセリング	職場のストレスからか？ 全身に赤い皮疹が散在していた。明らかに心理的要因が関与しているためのAD悪化と推測、表情も暗く、疲労していた。 リラクセーションを行いながら、E氏の話を聴くほうがよさそうと判断した。 「職場の上司との関係がよくないためイライラして下肢を掻いてしまう」と話した。看護師が話を聴く間に「自分も職場に溶け込む努力をしていなかった。与えられた環境でベストを尽くすことが大切であり、新しい職場に適応するには時間的経過が必要とある」と本人自身が気づいたようである。
26か月目	顔・首の緩め 体幹ひねり スキンケア	「先月までは勤務終了後、疲れがひどかった。しかし最近は仕事も一所懸命やっており、上司との関係は悪くなっておらず、疲労感も少なくなった。全身の皮疹は改善傾向にあり、皮疹の改善していない下肢は自宅でステロイド外用療法を積極的にやっている」と笑顔で話される。
28か月目	顔・首の緩め 体幹ひねり	全身の皮疹改善、姿勢もよくなっている。
32か月目	スキンケア 軟膏処置ケア ラップ手技法	精神的に安定しているが皮疹は悪化していた。E氏と話し合った結果、皮疹悪化の原因は、季節によるドライスキンによる瘙痒感と判断、リラクセーションは中止する。 本日は全身シャワー後にステロイド外用＋保湿剤の重ね塗り、上肢のみラップ手技法等の軟膏ケアを実施した。
34か月目	顔・肩の緩め 漸進性弛緩法 イメージ呼吸法	「1か月前、自転車に乗っているときに自分の左肩と走ってきた車と接触、そのまま転倒した。大きなケガはなかったがそれから肩の動きが悪い。その頃に左耳の中耳炎もやった」顔・肩の筋肉を動かして緩めると肩回りより顔の皮膚が硬かった。自覚症状と身体症状が違うことに対して、ものさし（客観的な指標）になるとE氏の反応があった。「寝る前と朝の布団の中でお決まりのように掻いてしまう」と話していたことから、対処方法として寝る前に一人でできるリラクセーションを教育指導する。寝る前の行動を変えてみることを提案した。
35か月目	顔・首・肩の緩め 漸進性弛緩法 イメージ呼吸法	「前回教育指導したメニューを寝る前にやった。入眠効果はある。ただ朝の布団の中でお決まりのように掻くことは改善できない、無意識に下肢を掻くからか？ 朝、足がつることがよくある。足の皮疹が気になり、違和感がある。」下肢の慢性緊張があるのか？ 両耳下緊張あり、首の緩めを行う。
36か月目	漸進性弛緩法 イメージ呼吸法	（本文、167ページ参照）

ステップ4　技法の選択

　皮膚心身症担当医と相談の結果，軟膏処置ケア，スキンケア，ステロイド外用剤の使い方の実践的教育指導に加え，自分自身の身体や内面に意識を向け，緊張を緩めることができる心身医学的アプローチとして，プログラムのひとつである心理療法，特にリラクセーション効果を期待できる方法が有効であると判断した（図2）。

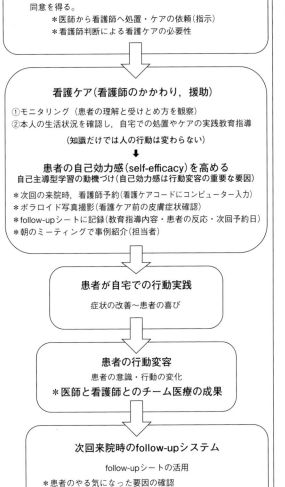

図2　掻破行動改善へのプログラム

臨床動作法（成瀬2000）は，心身医学的アプローチの方法であり，「動作」というコミュニケーションを主な道具として患者の心理的問題の解決をはかる療法である。最近，皮膚科領域の医師・看護師にも活用されている心理療法である。筆者が勤務していた皮膚科では，臨床動作法やストレスマネジメントを応用した心理療法をケアに組み入れ，特にリラクセーション効果を期待して活用している（図3）。

ステップ5　実施

環境設定として，医師との協力・連携により，処置と看護ケアの時間が重ならないスケジュール調整を行うために，コンピュータによる看護ケア予約システムを利用し，次回の予約を入れることで計画的に看護ケアの時間を確保した。

看護師の基本姿勢としては，本人が構えることなく本音が話せるように，積極的に応答しつつ傾聴，好意的な受容，情意・理論的に共感的理解の姿勢でのかかわりを心がけた。

心理療法に先立ち看護ケア面接カード（図4）を使用し，面接，および身体症状の確認，姿勢の特徴を確認した。その結果，左肩が後方に突出，体重は踵にかかっている状態で両肩，首にこりがあるとアセスメントした。

心理療法の初回は，E氏の身体の緊張や不調の訴えに合わせて30分程度実施した。2回目以降は，皮膚科診察前後に，看護師が毎回患者の身体の緊張や不調の訴えを聞き，姿勢の特徴の見立てを行い，1回に20～60分程度，特にリラクセーション効果を期待して施行した。横浜臨床動作法研究会のアドバイスを参考に，通院回数に合わせ2～8週間に1回の間隔で予定回数を6～8回，3か月～6か月継続できるよう計画した。

経過記録（表1，163～164ページ）からは，徐々に身体変化と共に本人の気づきの変化が読みとれた。3か月目では無意識な下肢の掻破行動が依然みられ，4か月目には左肩の違和感に対する自覚症状が明確になった。その後，6か月目には掻破行動はみられなくなった。7か月目の予定回数に達した頃に，ようやく自分の身体に意識が向いてきた様子がうかがえた。

心理療法開始前に比べ，リラクセーション効果か，表情も明るくなり，本人の意思や言葉で感情を伝えられるようになったため予定回数で終了とした。しかし終了後も，本人からの強い希望があり，11か月目に再開した。19か月目には両下肢の掻破行動が少なくなり皮疹が改善，20か月目には全身の皮疹が改善した。同時に，自分自身を客観的に見られるようになったとの言葉が聞かれた。まもなく職場環境に変化があり，再度両下肢の掻破行動が始まり，皮疹が再度悪化した。しかし，E氏からは，「以前より気持ちのコントロールはできている」「以前は寝

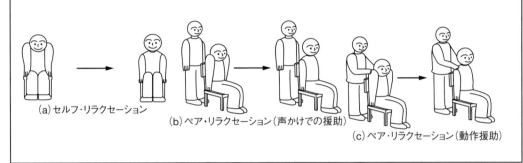

図3 臨床動作法の例
松木繁・他編（2004）教師とスクールカウンセラーでつくるストレスマネジメント教育．p.203，あいり出版より一部改変

る前や朝，お決まりのように掻いていた自分がいた。痒くもないのに，やっとそのことに気づけた」と，皮膚症状に反し，意外な言葉が聞かれた。

転勤による職場環境の変化や人間関係によるストレスから皮膚症状は悪化しているが，以前とは明らかに違う変化が認められた。痒くもないのに掻くことが無意識のストレス対処になり，それがADの悪化につながっていたと自己を振り変えられるようになっていた。

■ E氏との会話から自己効力感の向上が行動変容させた具体的な場面
①言語的称賛，自己教示

36か月目に心理療法実施後のインタビューで気分はどうかとの質問に対して，「気候が悪くても，今のような湿気の多いADの環境として悪い条件の7月でも，流されずに自分で掻かないように歯止めがかけられるようになった。今の気分はリラックスしています」と答えた。さらに，「歯止めをかけられるようになった理由」は，「自分を振り返ることができ，次は掻かないように努力できる自分になれたこと」と述べた。

②生理・感情的状態，思い込みを論破する

掻かないように努力する自分とはどんな人ですか？

「以前は治療もマンネリ化，完全によくならなかった不信感もあり，無意識に掻

ID	氏名	年齢/性別	看護ケアプログラム開始日	予定回数
開始前面接		終了時面接		
心理療法開始に対して，本人からの質問や発言はなく，説明に対して同意は得られた。医療者からは動作を通して，自分自身の身体に注目して，慢性緊張を緩めることを学んでもらえるように提案した。				
見立て（姿勢の特徴）		長期（将来）目標		
導入時の姿勢の特徴は，左肩が後方に突出，重心が両踵にかかっている状態で両肩，首にこりがあった。		自然に感情が出せるようにコミュニケーションスキルを高め，自信をもち（自己効力感を向上），仕事や生活上の問題に対応する。		
		短期目標		
		①自分の意思で自分の言葉で感情を表現する。 ②日々の緊張や頑張っている自分を自覚する。		
		スキンケア		
		<現状> 皮膚の清潔に対して，石けんを使用しておらず毎日のスキンケアをやっていなかった。 <目標> 自分自身の皮膚に関心が向き，日常生活のなかでスキンケア（皮膚の清潔と保湿，保護）を実践する。		

図4　面接カード

くことが精神安定剤となり，とりあえずの満足感を得ていた。最近は掻いた後ではあるが，立ち止まって考えられるようになり，この悪循環を断ち切ろうと思う気持ちがある」と述べた。

③成功体験，生理・感情的状態，リフレーミング

掻いてからではあるが立ち止まって何を考えるのか？

「今までは掻くのは，まあ，しょうがないことと自分の頭のなかで都合のいいように考えていた。しかし今は，自分の内面を変化させることで，掻くという行動を変化させたいと自分自身で意識し始めた。新しい方法で自分の意識・考え方が変化したのか，薬も今までは飲まなければと思っていたが，今は自らの意思で薬を飲んでおり，受動的から能動的な自分に変化できた」と述べた。

④生理・感情的状態，自己の気づきを高める

何が受動的から能動的な自分にさせたのか？

「話をするのは苦手だと自分で思っていたが，担当看護師に聞いてもらえると嬉しい，仕事上の人間関係のことまで話せた。話すことで自分の気持ちがスッキリするし，話しながら自分で考えるきっかけにもなり，会話のなかでもう一度，

気持ちの整理ができ，もう一段階深く自分の内面と対話することができた。そして，看護師の話を聞きながら，そのような考え方もあると思えるようになった。今までは，喋ることに気負いや見栄があったから喋らない，喋らないからストレスがたまるのか，感情のはけ口や感情の抑制で掻いてしまっていた」と述べた。

⑤成功体験，生理・感情的状態，リフレーミング

職場での感情表現はできそうかの質問には，「職場は緊張感が強く，自然に話せる人が少ない」と返事があったが，今後の目標としては，「楽しい仕事にチャレンジするなかで，自己コントロールができ，掻かなくてもすむと思う。そして職場への適応をめざしたい」と前向きな発言があった。

スキンケアの基本は皮膚の清潔と保湿，保護であるため，石けん洗浄および保湿剤，保護剤や外用剤の使い方について，スキンケアパンフレット（図5）を用いて，皮膚科外来の洗面台で看護師が実践的な教育指導も行った。E氏は，石けんを使用することが皮膚に悪影響になると信じており，皮膚を擦らないと汚れが落ちないと思っていたため，看護師は石けんの泡を立てるところから一緒に実施した。その結果，看護師による皮膚に軟膏を薄く伸ばす実施教育指導は，ステロイド外用剤の使い方やスキンケアに対するモチベーションを高める効果となった。また，皮疹の悪化時には，ラップ手技法のパンフレット（図6）を用いて，専用チューブ包帯使用方法の実践的な教育指導を行った。

現在の臨床像（図7）は，以前に比べ，背部，下肢の掻破痕は減少し，湿疹部の面積も減少した。

ステップ6　評価・考察

軟膏処置ケア，スキンケアの実践的教育指導に加え，本人の身体や内面に意識を向けさせる心身医学的アプローチとしての心理療法の前後で，皮疹重症度，掻破痕の程度や皮疹分布等の皮疹の特徴を写真撮影で比較検討した。その結果，E氏のADの皮疹の重症度は，日本皮膚科学会AD重症度分類に基づく5段階評価を行った結果，看護ケアプログラム活用後は「3：中等症」に改善した。それは，筋肉を動かして緩める等の心理療法を実施したことで，頭痛が減る，身体が軽くなる等の効果があり，ADもよくなる感じという心理的な効果が加わったこともあると推測できた。さらに定期的な医療者とのかかわりが，主治医や看護師との信頼関係を増し，何でも相談できる関係がADの評価改善につながっていると思われる。

最も特徴的な変化は，掻破痕の減少と，ADが悪化しても以前より早くよい皮膚状態に戻れるようになったことにある。さらに手の届く範囲の境界明瞭で左右対称の皮疹野が形成されていた習慣性掻破行動や自傷行動に近い深い掻破痕が

毎日の皮膚のお手入れ（スキンケアの実際）

＜皮膚の働き＞
　皮膚には体内の水分を蒸発させずに外界からの異物（アレルゲン・細菌など）を侵入をさせない防波堤の役割（皮膚バリア機能）が備わっています。いわゆる皮膚は自然の宇宙服です。

＜皮膚機能の異常＞
　冬季や冷房・暖房の効いた気密性環境では乾燥状態（ドライスキン）になるため，アレルゲン・細菌などの侵入が容易となり，かゆみを感じやすくなります，これは皮膚機能が正常に働いていないためです。

＜スキンケアの実際＞スキンケアとは皮膚機能の異常を補正すること
　その基本方法は皮膚の清潔・保湿・保護そして環境整備であり，日常生活の注意が必要です。

1．皮膚の清潔
　★毎日の入浴・シャワーに入り，汗や汚れを速やかにおとしましょう。
　★手で石けんを泡立て，その泡で皮膚をやさしく洗いましょう。そのあと石けん成分が残らないようにシャワーで十分にすすぎましょう。
　★皮膚を強くこすらないようにしましょう。
　★かゆみを生じるほどの高い温度の湯は避けましょう。
　★石けんやシャンプーは洗浄力の強いものは避けましょう。

2．皮膚の保湿・保護（保湿剤は皮膚の乾燥防止に有用）
　★毎日の入浴・シャワー後は必要に応じて保湿剤を皮膚に塗りましょう。
　★本人が使用感のよい保湿剤を選びましょう。
　★軽い皮膚炎は保湿剤のみで改善することがあります。

3．環境整備・日常生活の注意
　★室内を清潔にし，適温，適湿を保つことを心がけましょう。
　★新しい肌着は使用前に水洗いしてから着用しましょう（肌着は綿を使用しましょう）。
　★爪は短く切り，皮膚はかかないようにしましょう（皮膚の傷害をさけることが大切です）。
　★正しい外用剤（軟膏・クリーム）の塗り方のポイント
　・清潔な皮膚に光らない程度に薄く伸ばして塗りましょう（たっぷり塗っても毛穴をふさぐだけです）。適切に使用しないと効果は期待できません。
　・予約日に医師の診察を受けましょう。皮膚症状に合わせた外用剤の使用が大切です。
　・ステロイド外用剤は医師の指示で適切に使用すれば恐ろしい薬ではありません。使用方法について不安のある方は医師，看護師に遠慮せずご相談ください。

ご希望があれば看護師がスキンケア，外用剤の塗り方についてご説明させていただきますのでお声をかけてください。

図5　スキンケアパンフレット

ラップ(Wraps)手技法を行う患者様へ

★ラップ(Wraps)手技とは…
　ステロイド外用剤を皮膚に塗った後，油脂性軟膏(亜鉛華軟膏など)を重ねて塗り，専用チューブ包帯を使用する方法です。

★ラップ(Wraps)手技の効果
　①ステロイド外用剤の上に油脂性軟膏(亜鉛華軟膏など)を重ねて塗り，専用チューブ包帯を使用することで皮膚の表面がやわらかくなり，薬の効果が期待できます。
　②保湿効果を高めることができます。
　③日常生活動作の制限が少ない状態で治療ができます。
　④ひっかくダメージから皮膚を保護できます。

★準備するもの
　①病院から処方された薬　＊ステロイド外用剤【　　　　　　　　】
　　　　　　　　　　　　　＊油脂性軟膏(亜鉛華軟膏など)
　　　　　　　　　　　　　＊オリーブ油(自宅にあるサラダ油でも代用できます)
　②専用チューブ包帯　　　＊病院の第2売店で購入できます(専用パンフレットを参照)。

★ラップ(Wraps)手技の実際
　①開始する前に，石けんで洗浄し，皮膚を清潔にしましょう。
　②使用部位に合わせ，専用のチューブ包帯を2本ずつ裁断しましょう(別紙参照)。
　③医師から指示されたステロイド外用剤を指定された部位に薄く塗りましょう。
　④③の上に油脂性軟膏(亜鉛華軟膏など)を重ね塗りしましょう。
　⑤裁断した専用チューブ包帯の1本目は，④の上に直接着用します(着用方法は別紙参照)。
　⑥⑤の上に専用チューブ包帯の2本目を重ねて着用します。(軟膏漏れ防止)
　＜専用チューブ包帯の取扱注意＞
　　軟膏に直接ふれた専用チューブ包帯は原則として使い捨てとなります。
　　重ねて着用した専用チューブ包帯は，4～5回は洗濯して使用できます。

★スキンケア
　①入浴する前に軟膏をオリーブ油でガーゼにしみ込ませ拭き取りましょう。
　②入浴時は，石けんをよく泡立てて患部をやさしく洗いましょう，その後石けん成分を十分に洗い流しましょう。
　③次回来院時は，皮膚の状態がよく見えるように亜鉛華軟膏をオリーブ油で落としておきましょう。

★この治療は，皮膚の状態が改善するまで毎日続けることが大切です。

図6　ラップ手技法のパンフレット

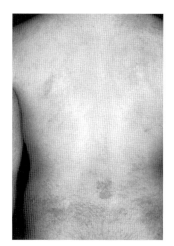

図7　看護ケアプログラム後の臨床像

あった状態にも改善がみられた。本人の言動の変化により，搔破行動が減少したことで，スキンケアや外用療法が適切に行えるようになり，stress-scratch-cycleやitch-scratch-cycleの悪循環に入らなくなったことが推測できた。

　筋肉を動かして緩める等の心理療法により，心地よい感情とスキンケアの実践的な教育指導が連動したためか，説明によるスキンケア教育指導だけに比べ，スキンケアや外用剤使用方法についての質問や相談が多くなった。これは心身の状態に合わせた看護ケアプログラム活用の効果であった（図8）。

　これらの結果から，変化をもたらした機序として次のことが考えられた。リラクセーション中心の心理療法で慢性緊張を緩め，搔破行動以外の心地よい感覚を体験するなかで，自分自身の身体に注目できたことが，自己と向き合う態度を導いた。また，医療者の共感的姿勢が，搔破行動に置き換えていた感情を言葉で表現するきっかけになっていた。自分自身の感情を自分の言葉で話すことで気持ちの整理ができ，搔破行動に置き換えていた今まで意識していなかった感情に気づくことができた。これは，自己の内面と自己の外部である身体や皮膚との一体感を意味するものであり，自分自身のこととして，セルフケアとしてのスキンケア，軟膏処置ケア等ができる動機づけとなったと考える。そして，ADとのつきあい方や自己の振り返りができるようになったことで，ADから逃避するのではなく，ADと本気で向き合うためのスタートラインに立てたと考える。

　軟膏処置ケア，スキンケアの実践的教育指導に加え，自分自身の身体や内面に意識を向けさせる心身医学的アプローチとしての心理療法，特にリラクセーション効果の看護ケアプログラムを通して，身体と心の統合がはかられたと思われる。

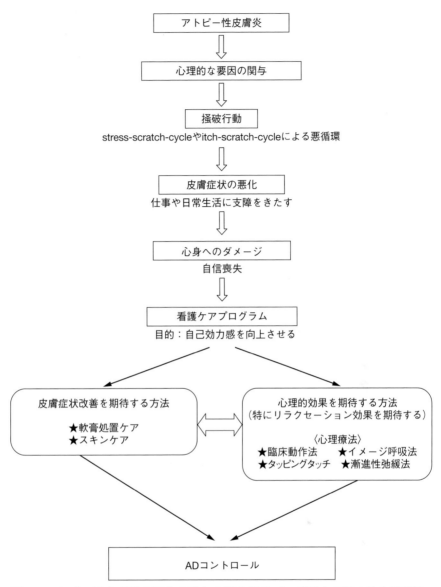

図8 アトピー性皮膚炎の悪化の流れを断ち切るプログラムの基本的な活用法

　E氏の自己効力感を高める具体的な方法として，看護ケアプログラムを活用したことが有効な方法であった。看護師が留意したポイントは，問題についての情報収集とアセスメント，E氏との面接，意志決定の重視，目標を決定する前に皮膚心身担当医と相談し，医療的対処は適切かどうかを確認することであった。

おわりに

　ADの無意識な掻破行動を改善する方法として，本人に掻破行動以外の心地よい体験をもってもらうことを重要視し，急がずに自らの気づきのプロセスを待ったことが，行動変容につながった．今回，看護ケアプログラムである軟膏処置ケア，スキンケアの実践的教育指導に加え，身体や内面に意識を向けさせる心身医学的アプローチとしての心理療法，特にリラクセーション効果を期待しての活用は難治性の皮膚科患者には有効な方法であった．

　ここで紹介した心理療法は，臨床動作法や学校教育のなかで行われているストレスマネジメントの応用であり，看護ケアプログラムは当皮膚科外来が独自に開発したものである．皮膚科外来における看護ケアプログラムの目的は，患者の意思を尊重した看護判断に基づき，患者の自己効力感を高め，行動変容をもたらす皮膚科看護の具体的な援助方法である．

文献

・檜垣裕子・他（2001）重症アトピー性皮膚炎における掻破行動および心理社会的負荷の関与について．日本皮膚科学会雑誌，111（5）：837-842．
・石和万美子・他（2001）アトピー性皮膚炎に対する精神医学的アプローチ—臨床動作法について．アレルギーの臨床，21（7）：50-55．
・石和万美子（2004）アトピー性皮膚炎—掻破行動のメカニズム．ライフサイエンス．
・松木繁・他編（2004）教師とスクールカウンセラーでつくるストレスマネジメント教育．あいり出版．
・三好敏之（1997）アトピー性皮膚炎に悩む青年の動作療法の適用．臨床動作学研究，3：9-17．
・成瀬悟策（2000）動作療法．誠信書房．
・日本皮膚科学会アトピー性皮膚炎診療ガイドライン作成委員会（2016）アトピー性皮膚炎診療ガイドライン2016年版．日本皮膚科学会雑誌，126（2），121-155．
・日本臨床動作学会編著（2000）臨床動作法の基礎と展開．コレール社．
・境玲子・他（2002）アトピー性皮膚炎外来患者における精神医学的検討．総合病院精神医学，14（1）：44-53．
・境玲子・他（2004）アトピー性皮膚炎患者におけるセルフ・エフィカシーの検討．日本皮膚科学会雑誌，114（8）：1405-1414．

CASE 5 糖尿病があり減量が必要であるが，なかなか実行できないF氏

活用する技法　生きがい連結法，セルフモニタリング法，リフレーミング，ステップ・バイ・ステップ法，行動強化法，ピア・ラーニング法，主張訓練法

サマリー　F氏は，糖尿病と診断され10年経ち，コレステロール値も高いため，動脈硬化をはじめとした合併症予防のためにも医師から減量を勧められるが，なかなか実行できないでいた。そこでF氏に，看護師との6か月間の面接によるEASEプログラムを実施した。面接の中で用いた主な行動療法技法は，①生きがい連結法，②セルフモニタリング法，③リフレーミング，④ステップ・バイ・ステップ法，⑤行動強化法，⑥ピア・ラーニング法，⑦主張訓練法であった。その結果，F氏の食事と運動をはじめとする生活習慣行動が改善し，減量につながった。また，血糖コントロールも改善し，体調も改善した。最終的には，減量に対する自己効力感も高まり，これらのことを通して生きがいやQOL（生活の質）も向上したと考える。

事例紹介

■**F氏**：66歳，女性，定年退職後無職。診断名；2型糖尿病。
■**生活背景**：F氏は，40代で夫に先立たれた後，経理事務の仕事をこなしながら，2人の息子を育ててきた。現在は一人暮らし，次男は結婚し近くに住んでいる。長男は遠方で暮らしている。元来，知識欲が旺盛でたくさんの趣味をもち，趣味を通した友人も多い。
■**性格**：穏やか，多趣味（お茶・お花・俳句・太極拳など），向学心・向上心が強い。
■**プログラム開始前の状況**：定年退職後に食事と運動のバランスが崩れて体重が増加し，肥満となる。糖尿病と診断（57歳頃）されて約10年経つ。今のところ合併症はみられないが，医師から太りすぎで中性脂肪・コレステロールが高いので動脈硬化が進みやすいと注意を受け，減量するように言われたが，なかなか実行に移せない。EASEプログラム実施前の体格は，身長145 cm，体重57.4 kg，BMI 27.4であった。

ステップ1　医療内容の妥当性を含めたアセスメント

　F氏は診断後10年を経過するため，糖尿病や食事・運動・薬物療法などの基本的な知識がどの程度あるかを把握するために簡単なテストを行った。その結果，食品交換表の知識と外食のとり方について誤りがあった。そこで，改めて食品交換表と外食のとり方について説明をした。F氏は，「勉強が足りない。やっていかなければ」と，学習の必要性を感じていた。

　また，治療方針として現段階ではまず，薬物療法は行わずに食事と運動で体重を落としてインスリン抵抗性を改善することを主治医と共に確認した。

ステップ2　困難事の明確化と解決意義の確認

　まず，初回面接において，これまでの日常生活行動について食事と運動に関する認知・感情・行動パターンの40項目からなる生活習慣調査（足達他1985；足達1989；山内他1989）を行った。その結果，160点満点中107点で，食習慣においては，「出されたものは残さず食べる」「好きなものはつい食べ過ぎる」「コーヒー，紅茶には砂糖を入れる」「人から食べたり飲んだりするのを勧められると断れない」などの傾向がわかった。また，運動習慣においては，「エスカレーターやエレベーターがあればそれを利用する」傾向がわかった。

　次に，実際に食事と運動の記録をつけてもらった（図1，2）。記録開始2週間後にF氏と，「お菓子が多いこと，風邪気味でよくジュースを飲んだこと，歩行はよくしている」ことを，自らの記録による事実に基づいて振り返った。

　プログラム開始3か月後（4回目面接時）には，記録と検査データから野菜や海藻のとり方が少なかったのでコレステロール値が上がったと，新たな問題点を見出していた。このように，プログラム開始時点と面接のたびに問題点を見出していった（[ステップ5：実施] を参照）。

　F氏は夫に先立たれた後，自分を励ましながら，懸命に仕事と子育てをしてきたという。また，趣味を通した友人との交流のなかで，生活を楽しむよう心がけたとも話していた。

　退職後仕事がなくなり，息子も自立し経済的にもそれほど困らないため，これまでの趣味や交友関係をさらに充実させた生活を送りたいと考えていた。しかしながら，退職後に食事と運動のバランスが崩れて徐々に体重増加していた。そのため，医師からこのままでは動脈硬化が進展し，糖尿病の悪化や合併症の危険があると勧告され，少なからずショックを受けた。これからの余生を楽しんで送りたいと考えていた矢先であったので，いったん混沌とした状態に陥った。初回面接時には，「これからゆっくり人生を楽しみたいと思っていたのに，コレステロー

月/日	時刻	時間	空腹度	食事の種類(朝,間)	姿勢(座って立って寝て)	場所	誰と	食べ始めの気分(何をしながらか)	食事内容(材料まで具体的に)	量(グラムまたはめやす量)	食べた後の気分と行動
			(0:なし, 1:少し空腹, 2:かなり空腹, 3:ひどく空腹)								
1月24日	9:00	20分	1	朝食	椅子座って	台所	1人	ごはんを頂く嬉しさ テレビを見ながら お茶	ごはん ホウレン草(ナットウはいてて)かつおぶしをかけて	1杯 1わの2/3 1杯	ほっとした。生花の新年会に出るのでおみそしるなど省略
	12:00	20分	0	昼食	椅子座って	○○会館で	生花会の人、50人位とまわりの友と	おいしそうなお弁当 友達と会話しながら	ごはん カマボコ 天ぷら(えび,さかな,ピーマン) おつけもの シャケ,さつまあげ キンピラ煮たもの	めやすで茶わん1杯半より少ない おかずは折に入っている程度	班毎に歌をうたうので少し早目にたべた
	14:10	3分	0	間食	座って	台所	1人	アトリエに行くので急いでいた	餅菓子(くさもち,アン入り) ジュース	1ケ	気がせいている15:00までに入るので
	17:40	10分	0	間食	座って	台所	1人	2時間の油絵かいてきたのでホッとした気分	餅菓子(さくらもち) 落花生 ジュース	1ケ 少々	食事の前にいけないと思ったがひと休みしたかったので
	19:30	30分	0	夕食	座って	台所	1人	やはりごはんはおいしい	ごはん みそ汁 ホウレン草かつおぶし はぜのつくだに	1杯と少し 1杯 1わの半分 小皿に少し	
	21:00	10分	0	間食食後	座って	台所	1人	果物をとらなくてはと	みかん	ごく小3ケ	いそがしい1日が終わったという気分
	22:50	2分	0		立って	台所	1人	風邪気味で	梅酒	サカズキ2杯半	

図1 食事日記

ルや糖尿病が悪くなっては，それもできないわね。太ってしまって身体も重いので，活動しやすくするためにもぜひやせたい。記録はつけたことがないので，こうして（看護師に）ついてやってもらわないとできないわね」と，意欲を示した。初回面接時に行った減量に対する調査では，自分はかなり太りすぎており，余生を楽しく送るためには健康第一で，まずやせなければならないこと，家族や友人たちも協力的であると書かれていた。また，現在の体重では動きにくく生活に支障があること，太極拳を習っており歩くようにしているが，食事や運動に関してほとんど実行できていないことを語り，減量の必要性を痛感していた。

したがってF氏は，今回の減量プログラム開始時点では，生活習慣を改善して減量することの必要性は十分に感じていた。さらに，プログラム経過中に肥満の弊害などを説明していくことによって，改めて減量することのメリットや必要性を再認識していた。

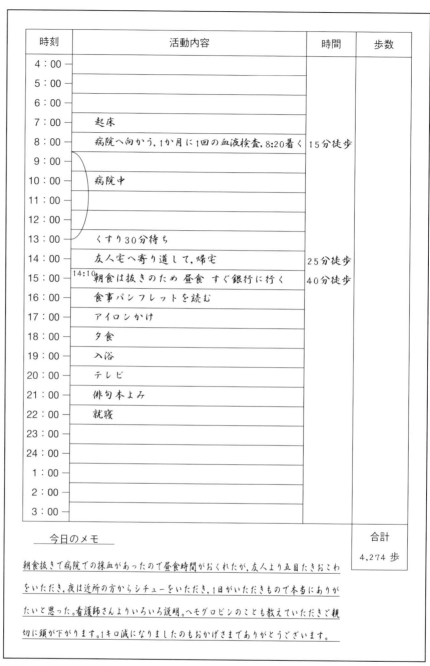

図2 生活活動日記

ステップ3　行動目標の設定と自己効力感の確認

　　　3回目の面接時に，食事と活動および体重記録を見ながら行動目標を設定する方法を説明した。そして，今後の面接時に記録を見ながら一緒に生活を振り返り，

	目標行動	5日	6日	7日	8日	9日	10日	11日	合計点	%
1.	1口20回噛む	3	3	2	3	2	3	3	19	
2.	ながら食いをやめる	2	2	3	2	3	3	3	18	
3.	1日15分体操をやる	2	3	2	2	2	3	0	14	
4.	1日の目標歩数7000歩	2	1	3	3	3	3	3	18	
5.	間食をやめる	1	2	3	0	0	2	1	9	
	合計点	10	11	13	10	10	14	10	78	
	%									

0点：全くできず
1点：不十分であった
2点：まずまずできた
3点：大変うまくいった

今日のメモ

1週間のうち5日間は1万歩以上歩いた。20回かむこともほとんど実行している。今週は会があったり、友達と一緒のこともあり、間食がまもれなかった。

図3　週間自己評価表

次回までの目標を立てることにした。最初の目標として、早食いなので「1口20回噛む」テレビを見ながら食べるなどの「ながら食いをやめる」「1日15分体操をする」「1日の目標歩数7,000歩」「間食をやめる」と設定した（**図3**）。

目標設定において看護師は、現在の生活でも行える程度の実現可能な内容で、かつ評価がしやすいかどうかを再確認した。F氏も、この目標であれば今の自分にもできそうだと感想を述べていた。

4回目の面接時には、「目標を立てるといいですね。これは続けていきたい」と、目標を決めることで生活上のめりはりもでき、励みになっている様子がうかがえた。

以降の面接時における評価と目標の確認・設定については，[ステップ５：実施]の項を参照。

ステップ4　技法の選択

初回面接時にF氏の同意を得て約半年にわたり，外来受診（月１回の頻度）時に減量のためのプログラムを実施することにした。F氏に実施した本プログラムにおける面接内容と技法を表１に示す。なお，これらの面接内容と技法は，その面接時のみでなくプログラム実施中を通して繰り返し使用した。

表１　F氏に実施したプログラムにおける面接内容と技法

面接回数	面接内容と技法
１回目 （初回面接）	患者の生活重要事の前景化，生きがい連結法* プログラムについての説明と同意 生活習慣と減量に関する調査 セルフモニタリング*（食事日記と生活活動日記および歩数・体重の記録）
２回目 （２週間後）	記録方法とその意味 行動強化法* リフレーミング*（完全主義，二分法的思考，命令的言葉に注意）
３回目 （１か月後）	肥満の弊害 太るしくみと食事療法・運動療法の大切さ 過食のきっかけと対処法 行動連鎖の分析法と行動目標の立て方 ステップ・バイ・ステップ法*
４回目 （２か月後）	減量と糖尿病の食事療法の原則 運動療法について（必要性と開始時の注意事項），日常活動量を増やす方法 ピア・ラーニング*（やせる会に参加）
５回目 （３か月後）	食べ過ぎを防ぐ食事法（刺激統制法，摂食行動様式の変更法） 歩行運動の進め方 減量の協力者（パートナー）について 主張訓練法*（食べものを勧められたときや宴会・パーティの対策）
６回目 （４か月後）	減量中の食事療法の基本
７回目 （５か月後）	減量のためのテクニック総まとめ 運動について（運動の種類と組み合わせ，運動強度の判定法） 食事療法について（脂質異常症の食事，外食，アルコール，人工甘味料など）
８回目 （半年後）	減量に対する今後の取り組み方と習慣を身につけるコツ 今回の減量結果の評価 ちまたの減量法（民間療法）の正否と注意点

（上記の面接内容と技法は，プログラム実施中を通して繰り返して使用した。技法*の詳細は第２部参照）

F氏の場合は，本プログラム開始時点の一番の希望は，趣味や交友関係を生かした生きがいのある余生を送りたいということであった。そのことを目標として，健康のために体重を減らす必要があった。

①生きがい連結法

F氏と一緒に話し合い，取り組んだ技法として，まず，生きがい連結法があげられる。これは，初回面接時に減量のみを目的にするのではなく，F氏の最大の希望である趣味を通した友人との交流や息子との関係を大切にして豊かな老後を送るためにも，減量して糖代謝を改善し，合併症や余病を防ぐことが必要であることを十分に話し合った。

②セルフモニタリング法

体重減少のためには，食事と運動に関する記録を基に，減量できない原因と考えられる行動を自己観察し，監視していく方法であるセルフモニタリング法をプログラム実施中に継続して行った（F氏には初回面接時から，記録を開始してもらった）。記録内容は，食事日記と題して食事内容と量のみならず，食事時間や食事に要した時間，空腹度をはじめ，姿勢・場所・誰と食べたかなどの食事状況と，食べ始めの気分と食べた後の気分と行動までを記載してもらった。こうして，食行動の先行刺激や後続刺激を分析し，どのような時に食べているかをF氏と共に分析していった。obese eating style（足達他 1988；Schacher 1968, 1971）といわれている早食いや"どか食い"などがないかをみていった。また，「生活活動日記」と題して活動内容と時刻，それに要した時間や1日の合計歩数を万歩計で測定し，記録した後にその日の簡単なエピソードを記してもらった。

③リフレーミング

初回面接時に，なぜ記録が必要なのかという理由を十分に話し，その書き方について説明した。F氏は2回目に記録を持参した際に，かなり詳細に記録し，完璧に実行しなければならないという思いこみが強かったため，リフレーミングにより，完全主義思考をできるだけやめ，記録も実施もできる範囲でよいということを強調した。記録は，後に体重日記を加えた（図4）。

④ステップ・バイ・ステップ法

ステップ・バイ・ステップ法により実行可能で現実的な目標が立てられるようにかかわった。F氏の場合は小目標を立てて段階を追って実施していくというよりも，セルフモニタリングにより最初から自分の食事や運動のパターンがしっかりと自己分析できていたため，初期の段階から現実的な目標設定ができ，そのつど不足な点を目標として追加するといった状況であった。

⑤行動強化法

また，プログラム実施中には，看護師による支持・称賛による外的強化をしっ

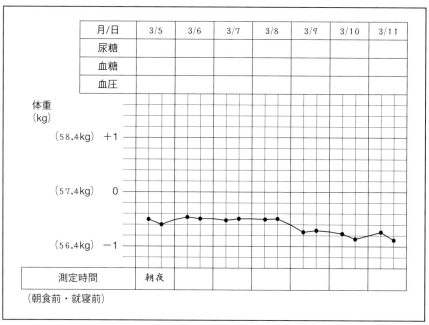

図4 体重日記

かりと行った。同時に，自分のできたことを認められているか（自己強化），また，自分を励まし実行できているか（自己教示）も注意深くみていった。このように，プログラム実施中には終始，行動強化法を用いた。

⑥ピア・ラーニング法

F氏は，本プログラム実施中に，病院主催の「やせる教室」にも参加し，その会によるピア・ラーニング法も取り入れた。「やせる教室」では同じような状況で頑張っているモデルをみつけ，自己効力感を高める源である代理体験（モデリング）も行った。

⑦主張訓練法

付き合いの多いF氏にとって最大の悩みである「食べる誘い」をうまく処理する方法を学ぶ主張訓練法も，プログラム後半に取り入れた。

ステップ5 実施

①初回面接

最初の面接では，減量プログラムを全面に出すのではなく，F氏の生活状況や大切にしていることなどに興味を示し，じっくりと話を聴いていくようにした。その結果，退職した後の現在はお茶やお花，俳句などの趣味や，趣味を通した友人との交流，たまに連絡のある息子との関係を大切にしてゆっくりと生活を楽し

んでいることがわかった。F氏とは，このような生活を全く変えるのではなく，むしろ今後とも豊かな生活を送るために，減量を目的とした本プログラムが必要であることを話し合った。F氏も「趣味や友だちとの付き合いを続けるためにも健康第一で頑張ります」と，半年にわたる外来でのEASEプログラムに同意し，実施することになった。

　次に，簡単な調査により，現在の自分の体型や体重に対する認知と減量の必要性および意欲，周囲のサポートなどを把握した。その結果，F氏は減量に対する必要性を非常に強く感じており，意欲があることがわかった。また，周囲の理解やサポートも十分にあることが把握できた。同時に生活習慣調査も行い，F氏の生活における食事と運動の傾向やパターンを分析した。

　そして，その日から食事と生活活動に関する記録を開始してもらい，セルフモニタリングを行った。

②開始2週間後

　2週間後F氏は，外来予約とは別に自ら記録を持参し，看護師との面接を希望してきた。長い間経理事務の仕事をしていたF氏は，比較的抵抗なく記録することを承諾していたが，この日は「記録はこれでいいですか？」と確認に来た。F氏は，自分の記録に自信がないようであったが，看護師が記録したことをしっかりとねぎらい，「これでいいですよ。よく書かれていますね」と，承認・称賛すると，「これでいいんですね。ほっとしました。また頑張ります」と，意欲を示していた。

　F氏は，「お菓子を食べ過ぎていますね…」と，恐縮した様子であった。そこで看護師は，このように記録したからこそお菓子をよく食べていることが客観的にわかったことを強調し，「一度に全部変えるのではなく，徐々に好ましくない習慣を変えていきましょう。楽しみはなくさないように」と話した。このように，お菓子をつい食べてしまう状況や，エスカレーターやエレベーターを使って運動不足になっている状況を聞き，比較的よく歩いているので，階段などはあまり無理をしなくてもよいことを話す。すると，ほっとした表情で，「記録は続けていきます。記録すると，注意するからいいわ」と語っていた。

③3回目面接時

　3回目の面接時にF氏は，初回から1か月分の記録を持参し，「記録は大変でつけ忘れることもあるが，記録しながら間食を減らしたり，ご飯は1膳にしたり，油ものに気をつけるようになった。コーヒーに入れていた砂糖もやめた。体重が減ると励みになる」と語っていた。また，この頃から病院主催の「やせる教室」に参加し始めていた。看護師は，記録を継続していること，体重が減った努力を認め，F氏と共に喜んだ。面接時には，知識的な学習として，糖尿病と肥満のこ

と，血糖や HbA1c，コレステロール値についての説明とデータの見方を説明した。また，糖尿病の食事療法と運動療法の原則の復習をした。すると，「あ，そういうことだったんですか，よくわかりました。ありがたいです。これからもやっていけそう」と言っていた。そして，今後の面接時に記録を見ながら一緒に生活を振り返り，次回までの目標を具体的に立てることにした。最初の目標として，早食いなので「1口 20回噛む」，テレビを見ながら食べるなどの「ながら食いをやめる」，「1日 15分体操をする」「1日の目標歩数 7,000歩」「間食をやめる」と設定した（179ページ，図 3）。看護師は，「まだまだ先は長いので，少しずつやっていきましょう」と話した。

④4回目面接時

4回目の面接時にF氏は，「最初はずーっと体重が減らなかったけど，最近減ってきました。おかげさまで 54 kg までいったこともあります。間食は我慢できるようになりました。付き合いでやむをえないときだけです。食事も早食いからゆっくりとよく噛むようになった。だいたい 1万歩歩いて 15分体操もしています。『やせる教室』で脈の測り方を習ったので，今測っています」。また，今月は野菜や海藻のとり方が少なかったので，コレステロールが上がったと話され，看護師は脂肪のとり方の工夫や，食物繊維のとり方などを説明した。

記録については，「記録は体重のグラフと食事のメモ程度なら簡単だけど，毎日は大変なときもある」ということで，できるだけ簡単な方法を一緒に考え，生活日記はやめて歩数のみ記録し，体重と行動目標の記録は最低限つけることを決めた（図 5，6）。

「目標を立てるといいですね。これは続けていきたい」と，目標を決めることで生活上のめりはりもでき，励みになっている様子がうかがえた。次回（5回目）の面接時まで前回と同じ行動目標である「1口 20回噛む」「ながら食いをやめる」「1日 15分体操をする」「1日の目標歩数 7,000歩」「間食をやめる」を立て，目標とした。初回の食事と運動に関する生活習慣調査と 3か月にわたるセルフモニタリングから，この時点でF氏にとって適切で無理のない目標が設定できたと言える。

⑤5回目面接時

5回目の面接時には，「53.5 kg までになりました。出かけることが多いが，目標内容には気をつけた。意識するということは大切なことだとわかりました。食べながら何かすること（ながら食い）はなくなりました」と，目標を立て，セルフモニタリング（自己監視）することの大切さを実感していた。また，強化子として，体重が減少したこと，目標設定の評価が良好であること，自己の努力を認めることができたこと（自己強化）も日々の励みや活力につながっている様子であった。F氏は，「『やせる教室』にはすごく熱心な人もいれば，やせない人もいてい

月／日	時刻	時間	空腹度	食事の種類（朝,間）	姿勢（座って立って寝て）	場所	誰と	食べ始めの気分（何をしながらか）	食事内容（材料まで具体的に）	量（グラムまためやす量）	食べた後の気分と行動
			┌─ (0：なし，1：少し空腹，2：かなり空腹，3：ひどく空腹)								
3月14日	7:50	5分	0		立って	台所	1人		牛乳	200cc	
	8:00	20分	1	朝食	座って	台所	1人		ごはん みそ汁 ｛さやいんげん 　とうふ 生揚げの煮たもの ほしのり お茶	120g 1杯 少し 6cm×3cmを3枚	
	12:00	20分	1	昼食	座って	台所	1人		ごはん みそ汁 （朝の）｛さやいんげん 　　　　とうふ ひじき煮 ｛にんじん少し 　大豆　少し 　油揚　少し お茶	110g 1杯 少し	
	19:30	30分	1	夕食	座って	台所	1人		ごはん すきやき ｛長ねぎ 　うず麩 　牛肉 　生玉子 イチゴ	120g 2本 1袋の1/3 すきやき用1パック (697円) 1ケ 7ケ	

図5 食事日記（その2）

ろいろと勉強になった。自分と同じくらいの年齢でがんばっている人もいて，毎回話を聞くと，とても参考になるし，励まされる」と話し，「やせる教室」での他人の観察（代理体験）やピア・ラーニングもF氏にとってよい刺激になっていた。

その後，外食と糖尿病食品交換表についての質問があり，看護師が説明をした。すると，「勉強が足りない。やっていかなければ」と，学習意欲を示した。また，セルフモニタリングによる新たな目標（野菜や海藻を1日1回食べる）設定と，これまでの目標内容（1日15分体操をする，1日の目標歩数7,000歩，間食をやめる）を継続をすることを決めた。「目標を立てるといいですね。これは続けていきたい。夏までに50kgが目標です」と，目標を設定する意義も体得し意欲満々であった。

友人の多いF氏は，食べる誘いが多いので，食べものを勧められたときの対応策や宴会やパーティの対策を説明し，共に考え，ロールプレイを行うなどの主張訓練を行った。

時刻	活動内容	時間	歩数
4:00			
5:00			
6:00			
7:00	起床		
8:00	朝食		
9:00	洗濯		
10:00	そうじ		
11:00	農家の人野菜売りとしばらく雑談		
12:00	昼食		
13:00	13:30　やせる教室始まり		
14:00	N先生によって運動, 歩くことのビデオを見る	30分	
15:00	準備体操をして, 往復46分		
16:00	公園についてからストレッチ体操を少しやる		
17:00	帰りスーパーによる, 道々買いもの		
18:00	帰宅		
19:00	夕飯の支度, そして夕食		
20:00	入浴		
21:00	テレビを見る		
22:00	就寝		
23:00			
24:00			
1:00			
2:00			
3:00			

今日のメモ

約50分早歩きして汗をかいた。気持ちがいい。グリコーゲン, 炭水化物, よく使うと脂肪をもやす。歩きをやめても脂肪をもやすとのこと。そして意識して歩くこと。心臓の動きがよくなる。早歩きしたあとすぐ10秒間脈拍をとる。

合計 12,848 歩

図6　生活活動日記（その2）

⑥6回目面接時

　6回目の面接時にF氏は，忙しくて記録もメモをまとめてつけたこと，一時は52kgまでになったが，連休中に油断して55kg近くまで戻ったこと，その後，目標内容に注意して元に戻したことを語った。そして，「月末に外泊するのでだめに

なるかも」と不安を訴えた。また，「看護師に（このプログラムを）やってもらっているし，できるだけやっていきたい」と，期待に応えたい気持ちを表現していた。

看護師はF氏と一緒に記録を見ながら，「少し食べ過ぎて体重が増えても体重表を記入し，目標を意識することによって，十分対処できているので，心配してあせらなくても大丈夫ですよ」と，忙しい状況での対処と行動ができていることを評価した。そして，月末の外泊について，これまでと同様に目標内容を意識していくことを話し合った。看護師の期待に応えたいという気持ちが強いので，完全主義思考に陥ったりあせらせないように話した。

⑦7回目面接時

7回目の面接時，F氏は風邪をひいていたため，「風邪をひいて体力が落ちたので，たくさん食べて体重が増えた（風邪で外来・面接を1回キャンセルする）。やっと，1万歩歩けるようになりました」と話した。体調や症状に合わせて食事や運動の内容や量を加減し，無理をしないことを話した。そして，目標は特に決めなくてもよいこと，記録も中断してよいことを話した。

F氏は，「明後日『やせる教室』の同窓会があります。風邪気味だけど，皆の様子が知りたいので参加しようと思う。また，今月から目標を決め，記録していきます。炒めものの油を控えている」と，やせる教室の同窓会で同志からの刺激と交流を求め，再度意欲的になっていた。

⑧最終面接時

8回目の最終面接時には，生活習慣行動得点が160点満点中，プログラム開始時の107点から，115点に上昇していた。それは，プログラム開始時に「出されたものは残さず食べる」「好きなものはつい食べ過ぎる」「コーヒー，紅茶には砂糖を入れる」「人から食べたり飲んだりするのを勧められると断れない」などの傾向や，運動習慣において「エスカレーターやエレベーターがあればそれを利用する」傾向が改善していたことによる。

また，プログラム終了時に「体調の変化」「減量の達成感と今後の自信（自己効力感）」を聞いた。すると，「今回は減量できました。万歩計をつけて目標を決めて歩いたことと，食べもののカロリーを意識して量を減らしたためだと思う。身体も軽くなり，肩こりや膝や股関節の負担が少なくなった。今回，やればできるという自信がつき，今後もやっていけると思う」と，力強く語っていた。看護師は，今回のプログラムにおけるF氏の努力をしっかりと認め，減量できたことを評価した。

ステップ6　評価・考察

　糖尿病があり減量が必要であるがなかなか実行できないF氏に対して，本人のやる気と同意のもとに行動変容プログラムを実施した。その評価を，本プログラムの目的でもあり主な指標である，食事と運動に関する行動の変化，体重減少，血糖コントロールの変化について評価していく。また，最終的には自己効力感が高まり，生きがいにつながったかどうかもみていく。

①食事と運動に関する行動の変化

　まず，食事と運動に関する行動であるが，客観的な指標とした生活習慣調査の得点は，プログラム開始前が160点中107点，終了時が115点と生活習慣の改善がみられた。具体的な改善点としては，食習慣において，「出されたものは残さず食べる」「好きなものはつい食べ過ぎる」「コーヒー，紅茶には砂糖を入れる」「人から食べたり飲んだりするのを勧められると断れない」といった項目において改善傾向が認められた。また，運動習慣においてはできるだけ身体を動かすことを心がけ，万歩計の歩数が増加し，だいたい1日1万歩前後歩くようになった。これらは，F氏にとって適切で無理のない目標設定（標的行動）「1口20回噛む」「ながら食いをやめる」「1日15分体操をする」「1日の目標歩数7,000歩」「間食をやめる」をしたこと，また，食事や歩数・体重などの記録をしながらセルフモニタリングした効果である。F氏自身も「意識するということは大切なことだとわかりました」と述べているように，目標設定や記録によるセルフモニタリングはF氏にとって有効にはたらいたと考える。

　また，初期に記録や行動に完全主義を求め，あせりを感じていたことに対しては，リフレーミングやステップ・バイ・ステップ法を取り入れて面接するようにした。徐々に体重が減少したことや，周囲の称賛や自分の努力を認めることができるようになったことも強化因子として行動の改善に拍車をかけたと言える。

　プログラム中頃に，自発的に参加した「やせる教室」でのピア・ラーニングや代理体験，また，プログラム最後に実施した主張訓練法も，少なからず功を奏したと言えるであろう。

②体重減少，血糖コントロール

　身体的指標である体重は，57.4 kgから53 kgに減少した。また，血糖コントロールはHbA1c値が7.8％から6.3％に改善した（図7）。F氏は，「身体が軽くなり，肩こりや膝や股関節の負担が少なくなった」と述べていた。

③自己効力感

　最終的目標である自己効力感については，8回目の最終面接時に，きっぱりと「今回は減量できました。今回，やればできるという自信がつき，今後もやってい

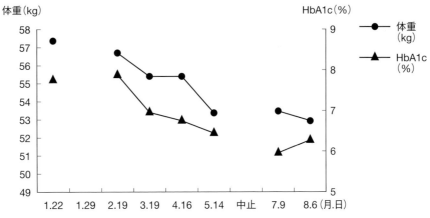

図7 体重と血糖コントロールの変化

けると思う」と，今後の減量に対する自信と見通しを語っていたことから，減量に対する自己効力感は十分に高まったと考える。また，プログラム経過中を通して，外食や友人との付き合い，外泊なども試行錯誤しながら楽しんでいたことから，F氏のQOLや生きがいも維持あるいは向上できたのではないか。

　以上を通して，F氏はプログラムを開始するまでは，行動の改善や減量ができず，また自己効力感も得られていなかった。したがって，今回，①生きがい連結法，②セルフモニタリング法，③リフレーミング，④ステップ・バイ・ステップ法，④行動強化法，⑤ピア・ラーニング法，⑥主張訓練法などの行動療法技法を用いたEASEプログラムは，F氏にとって有効であったと評価できる。今後は，体重のみならずF氏の自己効力感を維持・増強させることが必要なのはいうまでもない。

おわりに

　今回は，糖尿病があり減量が必要だが，なかなか実行できないF氏に対して行動療法技法を用いた面接を半年間にわたり実施した。糖尿病患者の療養上の目標は，血糖コントロールをすることで，合併症を予防あるいは悪化防止し，患者の人生におけるQOLを維持・向上することである。F氏の現病状において血糖コントロールのためには，体重を減らし代謝を改善することが最優先であった。そのため，直接的な目標は体重の減少においたが，EASEプログラムでは，そのベースに認知と行動の変容を必要とするのはいうまでもない。そして，ひいては生きがい，QOLといった患者にとっての将来を見すえた広い視野での幸福を追求することが最終目標と考える。したがって，今回のように患者の意欲があるときに多面的なプログラムを実施することは有効であったと考える。今回のケースでは，

患者の減量に対する意欲があったこと，もともとまじめではあるがストレスを解消する手段をもつ性格や豊かなライフスタイルを有していたことも影響していた。そして，タイミングよく自発的に参加された集団療法も功を奏したと考える。

文献
- 足達淑子（1989）肥満に対する行動療法の効果とその予測因子．行動療法研究，15（1）：36-55.
- 足達淑子（1998）栄養指導のための行動療法入門．医歯薬出版．
- 足達淑子（2001）ライフスタイル療法．医歯薬出版．
- 足達淑子・柴崎忍・山上淑子（1985）行動療法を用いた減量指導．行動療法研究，11（1）：4-13.
- 足達淑子・山上淑子（1988）行動療法による長期効果と予測因子．臨床栄養，73（5）：591-597.
- 中西睦子監，安酸史子編著（1999）成人看護学─慢性期〈TACSシリーズ3〉．建帛社．
- 日本糖尿病学会編著（2016）糖尿病治療ガイド2016-2017．文光堂．
- 大野誠（1988）知的エリートのためのザ・ダイエットマニュアル．宇宙堂八木書店．
- 坂野雄二（1995）認知行動療法．日本評論社．
- Schacher, Stanley（1968）Obesity and eating, International and external cues differential affect the eating behavior of obese and normal subjects. Science, 161：751-756.
- Schacher, Stanley（1971）Some extraordinary facts about obese humans and rats. Am. Psychologist, 26：129-144.
- 山内祐一・内海厚・田中恵子（1989）肥満および肥満型糖尿病における食生活．心身医学，29（3）：251-260.

CASE 6 食事のエネルギーと塩分の摂取量が多かった心筋梗塞患者G氏

活用する技法 セルフモニタリング法，ステップ・バイ・ステップ法

サマリー

　指示量よりもエネルギー摂取量が多いためにHbA1cが高く，また塩分摂取量が多いことから血圧が上昇していたG氏に対して，セルフモニタリング法，ステップ・バイ・ステップ法を組み合わせて6か月のプログラムを実施した。その結果，G氏はエネルギーと塩分の摂取量を増やしてしまう自分の食事の特徴に気がつくことができ，自分の生活や嗜好に合わせた工夫をすることで指示量内の食事ができるようになった。その結果，HbA1cと血圧がコントロール目標値となり，工夫を取り入れた行動を継続するという効果が得られた。

事例紹介

■**G氏**：74歳，男性。診断名：心筋梗塞，糖尿病（経口血糖降下薬服用中），高血圧。食事指示：エネルギー1,600 kcal/日，塩分6 g/日。
■**家族**：妻との2人暮らし。
■**G氏の性格**：几帳面。
■**生活背景**：仕事は自営業で，仕事内容は自宅の工場や現場における空調設備の組み立てや取り付け作業であり，ほとんど一人で行っている。妻は認知症を有するが日常生活は自立している。
■**プログラム開始前の状況**：3年前に，狭心症の診断で経皮的冠動脈形成術を受けている。今回，心筋梗塞と診断され入院加療した。身長158 cm，体重55.8 kg，BMI 22.4で肥満は認めなかった。3年前のHbA1cは6.0％で，入院時には7.2％に上昇していたこと，また高血圧の既往があり，本人の希望もあるため栄養士による個人栄養相談を受講した。そこで，個人栄養相談の受講前に，G氏自身が食事に関する問題点を理解しやすいように食事内容を3日以上連続で記載してもらった。

　個人栄養相談を受講した後の感想でG氏は，「食事のカロリーはこれでよいのかを聞きたかったのに，塩分が多いことばかり言われた。食事内容を記録して見せたが，聞きたいことは何ひとつ聞けず，料金だけをとられたようだ」と興奮して語った。実際の食事記録から，食事のエネルギー量は1,800～1,900 kcal/日，塩

表1　退院後の食事内容

2月20日	朝	昼	夜
	ご飯1杯 味噌汁1杯 野菜の煮物（じゃが芋・にんじん・厚揚げなど） ほうれん草おひたし（醤油） 伊予かん1個	ご飯1杯 味噌汁1杯 野菜の煮物 アジの干物1匹 さつま揚げ2枚 ほうれん草の胡麻和え	ご飯1杯 味噌汁1杯 漬物 アジの干物1匹 野菜の煮物 みかん1個
	エネルギー 547 kcal, 塩分 7.5 g	エネルギー 687 kcal, 塩分 11.2 g	エネルギー 643 kcal, 塩分 9.6 g
	【1日のエネルギー 1,877 kcal，塩分 25.3 g】		

分は20 g/日という内容で，G氏はエネルギーと塩分を過剰摂取していることがわかった（表1）。食事記録は，献立別にご飯1杯，味噌汁1杯，アジの干物1枚，等と記載されていた。個人栄養相談を受けたときのG氏の感想から，栄養相談による継続的な栄養指導は困難と考え，心臓リハビリテーションの施行時に合わせて栄養指導を行う必要があると思われた。

ステップ1　医療内容の妥当性を含めたアセスメント

面接を実施し，G氏の食事療法についての知識を確認した。G氏は，エネルギー1単位がどのくらいの量に相当するのかは理解していないこと，今まで食物の重量を量ったことがないこと，また食品のエネルギー1単位の重量を覚えることに抵抗を感じていることがわかった。また，塩分については全く気にしておらず，「味噌汁は毎回飲むもので，それなしで食事はできない」と主張したことから，G氏にとって味噌汁は重要な献立であることがうかがわれた。

包括的心臓リハビリテーションとして行う栄養指導では，エネルギーと塩分についての教育が重要と考えられたが，エネルギーのことを強く意識しているG氏に対し，両者の教育を同時に実施することは困難と思われた。そこで，最初にエネルギー是正の教育を行い，次に塩分制限の教育を行うというステップ・バイ・ステップ法を取り入れて行うことが適当と考えられた。また，検査結果から糖尿病や血圧のコントロール状態，心不全の有無について評価した。

A．エネルギー是正のためのセルフモニタリング法の活用

ステップ2　困難事の明確化と解決意義の確認

食事記録の結果について，塩分制限のことには触れず，G氏の意識している1

日のエネルギーについて説明した。G氏は1日の摂取エネルギーが指示量を超えていることを知り、「ご飯だって毎食1膳にしているし、甘いものだって食べていないのにどうしてカロリーが多くなってしまうのだろうか？」と、自分で行っている食事の工夫点について述べ、エネルギーが多くなってしまう理由を質問してきた。それに対し、現在の食事内容は副食の量が多いためにエネルギーが多くなっていること、血糖管理が不十分で心筋梗塞の危険因子が改善されていないことを説明した。さらに、副食の量を減らすことで、エネルギー指示量が守られることを説明した。その結果、「そうか、それで前は6.0だったHbA1cが最近は7.2と上がってきたのか」と、摂取エネルギーが多かったためにHbA1cの値が上昇したことに気づいたようであった。心筋梗塞と冠危険因子との関係を十分に説明し、G氏にとって血糖管理と肥満予防が最も重要な課題であることを心臓リハビリテーションのたびに繰り返し説いた。すると、G氏は、「もう一度心筋梗塞になったらよくないから、食事の量を減らさなきゃいけないんだね」と、エネルギー制限の必要性について認識したようであった。

ステップ3　行動目標の設定と自己効力感の確認

G氏が食事のエネルギー指示量を尊守するために、その方法をG氏と共に決めていく必要がある。G氏は、食事の単位計算に抵抗を感じていることから、単位数での目標設定は不適当と考えられたので、G氏に「副食の量を減らすことがエネルギー量を減らすことになるが、どのような方法が可能であるか考えてほしい」という主旨の提案をした。しばらく考えていたG氏は、「女房におかずの量を減らすように言ってみるよ。昔の人間だからたくさんつくっちゃうし、俺も出たら食べてしまうんだよな」と答えたことから、副食の量を減らすことでエネルギーの指示量を達成するという目標を確認し、あえて食事の単位数を用いた設定は行わなかった。

ステップ4　技法の選択

本事例では、副食の量を減らすことによって、エネルギーの指示量を達成することを目的にした。詳しい評価ができるように食事内容を記載することにして、食物の重さを量り、それを記録するというセルフモニタリング法で行った。

ステップ5　実施

G氏は、妻の協力を得て指示エネルギーの達成を目標にしたが、「女房に副食を少なくつくるように言ったが、できないんだよね。買い物も一緒に行って買いすぎないように言うけど、だめなんだよね」と、妻の協力には期待できない旨を語っ

表2 食事の総量を減らしたときの食事内容

4月15日	朝	昼	夜
	ご飯1杯（150 g） 味噌汁1杯（わかめ・ねぎ・豆腐） アジの干物1匹 野菜（トマト小1/2個）・ドレッシング	きつねうどん（外食）	ご飯1杯（150 g） 味噌汁1杯（わかめ・ねぎ・豆腐） 漬物（きゅうりのぬか漬け6切れ） カレイの煮付け1切れ ちくわ1本
	エネルギー 530 kcal, 塩分 3.1 g	エネルギー 450 kcal, 塩分 7.5 g	エネルギー 504 kcal, 塩分 5.7 g
			【1日のエネルギー 1,484 kcal, 塩分 16.3 g】

た。そこで，「奥さんには食事をつくるという役割を担ってもらい，食事量の設定はご自分で行ってみてはどうでしょうか。食事を残すと，奥さんの機嫌を損ねることはありますか」とたずねると，「そんなことはないよ。そうだな，食事の量は自分で減らしてみるしかないな」と，具体的な行動を考えることができた。1か月後の食事記録では，副食の内容は変わらないままであったが，一品を食べないようにするか，または各品の量を少なく食べるようにしていた。食事記録には食品の重量も記載され，摂取エネルギーは指示量である1,500〜1,600 kcal/日の範囲であった（**表2**）。G氏に摂取量エネルギーが指示量になったことを伝えると，「よかった，安心したよ。ちょっとしたことでカロリーが減らせたな。これならこれからもやっていけそうだ」という返事であった。また，5か月後のHbA1cの値は6.5％に改善していた。

B. 塩分制限のためのセルフモニタリング法とステップ・バイ・ステップ法の活用

ステップ2 困難事の明確化と解決意義の確認

減塩指導に際して，G氏が食事療法への意欲を失わないことと，味噌汁に象徴される偏った献立に対する意識をどのように減塩食に向けるかについて考える必要があった。もともとG氏は食事療法を行う意欲があったことや，自分の努力によってエネルギー摂取量が達成できたという経験を通して，減塩にも十分に取り組める可能性があった。そこで，食事内容を改善する過程で，塩分制限も高血圧の治療上必要であることを説明した。実際に，120/60 mmHgであった入院中の血圧が，最近は140/60 mmHgと上昇しているのは塩分の過剰摂取が影響している

ことを説明した。G氏は，「そうか，そういえば栄養相談に行ったとき，ずいぶんと塩分のことを言われたなあ。最近，血圧が高くなったことに気がついていた。もうあきらめていたが，塩分をとりすぎたために上がっていたのか」と，個人栄養相談のときの様子や血圧の状態を思い出していた。

G氏は，心筋梗塞再発の冠危険因子として糖尿病と高血圧を有することや，塩分摂取と高血圧との関係について再三説明を受けた。そして，「どうでしょうか，減塩に取り組んでみませんか？」という提案に対し，「塩分をとりすぎると，血圧が上昇する理由は知らなかった。心臓に負担をかけてはいけないね。やってみるか」という返事であった。

ステップ3　行動目標の設定と自己効力感の確認

G氏と共に食事記録を見直したところ，食事の総量が減ったことで塩分摂取も減少していたが，食事ごとに味噌汁・干物・煮物などをとり，塩分摂取量が増える原因となっていることが判明した。塩分の指示量は6g/日であり，入院中の食事が塩分6g/日であったことを話すと，「入院中の食事は本当に味が薄かったよ。今では仕事をしているので，あの食事と同じ塩分量ではとうてい無理かもしれないけど，今よりは減らすようにしてみる」と，具体的な塩分量は提示しないが，今よりは塩分を減らすという目標を確認した。

ステップ4　技法の選択

減塩を行うためのプログラムとして，今までの食事内容と比較してその変化がわかりやすいことから，G氏と相談して，エネルギー是正のために用いたセルフモニタリング法を採用した。

ステップ5　実施

食事記録によると，1品に塩分の多く含まれている味噌汁，干物，練り製品などを多く摂取していることが，塩分量を増やしている主な理由であった。そこで，朝食はパンにすること，味噌汁は昼食か夕食のどちらか1回だけにすること，塩分の多い副食は一品だけにすること，さらに塩気を有効に感じるための調味料の工夫について提案した。味噌汁の付く食事が1食になってしまうことについて，「できるかどうかわからないがやってみる」という意見であったため，この方法で食事療法を開始した。また，朝食のパンに塗るジャムやバターはとりすぎないように説明したところ，G氏みずから，「入院中の食事に出ていた1回分ずつのジャムを病院の売店で買うよ」と，工夫がみられた。

1か月後の食事記録では，味噌汁は1回/日あるいは2回の日があったが，お湯

表3 減塩を試みたときの食事内容

7月18日	朝	昼	夜
	6枚切り食パン1枚 ジャム1袋 牛乳200 mL サラダ（レタス・きゅうり・トマト・ドレッシング） ゆで卵1個（塩0.1 g入り1袋）	ご飯1杯（150 g） 納豆 大根おろし（酢醤油） アジの干物半分 りんご半分	ご飯1杯（150 g） 味噌汁1杯（油揚げ・エノキダケ） さつま揚げ2枚 さわらの味噌漬け1切れ 大根おろし（酢醤油） キウイフルーツ1個
	エネルギー 457 kcal, 塩分 1.4 g	エネルギー 500 kcal, 塩分 2.5 g	エネルギー 625 kcal, 塩分 4.5 g
			【1日のエネルギー 1,582 kcal, 塩分 8.4 g】

で味噌汁を薄めて飲むか，野菜の具を多く入れるという工夫をしていた．1日の塩分摂取量は10 g程度に改善され，エネルギー摂取量も変化がなかった（**表3**）．退院後に上昇した血圧は，減塩の効果によって120/50 mmHgに改善した．G氏は，「カロリーや塩分の制限が，データにはっきりと現れてびっくりしたよ．やり方も理解できたのでこれからも続けていくよ」と，食事療法に取り組んだ感想を述べた．

ステップ6　評価・考察

EASEプログラム開始6か月後に，G氏に食事療法の継続状況をたずねてみた．「せっかくできるようになったから続けているよ．今年の夏は暑かったので，時々はビールを飲んでカロリーがオーバーしたかなと思う日もあったが，毎晩飲んだわけじゃない．体重や血圧も変わらないね」と，食事療法の継続状況と自己評価の目安を説明できた．

G氏は，もともと食事療法に自信と意欲をもっていた．しかし，個人栄養相談ではG氏自身が努力していることを認めてもらえず，また聞きたいことも聞けなかったために不満を感じていた．G氏の話を傾聴し，今までの努力を認め，自尊心が取り戻せるようにG氏の疑問点を説明したことで，医療者の提案を受け入れるきっかけができたと思われる．

今回はセルフモニタリング法とステップ・バイ・ステップ法を組み合わせたEASEプログラムを実施した．セルフモニタリング法は食事内容の変化をG氏自身が確認することができ，ステップ・バイ・ステップ法は食事療法のストレスを最小限にしながら，成功体験をやる気に変えることができる方法と考えられる．

このように，糖尿病を有し心疾患を発症した患者は，食事のエネルギー制限だ

けでなく減塩などいくつかの自己管理を同時に続けていかなければならない。今後，G氏の生活スタイルや疾病状況に変化が生じて，自己管理内容を変更する場合が予想される。そのようなときに備えて，いつでも患者が相談できるような医療環境を整えておく必要がある。

おわりに

心筋梗塞患者は再発予防という立場から食事療法を続けていかなければならない。自覚症状などがないなかで食事療法を継続していくことは大変なことである。そのために食事療法の目的や継続の効果を示すデータを提示したり，その人の生活や好みに合った方法を共に考えたりすることで，セルフマネジメント行動がとれるように看護師が関わることが重要と考える。

文献

・赤城稔（1989）新・行動療法と心身症．医歯薬出版．
・岩村貴美・他（2002）糖尿病を合併した心疾患患者に対する行動療法的アプローチ．第33回日本看護学会論文集〈成人看護Ⅱ〉．pp.219-221．
・岩村貴美・他（2004）糖尿病を合併した虚血性心疾患患者のQOL特性．心臓リハビリテーション，9（1）：96-100．
・中西睦子監，安酸史子編著（1999）成人看護学—慢性期〈TACSシリーズ3〉．建帛社．
・岡美智代・他（2003）行動変容を促す技法とその理論・概念的背景．看護研究，36（3）：213-223．

CASE 7 長期間の生殖補助医療にもかかわらず，子どもを得られないH氏

活用する技法 セルフモニタリング法

サマリー

生殖補助医療（ART：assisted reproductive technology）を数年間受けても子どもを得られないことから「完全でない」「能力がない」「役割を果たしていない」と，成人期の課題である生殖性を達成できないと感じていた女性を，「ライフスタイルコントロールモニタリングノート」によるセルフモニタリング法で支援した。その結果，「一人ひとりが違う個性をもち，その個性として産める女性も，そうでない女性も存在するが，それはそれだけのことであり，自分に期待されている社会的役割もある」と，社会的貢献＝創造・生産（生殖）性という成人期の課題達成に気づくことができた。不妊である女性がもちやすい「性役割の混乱」を，内面的な同一性と連続性のある自己を認識する過程によって，自己の発達課題統合への手がかりとなったセルフモニタリング法を紹介する。

事例紹介

■**H氏**：37歳女性（小学校給食栄養士），BMI：23，大学栄養科を卒業後，栄養士として勤務し，30歳で結婚した。子どもはすぐに欲しかったため自然妊娠を期待していたが妊娠しないため，32歳からAクリニックを受診し，多嚢胞性卵巣症候群（PCOS：polycystic ovary syndrome）による排卵障害が不妊原因と診断された。排卵誘発目的でクロミフェン療法，インスリン抵抗性改善薬の併用，ゴナドトロピン療法，卵巣多孔術等の治療を受けたが，妊娠できなかった。そのため34歳時から，ARTに進み，体外受精-胚移植（IVF-ET：in vitro fertilization and embryo transfer）を実施した。10個余りの凍結胚による融解胚移植を現在までに順次実施し，凍結胚をすべて使用しても妊娠に至らなかったこと，移植のたびの期待感と月経開始時の失望感と喪失感の繰り返しに，強い疲労状態と抑うつ状態を訴えた。

■**家族構成**：夫38歳（建築士）との2人暮らしで，夫の両親（義父：68歳，義母：63歳）と二世帯住宅に同居している。そのため経済的には問題なく，家族からの身体的，精神的サポートも受けやすい環境である。また，夫の妹が近くに住み，2歳と4歳の子どもをよく実家に預けにくるため，義母は「もう孫はいらな

いからね」とH氏を気づかってくれる。しかし，H氏の両親は（九州在住），長男の嫁の立場である娘が子どもを産めないことを，嫁ぎ先に対して負い目と思っており，子宝のお守りを毎年送ってくる。そのため，H氏は，義母の気づかいや両親の気持ちが大きなプレッシャーとなっているようである。

■**性格**：「高校・大学での部活の体験から，努力すれば希望は達成できるとの信念をもつことができ，何ごとにもこつこつとまじめに取り組むことを信条としている。一方，他者には，自分の気持ちや感情をそのまま表現するより，周囲に合わせて抑えることが多く，自分から積極的に行動するほうではない」と語った。

■**プログラム開始前の心的状況**：「不妊治療を行っている目的は，最初は人間として当然な気持ちとして自分たち夫婦の子どもを欲しい，育てたいとの気持ちであった。しかし，不妊の原因が自分自身にあるということが明確になってからは，私も子どもを産めるということを確認することが目的となった」と語った。特に，夫が子ども好きで，甥っ子と遊ぶ楽しそうな姿を見ると，申し訳ない気持ちになり，なんとかして「次回こそ，次回こそ」と頑張ってきた。夫は「そのうち必ずできるよ」と励ましてくれ，治療にも協力的であるため，治療に疲れた気持ちをそのまま伝えることはできず，抑えているようであった。

ステップ1　医療内容の妥当性を含めたアセスメント

多嚢胞性卵巣症候群（PCOS）は，性腺刺激ホルモンであるLHの基礎分泌が高いため，多数の卵胞が嚢胞状態となり，排卵障害，月経異常を起こし不妊の原因となる。その他の症状として，多毛，肥満を発生する場合があるが，H氏にはこれらの症状は認められない。PCOSの原因はまだ十分には解明されていないが，一つはインスリン抵抗性（糖を細胞で有効に利用させる作用のインスリンの働きが悪い状態）が原因で，卵巣で男性ホルモンの産出が増加し，それが排卵障害や多毛の原因になると考えられている。そこで治療として，FSH注射投与とメトホルミン内服による，IVF-ETが選択されている。

H氏は，PCOSについての病態理解はあり，もともと月経不順もあり治療を継続していることで，現在では月経不順は解消し性周期も安定してきたことを理解している。しかし，IVF-ETを多数回実施しているのに良好胚も少なく，一般不妊治療の2年間，ARTでの3年間の治療にも関わらず，妊娠できない自分自身への自信喪失，長期の予定が立てられない不確実性からの抑うつ状態である。このまま治療を継続するのでなく，次のステップを前向きに考えるためにも治療を一旦，中断して，休息する必要があると判断した。

ステップ2　困難事の明確化と解決意義の確認

　H氏との面接において，H氏は，「一所懸命治療しているが，いつも今回もだめだと思うことが多く，結局いつも結果がでなかった。夫にも家族にも申しわけない。治療は続けたいが少し疲れたというのが本音です」と答えた。看護師は今までのH氏の努力を承認し，疲れる気持ちも当然であることを伝えた。一方，H氏は，「家族からは本当に優しく応援してもらっており，治療費の心配をすることもなく大変恵まれている。でも期待にこたえられない。私にしか夫の子どもを産むことができないのだから，弱音を吐いたらだめですね」と述べている。

　この状態は，子どもを得られないことから生じた「私の身体には欠陥があるとの思い：基本的健康観の低下」「女性として機能していないとの思い：性役割を果たせない」「嫁としての役割を果たしていないとの思い：社会的役割を果たせない」という人間の根幹的欲求（身体・性・社会性）にかかわる自己概念（アイデンティティ）の混乱状態と言える。また，治療過程や結果に対して頭では納得していても感情の部分で抑制されている状態である。

　H氏は，自分自身の状態を心身ともに疲れていると認識できているにもかかわらず，弱音を吐けないと発言してしまう矛盾した自己が存在していること，この状態で治療しても次回の結果も期待できないと，気づいている状態である。努力すればなんとかなるはずで，努力が不足しているから結果がでないとの不合理な信念（ビリーフ）のなかで，弱音は吐けない気持ちから，疲労が蓄積している。

　子どもをもつ/もたないは夫婦や個人の人生観（内圧）や社会的価値観（外圧）に影響されている問題であり，子ども希求の願望が叶えられない不妊のストレスは，身体，自尊感情，他者との関係に影響を与える不適応状態と言える。外圧や内圧に固定されたがんじがらめに束縛された自己ではなく，H氏自身が唯一の存在としての自己を再統制し，自由な自己，自己信頼感をとりもどす必要がある。無意識に縛られている価値観から自分自身を解放し，新たな目標や目的をもつ必要がある。

　子どもができない原因が自分自身に100％あると思っているため，夫婦関係から親役割，親の祖父母役割の喪失をさせていることが，自分の責任であるとする自責の念が強い。またH氏自身も，月経のたびに「見えない流産」（無意識の子ども喪失）体験を繰り返し，慢性的な死別体験を重ねていた過程の辛さを表出せず，自分の感情を抑圧している状態である。今の苦しみを家族に聴いてもらいたい，泣き叫びたいと思っている。不妊の原因は診断できていることがすべてではないこと，自分自身の抑えている感情に気づき，家族や夫と本音で話し合い，互いに理解し合う必要がある。

ステップ3　行動目標の設定と自己効力感の確認

①自己の感情を抑えてきたことから生じている疲労状態を認識でき，疲れの要因を取り除こうとする意欲をもてる。
②無意識に自分のなかにある価値観を意識化し，現在の自分自身のこだわりを知り，こだわりから自己を解放できる。
③過去の治療過程に対する情報提供を受け，自己の治療体験が納得できたと言える。
④家族や夫と本音で話し合い，現在における子ども希求の理由を確認することができる。

上記の大まかな目標設定をより具体的で明確にするために，不妊の「ライフスタイルモニタリングノート」による治療と生活の質，不妊である自己の思いに関する自己評価を行い，問題点の明確化と具体的目標を決定する過程をたどった。

ステップ4　技法の選択

医学モデルにおいては不妊の治療成果は妊娠すること，出産でき子どもを得ることとなるが，リプロダクティブヘルスモデルでは，不妊である（であった）自己を，それでもよいと認めることができ，その治療過程に意味を見出すことにある。筆者らは，本宮（1995）が提示する自己の生をコントロールできる健康度の評価「自己と20のライフスタイルの局面」を参考に，不妊女性特有のライフスタイルとそのコントロール度基準を自己評価できる不妊女性の「ライフスタイルコントロールモニタリングノート」を作成している。そこで，本事例はこのモニタリングノートを使用したセルフモニタリング法での支援の実際を紹介する。

「ライフスタイルコントロールモニタリングノート」とは，不妊特有のライフスタイルである4局面20項目について自己達成しているレベルを，5段階のレベル（レベル5：申し分なくコントロールできる〜レベル1：ほとんどコントロールを失い，秩序を喪失した状態）で継続的に自己評価するものである（**資料1**，**表1**）。

その評価方法は，次の身体・精神・環境・他者からなる自己の生き方にかかわる関係性をコントロール度として主観的に評価し，レーダーチャートに図式化（**図1**）することで，自己のライフスタイルの特徴やその変化を可視化できる特徴がある。

・身体的局面：食事と健康，睡眠と休養，気分転換，治療による身体的苦痛，性生活
・精神的局面：性格と個性，子ども願望，治療過程の思い，治療の自己決定，自己の内面変化
・環境的局面：医療者との関係，通院時間とプライバシー，治療費，治療への期待，社会通念

資料1　ライフスタイルコントロールモニタリングノート（＊20項目の自己評価項目とレーダーチャート表，具体的目標が30ページ程度のノートになっている）

ライフスタイルコントロールモニタリングノート

不妊治療中のライフスタイルコントロールについて自己点検しましょう。

不妊治療の目的は妊娠・出産であることと共に，ご自分自身の生活のスタイルを再認識し，より健康的な生き方を考える機会でもあります。現在のあなたご自身の生活スタイルにおけるコントロール度はどうでしょうか？

コントロールとはご自分がご自身で行動を決めたり，他人がご自分にしてくれることを自分で決めることを言います。

あくまでご自分の今の主観的感覚を重視し，当てはまるレベルの数字を選択して記入ください。

1）食事と健康のコントロールは
5　自分の身体や健康に必要な食品や食べ方を常に考え，楽しく摂取できている。
4　十分とはいえないが，自分の健康にあった食品や食べ方を普段から心がけている。
3　特別考えていないが，それなりにバランスを考えて食べている。
2　何も考えず，食べたいものを食べたいだけとり，偏食や過食も多い（下痢や便秘になりやすい）。
1　食事はきちんと摂取せず，食べてもストレス食いが多い（常に下痢や便秘に悩む）。

3/4	10/12	/	/	/	/
4	**4**				

表1　ライフスタイルモニタリングノート自己評価項目

1）食事と健康のコントロールは
5　自分の身体や健康に必要な食品や食べ方を常に考え，楽しく摂取できている。
4　十分とはいえないが，自分の健康にあった食品や食べ方を普段から心がけている。
3　特別考えていないが，それなりにバランスを考えて食べている。
2　何も考えず，食べたいものを食べたいだけとり，偏食や過食も多い（下痢や便秘になりやすい）。
1　食事はきちんと摂取せず，食べてもストレス食いが多い（常に下痢や便秘に悩む）。

2）睡眠と休養のコントロールは
5　十分に睡眠や休養をとることができ，疲労がたまることはない。
4　十分とはいえないが睡眠や休養に心がけ，できるだけ疲れをためないようにできる。
3　睡眠不足や疲労を感じるが，特別悩むことはない。
2　睡眠不足や疲労をいつも感じながらも，なかなか休養することができない。無理をしている。
1　睡眠がとれず，疲労は非常にたまっているが，休養することができない。非常に無理をしている。

3）気分転換（軽いスポーツやショッピングなど）のコントロールは
5　自分の心身のストレスがよくわかり，ストレスに合わせた気分転換を楽しく行うこ

とができる。
4 十分とはいえないがストレスは自覚でき，自分なりに適宜，気分転換を行っている。
3 ストレスを感じなく，気分転換の必要性を感じない。
2 ストレスを感じていても上手に発散できず，人にあたったり神経質になったりしやすい。
1 外に出たり身体を動かすことができず，じっと引きこもることが継続する。

4) 不妊治療に伴う身体的苦痛のコントロールは
5 全く治療上の障害（副作用や治療上の疼痛）もなく，快適に治療の継続ができ日常生活の折り合いが良好である。
4 時折は治療上の障害や疼痛はあるが問題なく，治療の継続と生活の折り合いがつけられる。
3 なんらかの問題は常にあるが，なんとか治療を継続でき日常生活を継続できる。
2 常に身体的問題が生じ，治療が中断され日常生活にも支障がある。
1 常に重大な身体的問題が生じ，治療も中断され痛みやつらさも伴い，寝込むことも多い。

5) 性生活のコントロールは
5 妊娠目的だけでない心身とも満足した性的関係をもてている。
4 治療周期を意識しつつも，満足な性的関係をもっている。
3 常にタイミングや治療周期を意識しながら，性的関係をもっている。
2 医師に言われた時以外は，性的関係をもっていない。
1 いわゆる普通の性的関係はない。

6) 自分の性格・個性のコントロールは
5 自分の性格や個性を長所・短所ともによく知り，治療や生活にうまく生かすことができている。
4 自分の性格や個性を長所・短所を大体わかり，治療や生活に生かすことができている。
3 自分の性格・個性についてあまり考えたことはないが，それなりにうまくできている。
2 自分の性格には偏りがあり，時々それについて悩むことがある。
1 自分の偏った性格にとても悩み，自分ではどうにもならないと思っている。

7) 子どもが欲しい願望へのコントロールは
5 子どもだけが人生の目的ではなく，母性を発揮する役割は他にもあると実感している。
4 子どもは夫婦のために重要だが，夫と二人の人生も楽しいと思える。
3 子どもは家族には必要だが，どうしても無理な場合はそのとき考えようと思う。
2 産めない自分をいつも責めてしまい，子どものいる生活を常に空想する。
1 産めない自分は全く価値や役割がないと思い，妊娠した女性に憎しみを感じる。

8) 自分の今までの治療過程での思いは
5 それぞれの段階に応じた過去の成功も失敗も自分のものとして，精一杯努力できたと納得している。
4 完全に納得していないが，過去の出来事を自分なりに納得している。
3 あまり考えたことはないが，大体うまくいっていたと思う。
2 どこかうまくいかなかったし，いつも失敗や挫折感に直面しどうしたらよいかわからなくなる。

1 常にうまくいかなく全く混乱しどうしたらよいかわからない。常に絶望と憂鬱に悩んでいる。

9) 治療の意志決定へのコントロールは
5 治療に関する原因や問題をそのつど十分理解したうえで，中断や継続の意志決定ができる。
4 治療に関する原因や問題をおおよそ理解でき，だいたいのところ意志決定できている。
3 治療に関する原因や問題をあまり理解していないが，治療はなんとか乗り切っている。
2 治療に関する原因や問題はほとんど理解できず，自分の意見よりは，他者の意見が優先される。
1 自分が不妊であるはずがないとの思いも強く，原因や問題が理解できない。自分の意思や他者の意見も信頼できず，何も手がつかない混乱状態である。

10) 治療を受けていることでの自分の内面の変化（自己成長）は
5 自己の内面の変化や成長に気づくことができ，真に自分らしい生きかたへの自己実現をしつつある。
4 自己の内面の変化や成長にふれる機会から，深く自分を見つめることもある。
3 時には自己の内面の変化や成長を気にすることがある。
2 自己の内面の変化に目を向ける機会はほとんどなく，自己成長を考えることはめったにない。
1 自己の内面の変化に目を向けることは全然ないし，自己成長にも関心がない。

11) 自分と医師や看護師との関係性は
5 十分な信頼関係のなかで，自分の意見を気楽に伝えることができ，常にリラックスできる。
4 信頼関係があり，自分の意見を十分に伝えることができ，安心して治療を受けることができる。
3 部分的に不安や不満もあるが，まずまず信頼でき自分にあっている環境だと思う。
2 ほどほどに信頼感もあり治療内容も理解しているが，結果がでないことで気楽に話ができず，孤独を感じてしまう。
1 全く信頼できず，常に緊張と不快な気持ちがいっぱいである。

12) 通院時間と治療空間は
5 プライバシーが十分守られ，落ち着いた空間である。通院時間や待ち時間も全く苦にならない。
4 十分とはいえないがほぼ快適な空間である。通院や待ち時間は多少長いが苦にならない。
3 プライバシーが守られないこともあり，通院時間や待ち時間も長いと感じているが，さほど不満はない。
2 プライバシーが守られず落ち着かなく，通院も待ち時間が長く不満がある。
1 自分にとって非常に悪い治療空間で，常にイライラさせられ不満が強い。

13) 治療費と生活の折り合いは
5 経済的にゆとりがあり，たいがいの治療は大丈夫と思える。
4 ゆとりはないが，計画的に治療を考えることで大丈夫と思える。
3 なんとか生活と折り合っているが，今後治療費がかさむとつらい状態と思える。
2 治療費は大きな負担でぎりぎりの生活を強いられる。

1 治療費のため借金も必要となり，日々の生活に大きな不安がある。

14）治療の期待とずれに対するコントロールは
5 月経が来る度，落ち込むことがあるが，今回の治療の成果や問題を整理し，次も頑張ろうと思う。
4 月経が来る度，落ち込むが，現実と期待のずれを話し合い，自分を平常に保つことができる。
3 こんなものかとあまり悩まない。
2 月経が来る度，自分を責めたりもっとよい治療方法や対処がないか悩み続ける。
1 月経が来る度，医師の診断や治療に対して恨みや不当感，怒りを感じる。

15）子どもがいて当然のような社会通念へのコントロールは
5 色々な家族の形態があってよいと思っているので，自分をあるがままに受け入れることができ，傷つかない。
4 気になることは時折あるが，今のままの自分が好きである。
3 気になるが慣れたため，何も感じない。
2 イライラしたり，そのたび落ち込む。
1 自分の価値がないと思いがちで，誰とも話したくなくなる。

16）夫との関係は
5 治療を受けるなかで，さらに夫との絆が深まり，妻である幸福感を強く感じている。互いに十分信頼でき相談できる。
4 夫と共にいることで幸福感を感じる。互いに信頼し相談できる。
3 愛と言えるかどうかわからないが，信頼を感じている。
2 夫を愛することができなく，信頼感も薄い。
1 自分も夫も愛することができず心が枯れている状態で，一応相談はするが信頼できない。

17）自分と両親や夫の家族との関係は
5 どんなことも話し合うことができ心が通じている。優しさと愛情を十分に感じている。
4 いろいろ話し合うことができ，愛情はあると感じている。
3 お互いなんとなくわかり合っている。これといった問題はない。
2 十分に話し合うことができず，時々ずれを感じる。十分な理解は得られない。
1 全く話し合うことがない，互いに無視しているか憎しみさえ感じる。

18）自分と友人との関係は
5 何でも本音で話し合える親友が何人かおり，とてもくつろげ力づけてもらえる存在である。
4 気心が知れた友人はおり，たいがいのことは本音で話せる。
3 友人は数多くいるが，本音で話せるかとなると少し考える。
2 友人と言える人はいるが，付き合いは表面的である。
1 友人は一人もいない。いても常に裏切りや葛藤に苦しむだけである。

19）自分にとって職場の人間関係や仕事との折り合いは
5 仲間や上司と積極的にコミュニケーションがとれ，仕事と治療との折り合いを上手にとれる。
4 仕事と治療との折り合いで，少々の問題はあってもコミュニケーションで解決できる。

3　その場その場の対応でなんとかうまくやっている。
　　2　あまりコミュニケーションがとれず，治療の理解もなかなか得られない。
　　1　全く話し合いができず理解されず無視されるか，無駄だと思われている。協力を得る必要を感じない。

20）**自分と社会的つながりは**
　　5　地域社会と数多い交際があり，外との広いつながりがある。
　　4　地域社会とのいくつかのつながりがあり，外とのつながりを心がけている。
　　3　必要な範囲内で行っている。
　　2　どちらかというと自分の生活のみにとどまり，できるだけつながりをもちたくない。
　　1　社会・隣近所との交際は全くなく引きこもっている。

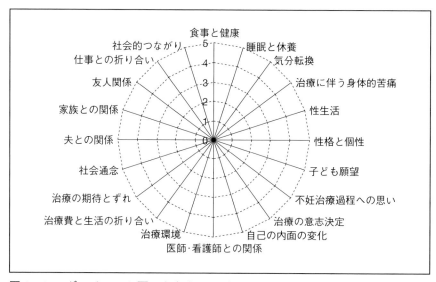

図1　レーダーチャート図：あなたのライフスタイルコントロール度は？

・他者的局面：夫，両親や家族，友人，職場や仕事，社会的つながり
　また，各レベルでの具体的な内容が記述されていることで，次の目標が理解しやすくステップ・バイ・ステップ法も導入していると言える。

ステップ5　実施

1）「ライフスタイルコントロールモニタリングノート」によるセルフモニタリング方法

①使用方法を説明し，現在のライフスタイルのコントロール度を自己評価する。
②自己評価結果をもとにプライバシーを守れる個室での面接を実施する（**看護介入**）。
　レーダーチャート図を使用し，患者自身が認識した自己のライフスタイルに関する感覚を聞く。コントロール度が1〜2と低い項目は，問題の要因とセル

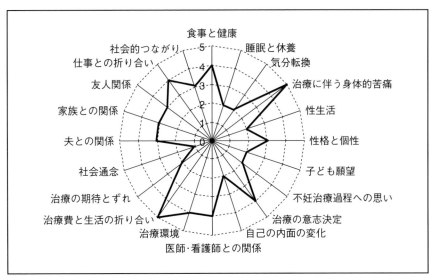

図2 第1回目の自己評価（ライフスタイルコントロール度）（3月4日）

フケアの方策を共に考え，具体策をノートに記録する。コントロール度が高い項目に関しては，自分自身の強み・個性として自分自身が認識できるよう支援する。

③約6か月後再度面接を予定（再評価の時期は，必要に応じて短期間でもよい）。同様に「ライフスタイルコントロールモニタリングノート」を使用して自己評価を行い，その変化した過程を面接によって承認する。または，目標を再設定する。

2）1回目の「ライフスタイルコントロールモニタリングノート」自己評価（3月4日）（図2）と面接結果

「ライフスタイルコントロールモニタリングノート」による自己評価でコントロール度がよいと評価した項目は，『食事と健康』『治療に伴う身体』『治療の自己決定』『治療環境』『治療費と生活の折り合い』『夫との関係』『家族との関係』『友人関係』『仕事との折り合い』であった。その結果，H氏からは，「治療による身体の苦痛や副作用もなく，治療上の問題や課題も理解したうえで，自分で決定できるような医師や看護師との関係もできている。また，経済的問題もなく，仕事との両立ができやすい環境のなかに自分がおり，治療そのものを継続するのに何も問題ないことが再確認できた。夫・家族や友人とも普通に話し合うことができ，なんとなくわかり合っている関係であるが，今はもっと話し合い，自分の気持ちを出すことが必要で，お互いの気持ちを確認したほうがよいですね」との気づきが述べられた。

また，コントロール度が悪いと自己評価した項目は，『睡眠と休養』『気分転換』

『性生活』『社会通念』のストレスと，『子ども願望』『自己の内面の変化』は潜在化しているストレスであった。特に『社会通念』はレベル1であった。それは，「自分には価値がないと思いがちで誰とも話したくない状態になることが多い。妻の役割，嫁の役割を果たしていなく産めない自分を責めてしまう。そして，疲労を感じても休養できない，上手に気分転換ができない，他人の目に神経質になってしまう」ことが語られた。また，「『自己の内面の変化』に目を向ける機会が現在までになく，自己成長を考えることはめったになかったこと，『治療の期待と結果のずれ』では，月経がくるたび，妊娠しない結果だけにとらわれ，治療過程における自分自身の努力をよかったと思うことはなかった」と語った。

しかし，やがてH氏は「自分は，精一杯の努力をしてきたのだから，結果だけをみて自分を責める必要はない。夫や家族と自分の気持ちを抑えないで話し合ってみたい。話し合うと自分も夫も感情が抑えられなくなり，もっと傷ついてしまうのではないか不安だった。しかし，嫁や妻の役割は私のなかの一部であってすべてではない。自分らしい何かをやりとげる生き方について考えたい」と，自己の感情を尊重してもよい，産むこととは子どもに限らなくても，仕事による貢献でも，自分にしかできないことをやりとげることが重要であるとの気づきが語られた。このことは，思春期に形成した「結果追求の自己」から，「過程を尊重できる自己」に変化した瞬間と思われた。

3）H氏が自らノートに記述した具体的な目標
①夫と，「いつかできる子どもがいる将来」ではなく「子どもがいなくてもよい2人の将来」について，自分の感情を抑えないで話し合うことができる。
②本来の自分らしさは，栄養士としての仕事のなかにあった。今までの治療中心の生活から，もう少し，自分の能力を生かせる本来の仕事に力を注ぐことができる。
③過去の治療過程で自分自身の理解があいまいであった部分や，検査や治療の結果と意味を看護師から納得できるまで説明を受け，またその折，十分に伝えていない気持ち・感情（不安，怒り，安心）も表現することができる。
④気分転換をはかれるように，治療周期を4～5か月に長くするよう医師と話し合うことができる。

4）2回目の「ライフスタイルコントロールモニタリングノート」自己評価（10月12日）（図3）と面接結果
H氏のコントロール度は，上記の具体的な目標を達成した結果，大きな変化が認められた（図3）。まずH氏の大きな変化は，『子ども願望』『自己の内面の変化』『社会通念』などのコントロール度が上がり，不妊は自己のアイデンティティに大きくかかわるものではなくなっている点である。実際に，H氏からは次のよ

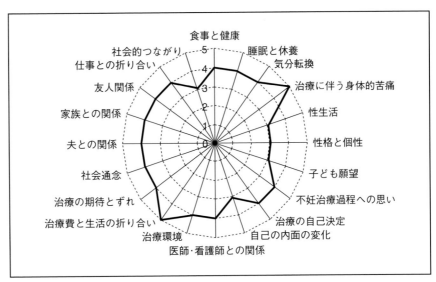

図3 第2回目の自己評価（ライフスタイルコントロール度）（10月12日）

うな言葉が聞かれた。

「子どもを思う気持ちにも変化があり，自分がつくれないと思うから躍起になったのであり，授かるのだと思えば，それは自分がどうこうできるものでないと気づき，大変楽になった。そのような治療に対する考えは，家族中が一致しており，私が治療に一所懸命なので必要ないとも言えずにいたことがわかった。私は弱みを見せたくない，低く見られたくないと思っていたが，人にはいろいろな弱点があっても認めてもらえることがわかった」（基本的信頼感に対する気づき）。

「人より幸せな部分ももっているのも自分でもあり，一人ひとりが違う個性をもっていること，その個性として産める女性もいるし，そうでない女性もいるけれど，それはそれだけのことであるとわかった。そのため，治療の結果としての妊娠・出産だけが目標と思い込むのではなく，治療を継続すること，社会的な仕事にも子育てと同じ価値があると気がつくことができた」（生殖性の課題への気づき）。

「自分の気持ちのコントロールは自分で行うものであるが，精神的にも身体的にもつらい状態を他者にも理解してもらえることが，これほど楽になることだと気がついた」（ストレスの解消方法の気づき）。

「ストレスとは自覚していなかった『今までのなんとなく釈然としなかった治療過程』を，看護師さんの力を借りて改めて整理できたことで，こだわりが明確になり，『なんとなくうまくいかない思い』から『納得できた』に変化できた」（事実の正しい認知）。

その結果，「今までの治療も無駄なことをしていたのではないと思うことがで

き，このノートをこれからも活用して，結果ではなく治療したことが本当によかったのだと思えるようになりたい」と語られた。看護師は，H氏が自分自身をかけがえのない重要な存在であると認識できたこと，その結果，H氏の自尊感情が高まり，確固たる自信をもてる自分自身に至った過程を共に喜び称賛した（**目標の達成**）。

ステップ6　評価・考察

　不妊であることは，生物の本能としての生殖性という発達課題を達成できないことを意味するアイデンティティの危機となる。エリクソンは，「我々の足を地に着けさせ，かつ，自らがどこにおり，何者であり，自分が何にコミットする者であるのかをはっきりと見通すことのできる高みにまで我々の頭を引き上げてくれるものは，結局は，自分自身が誰であるかということに関する純粋な感覚をもつことだけなのである」と述べている（エリクソン1997［2001：158-159］）。不妊という事実で停滞した発達課題は，内面的な同一性と連続性のある自己を認識する過程でしか達成できないと考える。不妊女性のホリスティックな健康をめざした「ライフスタイルコントロールモニタリングノート」でのセルフモニタリング法は，現在の自分自身の強みを生かしながら自己コントロールへの支援の過程が，課題達成に効果的であったと評価する。

おわりに

　不妊治療の対象は女性だけでなく男性や家族も対象である。現基準は，女性のみが対象でありコントロールレベルの幅が狭いことなど使いにくい点もあり，改良の必要性がある。筆者らは現在，さらに信頼性のある不妊夫婦特有のライフスタイルコントロール度評価尺度を開発中である。また，ピア・ラーニングの重要性から，不妊夫婦のためのストレスマネジメント教室を開催し，その効果を研究している。それらの研究結果を今後，確立されたツールとして活用することで，不妊治療から生じる問題を自ら整理できセルフコントロールできるための行動変容プログラムとなると考えている。

　本事例展開は，北里大学病院家族計画外来，助産師・遊佐浩子，エンブリオロジスト・中村水緒の協力で行った。

文献
・エリクソン，E.H., エリクソン，J.M.(1997) 著，村瀬孝雄・近藤邦夫訳：ライフサイクル，その完結．増補版．みすず書房．
・本宮輝薫（1995）健康度のホリスティックな把握と評価［園田恭一・川田智恵子編（1995）健康観の転換．東京大学出版会．pp.31-50.］
・日本生殖医学会編（2017）：生殖医療の必修知識2017．日本生殖医学会．

CASE 8　EASE（イーズ）プログラム® ver.3.1によりリハビリテーションを始めた糖尿病性腎症のI氏

活用する技法　生きがい連結法，セルフモニタリング法

サマリー

40歳代で糖尿病の合併症により下肢壊疽になり，さらに血液透析導入になったI氏。EASEプログラムによる介入により，今まで看護師には明かさなかった気持ちが明らかになり，それが内発的動機になった。その後，看護師もI氏の気持ちを支える関わりを行った結果，リハビリテーションに積極的に取り組むようになったI氏を紹介する。

事例紹介

■**I氏**：40歳代，男性，無職，元長距離トラック運転手。診断名；糖尿病（20歳代で指摘される），糖尿病性腎症。既往歴；4年前に靴擦れが原因で左第3～5足趾に皮膚潰瘍を形成し，その後3趾とも壊疽になる。その後，保存療法を行うが潰瘍は改善せず，左第3趾～5趾は中足骨レベルまで壊疽となる。左下肢壊疽部は感染も併発し，2年前に左下腿遠位部3分の1のレベルで切断術を行った。腎機能も3年前から徐々に低下し，1年前に血液透析導入となる。ドライウエイト98.0 kg。

■**生活背景**：両親と甥との4人暮らし。透析は週3回，4時間/回行っている。65歳未満ではあるが，糖尿病性腎症のため特定疾病に該当し，下肢切断のため介護が必要であるので，現在はデイサービスに週1回通所中。通院や日常生活に関することはすべて母親が行っていた。2年前まで1日60本，20年間喫煙していた。

■**性格**：あまり自分から積極的に話をするタイプではなく，看護師が話しかけても簡単な返事をするだけのことが多かった。セルフマネジメントに関しては意欲的ではなく，20年くらい前に糖尿病を指摘された後も，しばらくは受診していなかった。また，足趾皮膚潰瘍ができた後も喫煙は止められず，下肢切断を行ってから禁煙に取り組んでいる。また，透析に対しても拒否的で，腎機能の低下を指摘されて，透析の必要性を説明されても「透析ではなく薬で治せないのか」と何度も言っていた。

■**プログラム開始前の状況**：リハビリテーションに対する状況；I氏は，左下肢が義足であったため，2年前からデイサービスで歩行訓練やリハビリテーション

を勧められていたが，ほとんど行っていなかった。デイサービスに行っても，他の人が行うリハビリを見ているだけで，自分で取り組むことはなかった。I氏の体重は100kg近いため，介護を行っている母親も，腰痛を訴え疲労がたまっているようであった。しかし，I氏のリハビリに対する意欲はなかなかわからず，看護師も困っていた。

アセスメントと看護問題：看護師は，I氏がリハビリに対する意欲がわかない理由のアセスメントと，それに応じた介入が必要と考え，EASEプログラムによる介入を行うこととした。

ステップ1　医療内容の妥当性を含めたアセスメント

今回，I氏にEASEプログラムを行うにあたり，看護師は透析室内でチームを組むことにした。チーム全員による勉強会を開催し，テキストを見ながらステップ1〜6のアクションプランを確認した。その際に，各ステップの目的について，特に振り返りチーム内での共通理解を行った。役割分担は，主にEASEプログラムを行う看護師はプライマリーケアの看護師1名と他の2名の合計3名として，他の看護師は受け持ちとして担当したときに，声をかけたり励ますようにした。

まず，ステップ1の目的は，プログラムを進めるにあたり，まずは対象者に行われている医療的対処の内容が妥当かどうかを確認し，そして対象者の心理・身体的な準備状態を情報収集しアセスメントすることである。看護師はこの目的を意識しながら，I氏の気持ちを確認しつつステップ1のアクションプランに沿って行うことにした。

ステップ1-1：医療的対処内容の確認

「ステップ1-1：医療的対処内容の確認」では，I氏がリハビリに意欲がわかない原因として，リハビリの強度がI氏にとって適正なのかの確認をした。デイケアでは理学療法士がいてリハビリメニューを組んでいるが，その理学療法士に確認して透析室でもできるリハビリメニューを組んでいた。内容は，ベッド上で大腿を左右に動かす運動と，義足をつけて歩く練習であった。

今までは，I氏にこの2種類のリハビリをとりあえず勧めていたが，改めてI氏にこのリハビリメニューの強度について確認した。すると，I氏の答えは「太ももを動かすことはできるけど，義足で歩くのは難しいよ。1歩でも2歩でもいいからって言われてるけど，まずは立つことからだと思うけどねぇ」というものであった。看護師は今まで漫然と既成のリハビリメニューを勧めていたことを反省し，改めて自分たちが行っている医療的対処内容の確認をすることの大切さに気がついた。そこで，義足をつけて歩くという医療的対処内容はI氏にとって，実は妥当ではなく，まずは立位になることから始めた方がよいことがわかった。

ステップ1-2：エンゲージメント（関わり・契約）の準備の確認

　ステップ1-1で，まずは義足をつけて立位になる練習から始めた方がよいというI氏の意思が確認できたので，看護師は改めて「やっぱりI氏にEASEプログラムによる介入を行ってみよう」という意欲がわいてきた。そこで，I氏にEASEプログラムによる介入を行ってよいか確認を行うことにした。以下，プライマリーケア看護師とI氏の会話である。

＜プライマリーケア看護師とI氏との会話＞

N（看護師）：EASEプログラムという自己管理をしやすくする方法があるので，一緒にやってみませんか？

I（I氏）：やだな，なんかやらされんのか？

N：いいえ，今までIさんへのリハビリが合っていなかったことがわかったので，改めてIさんに合ったリハビリを一緒にやろうと思っているんです。

I：リハビリの内容が変わったってやる気にはなんないよ。面倒くさいからね。

N：いえ，このEASEプログラムは私たちも勉強途中なので，Iさんと一緒にやってみて，いろいろ感想を聞きたいんですよ。こんな風に進めるんです（「EASE（イーズ）プログラム® ver.3.1説明書」(99ページ，図2-4参照)をI氏に見せながら，EASEプログラムについて説明）。

I：へぇー，ただ，食ったもんとか，運動したことを書くだけじゃなく，何のためにやるかを考えながらやっていくんだな。今までみたいに，ただ「やって書け」ってのは，つまんなくて腹が立つんだよ。それと，ナースさんも勉強中って？　んじゃぁ，ちょっと協力するかな。でも，あんまり大変なことはできないからな！

N：はい，ありがとうございます。一緒に頑張りましょう！

　以上のように，渋々ではあるもののI氏はEASEプログラムによる介入について承諾してくれた。これは，EASEプログラムの手順や意義について文書を使って説明したことで，I氏はEASEプログラムの意図や進行の見通しがついたため，協力を承諾したと思われる。また，看護師も勉強中であるため，一緒に協力してほしいということを正直に伝えたことで，I氏の気持ちを動かしたものと考えられる。

ステップ1-3：疾患やセルフマネジメントについての知識や考え方の確認

　疾患やセルフマネジメントについての知識や考え方の確認をしたかったが，ステップ1-2の時点で，I氏がすでに面倒くさそうにしていたために，今回はこれ以上確認することは控えるようにした。ただ，今までのI氏との会話から，疾患

やセルフマネジメントについての知識はあると判断した。セルフマネジメントの考え方については，あまり積極的ではないと判断した。

ステップ 1-4：身体的能力の確認

「身体的能力の確認」は，先ほどのⅠ氏との会話でリハビリメニューの難度を下げれば，身体能力的にはリハビリが可能であると判断した。また，やや小さい文字は見えにくいなどの視力障害は軽度あるものの，字を大きくするなどの工夫をすれば，記録物の読み書きは可能であると判断した。

ステップ2　困難事の明確化と解決意義の確認

ステップ2の目的は，対象者が認識している療養上の問題と，それを解決する意義を明確にすることであり，対象者の生きがいとセルフマネジメントを行う意義を結びつける段階である。

ステップ 2-1：生きがいの明確化
ステップ 2-2：困難事とキュー cue（きっかけ）の明確化
ステップ 2-3：生きがいと困難事の連結

ステップ2では，各ステップ順に看護師とⅠ氏が会話をしたわけではなく，Ⅰ氏の話の流れに合わせて看護師も話をした。そのため，以下にステップ 2-1～2-3 に該当する会話をまとめて紹介する。

ステップ2では，対象者の生きがいを明らかにするのだが，看護師は正直なところ，Ⅰ氏は普段から何事にも否定的であるため，生きがいを聞くのはちょっと気後れしていた。しかし，看護師は EASE プログラムの「こんな風に話してみよう」を読み，声に出してつぶやいてみた。すると，勇気がわいてきてⅠ氏に話が聞けそうな気がしてきた。以下，看護師とⅠ氏の会話である。

＜看護師とⅠ氏の会話＞

N：このステップ2は，Ⅰさんの生きがいを伺い，自己管理をしていく意味を一緒に見つけていく段階なんです。そのため，ちょっと立ち入ったことを伺いますが，Ⅰさんにとって，生きがいって何ですか？　私たち看護師は，もっとⅠさんのことを知りたいと思っているんです。Ⅰさんが大切にしていることを伺って，看護師も一緒に喜んだり悲しんだりしたいんです。だからⅠさんが大切にしていることについて，是非教えてほしいと思っているんです。

Ⅰ：何だよ，いきなり生きがいって，そんなもん透析やってる人間にはないに決まってるだろ。

N：あー，ごめんなさい。単なる好奇心じゃないんです。人は，何かやらなければいけないことがあったとき，それを何のためにやるのかを結びつけて考えると，意欲がわいてくるんです。だから，Ｉさんの生きがいについて伺ったんです。

Ｉ：なんだって，やらなきゃいけないことって，リハビリだろ。透析室でも言われているし，デイケアでもやれやれって言われているんだよ。俺は指示されんのが嫌いなんだよ。それに，生きがいなんてないっていってんだろ。

Ｎ：すごい！　Ｉさん，リハビリはやらなきゃいけないことっていう，認識はあるんですね！

Ｉ：当たり前だろ，まだ40代なのに，こんな動けない身体じゃ情けないだろ。

　ここからしばらく，看護師はリハビリの必要性を認識しているＩ氏を称讃した。さらに，看護師は，Ｉ氏が大切にしていることや生きがいを聴き，それと，やらなければいけないのになかなかできない困難事を結びつけて，Ｉ氏の困難事の解決に一緒に取り組みたいということを再度説明した。その際，Ｉ氏に看護師が聴こうとしていることの意義が十分伝わるように，きちんと目を見ながら熱意をもって説明を行った。

　また，「ステップ2-2：困難事とキュー cue（きっかけ）の明確化」のために，会話の途中で「Ｉ氏は，自分のどのようなことを変えたいと思っていますか？」と尋ねたり，「ステップ2-3：生きがいと困難事の連結」のために「Ｉ氏が大切にしたいことを達成するためには何をすればよいですか？」などと聴いたりした。はじめ，Ｉ氏は面倒くさそうだったが，看護師の熱心さを徐々に理解し，自分のことを語り始めた。そして，Ｉ氏はボソッと，次のように語ってくれた。

Ｉ：トイレに行くたびに，お袋がいつも肩を貸してくれんだけど，だんだん小さくなってきてね。俺もいつまでも，お袋に面倒かけてちゃいけないなって思っているんだよ。だから，お袋にこれ以上迷惑をかけないためにも，リハビリをやんなきゃって思ってるよ。

　看護師はこのようなＩ氏の胸の内を明かされたのは，初めてだったので少し驚いたが，Ｉ氏の母親に対する思いを知り，心を動かされた。それから，「EASE（イーズ）プログラム® ver.3.1説明書」（99ページ，図2-4参照）の「2. 生きがいと困難事を明確にしましょう」の「3）生きがいと困難事を結びつけると…」の項に，Ｉ氏の言葉をそのまま使って「お袋にこれ以上迷惑をかけないためにも，リハビリをやる」と書いた（図1）。これをＩ氏に見せて確認したところ，「これでいい」という返事をもらうことができた。

EASE（イーズ）プログラム® ver. 3.1 説明書

EASEプログラムというのは，みなさんが"やればできるのに，わかっていてもできない"と思っていること（例えば水分管理や塩分制限等の食事管理）を達成するのに有効なプログラムです。

★こんな場面はありませんか？
- 目標が大きすぎて，達成できる気がしない。
- 悪いと思っていてもつい水を飲みすぎてしまう。
- 知らないうちに体重が増えてしまい，原因が思いあたらない。

> このような時にEASEプログラムが有効です

★EASEプログラムは次のような手順で進みます。

ステップ1：病気についての思い
　1）ご自分の病気をどう思われますか。
　　（　　　　　　　　　　　　　　　　　　　　　　　　　　　　　　）
　2）自己管理についてどのようにお考えですか。
　　（　　　　　　　　　　　　　　　　　　　　　　　　　　　　　　）

> ステップ1について，この時点でI氏がすでに面倒くさそうにしていたため，これ以上確認しなかった。そのため今回は空欄とする。

ステップ2：生きがいと困難事を明確にしましょう。
　1）あなたの生きがいは何ですか。
　　（お袋にこれ以上迷惑をかけない　　　　　　　　　　　　　　　　）
　2）あなたが今困っていることは何ですか。
　　（トイレに行くたびにお袋がいつも肩を貸してくれるけど，だんだん小さくなってきている　）
　3）a. 困難事が解決できたら，b. どのようなメリットがありますか？
　　　c. それは，ご自分の生きがいとどのようにつながりますか？
　　　　例：a. 早く寝ると，b. 頭がクリアになり，c. 仕事がしっかりできる。
　　　　　　a. 塩分制限をすると，b. 体調がよくなり，c. 子どもの成長が確認できる。
　　（a. 自分でトイレに行くと，b. お袋が苦労しなくてすむ，
　　　c. リハビリをやって，お袋にこれ以上迷惑をかけないようにする　）

ステップ3：目標を設定しましょう。
　1）どのようなことならできそうですか。目標は？
　　（1. 透析日に，ベッド上で大腿を左右に動かす運動を片方30回ずつ両方行う　）
　　（2. 週3回の透析日に，義足をつけてつかまり立ちを20回行う　　　　　　　）

　2）この目標を達成するのに，自信はどの位ありますか？
　「全くない」を1，「とってもある」を10とすると，いくつでしょう？
　　　自信度：＿＿10＿＿
　　　自信度が6以下の人は，もう一度できそうな目標をたててみましょう!!
　　（　　　　　　　　　　　　　　　　　　　　　　　　　　　　　　）

ステップ4：EASEプログラムの技法を選びましょう。
　　（生きがい連結法　セルフモニタリング法）
ステップ5：選択した技法を実施する。
　　実施中，定期的に看護者と面接し，実施状況の確認・目標の再設定などを行いましょう。
ステップ6：実施期間後，目標が達成できたかどうかを確認します。

図1　I氏のEASE（イーズ）プログラム® ver. 3.1

ステップ3　行動目標の設定と自己効力感の確認

　ステップ3は，ステップ2で明らかになった対象者の困難事を解決するために，自己効力感が高まるような具体的な目標について，対象者と医療者が共同で設定する段階であるため，I氏とリハビリについて検討した。

ステップ3-1：行動目標の決定

　看護師は「まず，始められそうなことは何ですか？」と尋ねたところ，ステップ1でも語っていた，ベッド上で大腿を左右に動かす運動と，義足をつけてつかまり立ちをする練習とのことであった。

　そこで，行動目標設定時の留意点（78ページ，表2-3参照）の④測定可能であること，⑤ダブルバーレルにならないこと，⑧目標達成日を決めることに留意して，次の仮の目標を2か月間継続することとして設定した。

　（1）透析日に，ベッド上で大腿を左右に動かす運動を片方30回ずつ両方行う。
　（2）透析日に，義足をつけてつかまり立ちを20回行う。

ステップ3-2：自己効力感の確認

　ステップ3-1で設定した仮の目標に対して，「この目標を達成するのにどのくらい自信がありますか？　全くないを1，とってもあるを10とすると，いくつでしょうか？」と尋ねたところ，I氏は10だと答えた。そのため，ステップ3-1で設定した目標を，正式な行動目標とした。

ステップ3-3：影響要因の調整

　看護師が「その行動を実施するために誰かの協力が必要ですか？」と尋ねたところ，「いらない」と答えたため，影響要因の調整は特に行わないことにした。

　再度，I氏に「EASE（イーズ）プログラム® ver.3.1説明書」の資料を見せたところ，「これでよし」との返事が返ってきたため，コピーをしてI氏に渡し，看護師の方でもI氏の看護記録に追加した（図1）。

ステップ4　技法の選択

　EASEプログラムのステップ4の目的は，行動目標を達成するためにプログラムのうち，対象者の今までの行動パターンなどからどの技法を活用するかの選択を行い，各技法の必要項目を決定するなど，対象者の行動目標にそった調整を行うことである。ここでも看護師は，I氏の気持ちを確認しながら各ステップに沿って行った。

ステップ4-1：各技法の説明

　まず看護師は「EASEプログラムの各技法について（資料）」をI氏に見せながら，各技法の説明をしようとした。すると，I氏からは，「いちいち聞くのは面倒

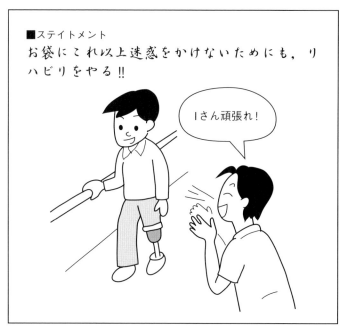

図2 看護師がI氏に渡した生きがい連結法の「ステイトメント」

だから,そっちで決めてくれ」と言われた。そこで,看護師はI氏の母親への思いを生かすことにつながるような技法を選択した。

ステップ4-2：技法の選択

看護師はI氏の母親に対する孝行心を生かすために,迷わず生きがい連結法をまず設定した。次に,実施度を客観的に認識するためセルフモニタリング法を使うことにした。

看護師は,I氏に各技法を選んだ理由を説明し,その技法の特徴も説明した。I氏もこの2技法を活用することで了承した。

ステップ4-3：各技法に合わせた項目の設定

生きがい連結法に関しては,「お袋にこれ以上迷惑をかけないためにも,リハビリをやる」というステイトメントにイラストを入れて,I氏に渡した（図2）。I氏は,あまり他の人にも目につくところに貼ることをいやがったため,I氏が持っている手帳に貼ることにした。

セルフモニタリング法では,ステップ3-1：行動目標の決定で決めた2つの目標に関する観察項目を設定した。

「(1) 透析日に,ベッド上で大腿を左右に動かす運動を片方30回ずつ両方行う」に関しては,実施後のメリットとして達成感が高まるということだったので,「達成感」を観察項目に入れた。また,「(2) 透析日に,義足をつけてつかまり立ちを

20回行う」に関しては，実施後のメリットとよりも今は不安の方が強いということだったので，「不安感」を観察項目に入れた（図3）。

ステップ5　実施

ステップ5では，セルフモニタリング法やステップ・バイ・ステップ法などの技法を使い，対象者が行動目標を継続実施できるように支援を行うことが目的となる。

　　ステップ5-1：実施状況の確認
　　ステップ5-2：技法の特徴と行動を関連づけたフィードバックを行う
　　ステップ5-3：自己効力感低下の確認

ステップ5では2か月間の実施期間中に，ステップ5-1から5-3まで，継続的に行ったので，以下にまとめて報告する（図4）。

　目標1に関しては，当初30回の実施は難しかったが継続はできていたため，達成できていないことには触れないようにして，継続して取り組んでいることを認めるようにした。すると，I氏は「ナースさんは，褒め方が上手だね。30回はできていないけど，続けて頑張ってるね，なんて言われると，こっちもやる気になるよ」と答え，自己効力感の向上が見られた。最後の2週間は達成率が100％になり，I氏の達成感も高まっていた。

　目標2に関しては，不安感とふらつきによりはじめは5回くらいしかできなかった。しかし，生きがい連結法のステイトメントを定期的に確認し，さらに「お母さんのためにも頑張りましょう！」と看護師が手を握って力強く話すと，I氏も大きくうなずき意を新たにしているようであった。目標2については，目標1の達成度の高まりと並行して，実施率の向上がみられるようになった。目標2も最後の3週間は100％実施することができた。

　達成率が高まるにつれ，I氏の体調もよくなっていったため，これに関してもフィードバックを行い，行動変容によるメリットを伝えるようにした。

　I氏の生きがい連結法のステイトメントは主な担当の3名が週に1回確認を行った。セルフモニタリング表のコメントもこの3名が行った。他のスタッフは「Iさん，目標立てて頑張ってるんだってね」などの声かけをして，I氏の努力を認めるようにした。

　途中で目標が高すぎないか「この目標でこれからも続けられそうですか？」と確認したが，I氏は目標変更しなくてよいと答え，最後まで変更は行わなかった。

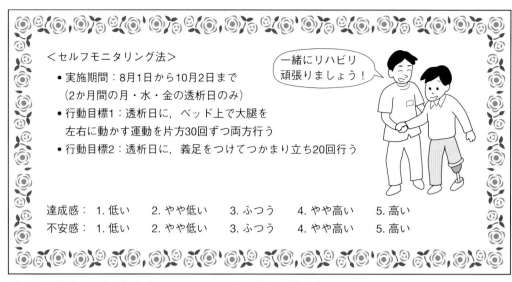

図3　看護師がⅠ氏に渡したセルフモニタリング法の説明書

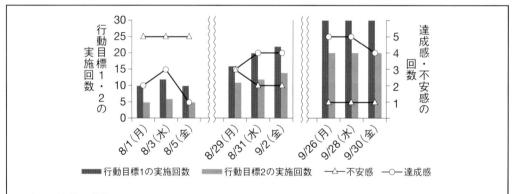

図4　Ⅰ氏のEASEプログラムの結果

ステップ6　評価・考察

最後のステップでは，EASEプログラムを実施した結果をふまえて，行動目標の実施度合いや目標達成について確認評価を行い，今後の方針を決めることを目的としている。

ステップ 6-1：結果を正しく評価する

今までのⅠ氏とは，打って変わって積極的にリハビリに取り組むようになり，最終的には，行動目標 1, 2 とも 100％達成することができた。

ステップ 6-2：対象者と共に EASE プログラム活用の評価を行う

高い達成率をクリアすることができたため，看護師がⅠ氏に「ご自分の結果をどのように思われますか」と聞いたところ，「まあ，こんなもんかな」という返事であったが，表情は満足げであった。また，「Ⅰさんにとって，このステイトメントはどのような意義がありましたか」と生きがい連結法について聞いたところ，「大切なことについて聞かれたから，子どもとして当然のことを答えただけだよ」と，すました答えが返ってきた。しかし，Ⅰ氏の手帳のステイトメントを貼ったページは，何度もめくられたため反り返っており，何度も繰り返し確認したことがうかがわれた。普段はあまり，自分の気持ちを表現しないⅠ氏であるが，そのページの反り返りが，Ⅰ氏が自分の意思を確認し，リハビリへの決意を新たにしてきた思いの表れであるかのようであった。

ステップ 6-3：今後の方針を決める

「EASE プログラムを行ってみてどうでしたか？」と看護師が尋ねたところ，「まあ，よかったかもね」と笑顔でⅠ氏が答えた。Ⅰ氏の母親も透析の送迎の際に，「息子がリハビリを始めるようになって，本当によかった」と看護師に話してくれており，母親も EASE プログラムによる介入の効果を実感しているようであった。

とりあえず，今回は 2 か月で一区切りとしたが，Ⅰ氏は義足歩行への意欲も見せており，時期を見て再度 EASE プログラムによるリハビリ訓練を開始する予定である。

おわりに

今回は，EASE プログラムに沿って，Ⅰ氏の生きがいや大切にしていることを聴いたところ，Ⅰ氏は自分の内なる気持ちを語ってくれた。透析患者には週 3 回という高頻度で会っていても，患者が大切にしていることや生きがいについて聞いたことがある看護師は少ないようである。EASE プログラムでは，ステップ 2 で，生きがいを聴くよう手順として組み込まれているので，忘れずに，しかも必要性も説明しながら，患者に尋ねることができる。しかしその際，今回Ⅰ氏に関わった看護師のように，生きがいについて聞く理由と，問題解決に一緒に取り組みたいということを熱心に伝えることを忘れてはならない。

患者が変わることを看護師が信じていなければ，患者が変わることはないと言ってよいだろう。患者が変わることを信じて，EASE プログラムを活用しながら行動変容を支援することは，患者・看護師の両者にとって，成長をもたらすと言えよう。

索引

数字・欧文

1	1日体重増加率	130
2	2型糖尿病	175
A	AD（アトピー性皮膚炎）	160
	ART（生殖補助医療）	198
	assertion	114
	assertion training 法	114
B	Bandura	34
	Becker	26
C	CBT（認知行動療法）	56
	――の基本的枠組みと技法	59
	――の特徴と看護に活用する利点	60
	――を慢性疾患看護に応用するの時の留意点	60
	Cox	27
D	DRDT（非機能的思考記録票）	147
	DW（ドライウエイト）	122
E	EASE（イーズ）プログラム®	63
	EASE（イーズ）プログラム®ver. 3.1	63, 211
	――，ステップ1	69
	――，ステップ2	72
	――，ステップ3	77
	――，ステップ4	82
	――，ステップ5	88
	――，ステップ6	92
	――，成功の秘訣	96
	――説明書	99, 216
	――のアクションプラン	69
	――の特長	64
	――ワークシート	101
H	HPM（ヘルス・プロモーション・モデル，ペンダーによる）	30
I	IMCHB（クライアントの保健行動相互作用モデル，コックスによる）	27
	――の特徴	30
	itch-scratch-cycle	162
	IVF-ET（体外受精-胚移植）	198
N	nature	6
	Nature or Nurture	6
	nurture	6
P	PCOS（多嚢胞性卵巣症候群）	198
	peer learning 法	106
	Pender	30
	PLC（プロフェッショナル・ラーニング・クライメイト）	68
R	reframing	107
	relaxation	117
	Rosenstock	26
S	self-care	2, 4
	self-contract 法	113
	self-evaluation	114
	self-management	2, 4
	self-monitoring	114
	self-monitoring 法	103
	self-reinforcement	114
	step by step 法	105
	stress-scratch-cycle	162
	SUD（主観的な不安の強さ）	41
T	teaching therapy	57

和文

あ	アイデンティティ	
	――の混乱状態	200
	――の危機	210
	アウトカム要素	29
	アクションプラン	67, 69
	アサーション	114
	アトピー性皮膚炎	160
	――患者の掻破行動	160
い	イーズ（EASE）プログラム	63
	胃がん	146, 154
	生きがい	76, 215
	生きがいと困難事の連結	76
	生きがいの明確化	73
	生きがい連結法	85, 110, 175, 181, 211, 218
	医行為	10
	意思決定コントロール	29
	一般性	37
	一般性自己効力感	41
	遺伝子	6
	医療者の要素	28, 29
	医療的対処内容の確認	70
	医療内容の妥当性を含めたアセスメント	69
う	氏	6
	氏か育ちか	6
	生まれつき	6
え	影響要因の調整	81
	エクスポージャー	58
	エネルギー	191
	エリクソン	210
	エンゲージメント（関わり・契約）への準備の確認，EASEプログラム	70
	塩分	191
	――制限	194
お	大きさ，自己効力感の次元	36
	オペラント行動	9
	オペラント条件づけ	109
か	各技法に合わせた項目の設定，EASEプログラム	84

各技法の説明，EASE プログラム		83
下肢壊疽		211
過食		154
がん患者のストレス緩和と自己効力感支援		146
環境調整		81
看護者		6, 7
看護における行為		10
患者教育		25
患者の要素		28, 29
感情的支援		28, 29
感情的反応		28, 29
き	技法の選択，EASE プログラム	82, 83
	技法の特徴と行動を関連づけたフィードバックを行う，EASE プログラム	89
	基本的信頼感に対する気づき	209
	強化子	109, 113
	教授法	57
	拒食	154
く	クライアントの保健行動相互作用モデル	27
	――の特徴	30
け	ケア	3
	系統的脱感作法	117
	結果要因	34
	結果予期	34
	結果を正しく評価する	92
	血糖コントロール	188
	減塩指導	194
	減塩時の食事内容	196
	言語的説得	37, 40
	減量	175
こ	行為	9, 10
	――，看護における	10
	高血圧	191
	行動	9
	――と心	21
	――のアウトカム	31
	行動強化法	86, **109**, 122, 175, 181
	行動遂行度	41
	行動特有の認知と感情	31
	行動目標	
	――設定時の留意点	78
	――の決定	77
	行動目標達成度	141
	行動目標の設定と自己効力感の確認，EASE プログラム	77
	効力への信念	35
	効力予期	35
	呼吸法	117
	コクラン・ライブラリー	19
	心	21

心でっかち		23
個人調整		81
個人特性と経験		31
コックス		27
今後の方針を決める		95
困難事		215
困難事とキュー cue（きっかけ）の明確化，EASE プログラム		74
困難事の明確化と解決意義の確認，EASE プログラム		72
し	自己概念の混乱状態	200
	自己監視	114
	自己管理日誌	140
	自己強化	114, 182
	自己教示	182
	自己契約法	113
	自己効力感	34, 35, 41, 59
	――が行動に及ぼす影響	40
	――とストレス管理	44
	――とセルフマネジメント	46
	――の3つの次元	36
	――の確認	80
	――の変動と行動変容	41
	――を高める方法	49
	自己効力感低下の確認，EASE プログラム	91
	自己評価	114
	事実の正しい認知	209
	疾患やセルフマネジメントについての知識や考え方の確認，EASE プログラム	71
	実施，EASE プログラム	88
	実施状況の確認	88
	自動的思考	147
	社会的学習理論	34
	習慣拮抗法	**111**, 133
	週間自己評価表	179
	主張訓練法	114, 133, 160, 175, 182
	情動的喚起	37, 40
	情動的側面	43
	食事日記	177, 185
	自律訓練法	117
	――の非適応症と禁忌症	117
	心筋梗塞	191
	――患者のエネルギー・塩分摂取量の調整	191
	身体的能力の確認	72
	心理療法	165, 166
す	遂行可能感	35
	遂行行動の達成	37, 38
	水準，自己効力感の次元	36
	水分管理	122, 133
	スキンケア	169

スキンケアパンフレット		170
ステイトメント		85, 111, 218
ステップ・バイ・ステップ法		86, **105**, 133, 138, 175, 181, 191, 194
ステップ1（EASEプログラム）		69
ステップ2（EASEプログラム）		72
ステップ3（EASEプログラム）		77
ステップ4（EASEプログラム）		82
ステップ5（EASEプログラム）		88
ステップ6（EASEプログラム）		92
ストレス		44
——の解消方法の気づき		209
ストレス管理		44
ストレス反応		44
スマート・ライフ・プロジェクト		20
せ	生活活動日記	178, 186
	生活習慣調査	176
	生活習慣病	20
	成功体験	168
	生殖性の課題への気づき	209
	生殖補助医療	198
	成人病	20
	性役割の混乱	198
	摂食障害	154
	セルフケア	2, 4
	——とセルフマネジメントの相違	4
	セルフコントラクト法	**113**, 122
	セルフマネジメント	2, 4
	——支援	25
	セルフマネジメント行動	
	——が影響する疾患	15
	——が必要とされる理由	15
	——に関連する研究	18
	——の実施率	17
	——，不健康な	14
	——を支援する意義	14
	——を支援するための保健行動モデル	25
	セルフモニタリングノート	155
	セルフモニタリング法	85, **103**, 122, 133, 139, 146, 175, 181, 191, 211
	先行要因	34
	漸進的筋弛緩法	117
	選択的側面	43
	専門的・技術的能力	29
そ	早期胃がん	146, 154
	搔破行動	160
	——改善へのプログラム	165
	——への看護介入記録	163
	育ち	6, 7
た	体外受精-胚移植	198
	体重減少	188
	体重日記	182
	対象者と共にEASEプログラム活用の評価を行う	93
	対処行動	44
	代理体験	182
	代理的経験	37, 39
	達成感	38
	多囊胞性卵巣症候群	198
	ダブルバーレル	78
つ	強さ，自己効力感の次元	36
ど	動機づけ的側面	43
	透析間の体重増加	122
	糖尿病	175
	——における減量	175
	糖尿病性腎症	211
	——のリハビリテーション	211
	特定行為	10
	ドライウエイト	122
な	内潜モデリング	39
	内的動機づけ	28, 29
に	認知	57
	認知行動療法	56
	——の基本的枠組みと技法	59
	——の特徴と看護に活用する利点	60
	——を慢性疾患看護に応用するの時の留意点	60
	認知的側面	43
	認知的知覚要因	30
	認知的評価	28, 29
	認知要因	34
は	背景変数	28
	場面特異的自己効力感	40
	バンデューラ	34
ひ	ピア・ラーニング法	86, **106**, 175, 182
	非機能的思考記録票	147
	評価・考察，EASEプログラム	92
	ビリーフ	200
ふ	腹式呼吸	117
	不健康なセルフマネジメント行動	14
	不合理な自動的思考	147
	不合理な信念	200
	不妊	198
	ブリンクマン指数	15
	プロフェッショナル・ラーニング・クライメイト	68
へ	平均在院日数	15
	——の年次推移	16
	ベッカー	26
	ヘルス・プロモーション・モデル	30
	変換要因	30
	ペンダー	30
	——のヘルス・プロモーション・モデル	30

ほ	保健行動相互作用モデル		27	ライフスタイルコントロールモニタリングノート	201, 202
	保健行動モデル		26	ラフターヨーガ	21
	──の臨床での活用法		31	**り** リハビリテーション，糖尿病性腎症の	211
	保健情報		28, 29	リフレーミング **107**, 146, 168, 175, 181	
	保健信念モデル		26	リプロダクティブヘルスモデル	201
	補助内容調整		81	リラクセーション **117**, 160	
ま	マグニチュード		36	リラクセーション技法	117
	マネジメント		3	臨床動作法	166
	慢性腎不全		122, 133	──の例	167
め	面接カード		166, 168	**れ** レーダーチャート	201
も	目標の達成		210	レスポンデント行動	9
	モデリング		182	**ろ** ローゼンストック	26
よ	予期機能		34	**わ** 笑いヨーガ	21
ら	ライフスタイルコントロール度		207, 209		

■EASE（イーズ）プログラム®の便利なツール

1.「Step 2 生きがいと困難事の連結」と「生きがい連結法」をインターネットでサポート！

　インターネットで腎臓病について学ぶことができる「腎臓ケアeラーニング講座」*のサイトでは，「セルフEASE（イーズ）プログラム」が利用できるようになっています。とくに，「生きがい連結法」のサイトでは，「1. 生きがい」「2. やるべき自己管理」，この1と2を結びつけた「3. 生きがいと困難事を結びつけるとどうなりますか？」を36種類のイラストとともに選択肢が紹介してあります（図1, 2）。生きがいについて急に聞かれても困る人もいらっしゃいますが，このサイトを活用していただくと，答えやすくなります（岡ら2019）。「Step 2 生きがいと困難事の連結」でも活用できます。

*「腎臓ケアeラーニング講座」ver. 6（代表：高橋さつき）
　http://plaza.umin.ac.jp/~jin/index.html

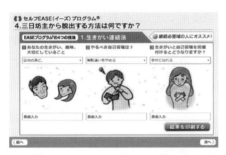

図1　「セルフEASE（イーズ）プログラム」の「生きがい連結法」のサイト
http://plaza.umin.ac.jp/~jin/12ease04_01_2.html

図2　「セルフEASE（イーズ）プログラム」の「生きがい連結法」のサイトのQRコード

2.「Step 4 技法の選択」の「セルフモニタリング法」をインターネットでサポート！

　上述のインターネットで腎臓病について学ぶことができる「腎臓ケアeラーニング講座」の「セルフEASE（イーズ）プログラム」のサイトでは，「Step 4 技法の選択」の「セルフモニタリング法」のテンプレートが利用できるようになっています（図3, 4）。毎日，行動目標を記録するタイプのテンプレートはもちろん，1週間に1回記録するタイプのテンプレートもアップしてあります。ダウンロードして，カスタマイズもできますので，対象者の方に合わせてご利用ください。グラフも簡単に作成できます。

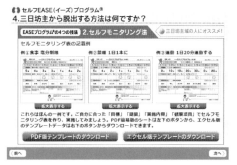

図3 セルフEASE（イーズ）プログラム」の「セルフモニタリング法」のテンプレートサイト

http://plaza.umin.ac.jp/~jin/12ease04_02_2.html

図4 「セルフEASE（イーズ）プログラム」の「セルフモニタリング法」のテンプレートサイトのQRコード

3. EASE（イーズ）プログラム® のオンライン研修

　EASE（イーズ）プログラム®【初級研修】をオンラインで学ぶことができるサイトを，2020年6月にインターネット上に開設しました**。学習後にはEASE（イーズ）プログラム®【初級検定】を受検できて，合格すると【初級認定証】が発行されます。EASEプログラムを自信をもって活用したい方，患者教育についてオンライン授業を行いたい方は，是非のぞいてみてください。受講はすべて無料です。

**岡研究室ホームページ，EASE（イーズ）プログラム®【初級研修】について
　https://oka.dept.health.gunma-u.ac.jp/newindex.html#kensyu

引用文献

・岡美智代, 高橋さつき, 塚本明美（2019）命をはぐくむEASEプログラム．日本保健医療行動科学会雑誌，34（1）：33-40．

（2021年1月，第2刷にて追加）

4.「Step 2 生きがいと困難事の連結」の「生きがい連結法」の選択肢をカードにしてみよう！

1.「Step 2 生きがいと困難事の連結」と「生きがい連結法」をインターネットでサポート！」で紹介した,「1. 生きがい」「2. やるべき自己管理」, この1と2を結びつけた「3. 生きがいと困難事を結びつけるとどうなりますか？」の36種類の選択肢（図5）は, 1枚ずつイラスト付きでダウンロードすることができます。それを印刷して1枚ずつ切り取り, ラミネート加工するとトランプのようになり, 対象者の方に簡単にお見せすることができます（図6）。図1の「セルフEASE（イーズ）プログラム」の「生きがい連結法」のサイトにアクセスして,

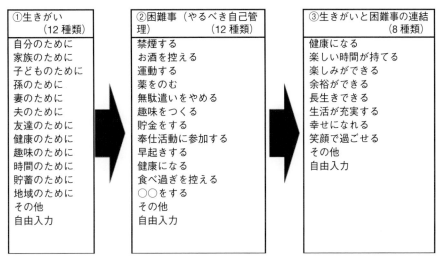

図5 「①生きがい」「②困難事（やるべき自己管理）」「③生きがいと困難事を結びつけるとどうなりますか？（生きがいと困難事の連結）」の選択肢一覧

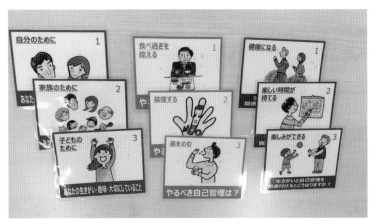

図6 カード化した「生きがい連結法」の選択肢

EASE（イーズ）プログラム® の便利なツール ● 229

プルダウンで展開する 36 種類のイラストをお使いください。

　筆者（岡）は，このカードを糖尿病透析予防外来の患者さんと一緒に生きがい連結法を行っていますが，ほとんどの患者様が興味をもってくださり，「1．生きがい」「2．やるべき自己管理」，「3．生きがいと困難事を結びつけるとどうなりますか？」を楽しみながら選んでくださいます。

　対象者の方と一緒にインターネットをみる機会がない場合，パッとカードを出せるので，とっても便利です。

引用文献
・岡美智代, 高橋さつき, 塚本明美（2019）命をはぐくむ EASE プログラム．日本保健医療行動科学会雑誌，34（1）：33-40.

（2022 年 4 月，第 3 刷にて追加）